常见病自我治疗祖传方

CHANGJIANBING ZIWO ZHILIAO ZUCHUANFANG

史书达 编著

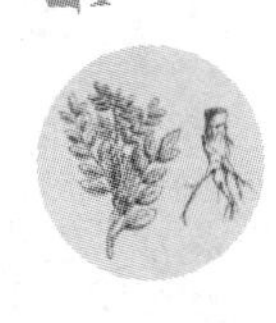

内蒙古出版集团
内蒙古科学技术出版社

图书在版编目（CIP）数据

常见病自我治疗祖传方 / 史书达编著. —赤峰：内蒙古科学技术出版社，2016. 6（2020.2重印）
ISBN 978-7-5380-2673-3

Ⅰ. ①常… Ⅱ. ①史… Ⅲ. ①验方—汇编 Ⅳ. ①R289.5

中国版本图书馆CIP数据核字（2016）第148960号

常见病自我治疗祖传方

作　　者：史书达
责任编辑：许占武
封面设计：李树奎
出版发行：内蒙古出版集团　内蒙古科学技术出版社
地　　址：赤峰市红山区哈达街南一段4号
网　　址：www.nm-kj.cn
邮购电话：（0476）5888903
排版制作：赤峰市阿金奈图文制作有限责任公司
印　　刷：天津兴湘印务有限公司
字　　数：313千
开　　本：700mm × 1010mm　1/16
印　　张：19.75
版　　次：2016年6月第1版
印　　次：2020年2月第2次印刷
书　　号：ISBN 978-7-5380-2673-3
定　　价：78.00元

目　录

传染性疾病

呼吸系统疾病

消化系统疾病

循环系统疾病

泌尿系统疾病

血液系统疾病

内分泌系统疾病

营养代谢性疾病

神经系统疾病

精神系统疾病

皮肤外科疾病

肛肠外科疾病

外科其他疾病

五官科疾病

骨伤科及风湿性疾病

儿科疾病

妇科疾病

男性科疾病

传染性疾病

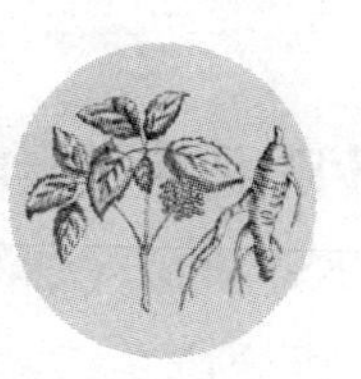

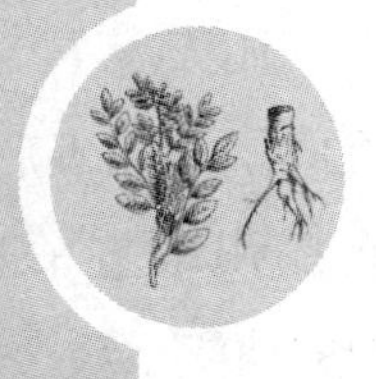

感冒发烧

感冒有狭义和广义之分，狭义上指普通感冒，是一种轻微的上呼吸道（鼻及喉部）病毒性感染；广义上指流行性感冒，一般比普通感冒更严重。额外的症状包括发热、冷颤及肌肉酸痛，全身性症状较明显。一般情况下，体温在37.4～38度属于低烧，38～39度属于中度发烧，39～41度是高烧，41度以上为超高烧。

代代相传的鸡蛋酒治感冒非常有效

民间治疗感冒的方法很多，在山西吕梁山区，传播较为广泛而且代代相传的是鸡蛋酒治疗法。

方法：酒250毫升，倒进锅里烧，蒸发掉酒精，再打入一个鸡蛋，搅散后，加一匙白糖，同时对开水冲淡饮用。

按语：村里人有个经验，每当身上出现恶寒、鼻塞的感冒症状，即配鸡蛋酒，喝上一杯盖被休息，第二天起来，鼻塞、流涕、喉痛等症状就可以大部分消失。气候变化，遇上风雨，不管怎么样人们都要喝一杯鸡蛋酒预防感冒。

1985年某局局长和我一起下乡，每次患上感冒都很严重，不是吃药就是打针，痊愈后隔不了几天感冒又会发生。有一天下地劳动淋雨感冒，房东赶紧端来一杯鸡蛋酒，他喝下后第二天就好了。

百姓验证：广东广州市五羊新城寺右新马路彭宗堂，男，35岁，保安员。他来信说："1998年9月，我爱人得了重感冒，在当地个体医生处花了20多元钱，不但未治好，反而咳嗽加重，高烧不退。后来我用本条方为她治疗，服药2剂就治好了。"

引自：《偏方治大病》

祖传方“感冒散”治感冒数百例均很快见效

主治：感冒初起轻症，头痛、鼻塞、流清鼻涕，或微恶风寒者，均可用之。

配方及用法：鹅不食草9克，春砂仁6克，辛夷花、公丁香、香白芷、薄荷各3克。共研极细末，贮瓶备用，勿泄气。取本散1～1.5克，用药棉裹之，交替塞入鼻中，每日3次；或取本散少许，交替吹入鼻中，每小时1次。

疗效：曾治数百例，通常均在用药1～2次见效。

引自：《中药鼻脐疗法》

我以生姜加感冒通敷腕脉处退高烧迅速见效

方法：取拇指般大小生姜一块，洗净后切为两半。将2片感冒通（如是“热伤风”用感冒清）研成粉末涂撒于姜片切面上，再将涂撒了药粉的生姜片切面分别紧贴在感冒发热患者左右手腕内侧中医把脉处，并用医用胶布把姜片固定在手腕上，松紧以药粉不散落为度。从将姜片贴在感冒发热患者手腕时算起，一般5～10分钟即可退热。（马宝山）

百姓验证：江苏镇江市官塘桥乡家甸村周以荣，男，73岁。他来信说：“王纲菊，女，53岁。一般每月发高烧3～5次，多时8～10次。经多家大医院诊治，始终不明原因，历经4年，百治无效，花费上万元。后经我用本条方治疗2次痊愈，不再复发。后来我又用此条方治好高烧患者约100人。”

引自：1996年10月4日《家庭保健报》

我用大葱汁治感冒一夜可愈

方法：取约10厘米长的葱白一段，捣烂取汁，睡前服一酒杯，一夜治愈感冒。（此方疗效比阿司匹林还佳，无副作用）

如因感冒咽喉疼痛时，可取葱白竖切，切面朝里，敷脖颈睡觉，一夜治愈。（李肃）

百姓验证：浙江舟山市普陀区沈家门北安路13号司永明，男，67岁。他来信说：“我用本条方治愈10多人的感冒，效果特别好，一般一夜过后感冒症状就消失了。”

引自: 1997年8月18日《辽宁老年报》

痢 疾

痢疾，古称肠辟、滞下。为急性肠道传染病之一。

中医认为，本病多由外受湿热、疫毒之气，内伤饮食生冷，损伤脾胃与肠腑而成。

有不洁饮食史和接触史。急性菌痢起病急，有畏寒、发热、腹痛、腹泻、里急后重、排黏液脓血样大便等。中毒型菌痢起病急骤，高热、惊厥，迅速出现循环呼吸衰竭。慢性菌痢有痢疾史，时好时发，病程在2个月以上。血象检查可见急性者白细胞总数增高。慢性者大多正常，红细胞及血红蛋白降低。粪便镜检可见大量脓细胞、少量巨噬细胞及红细胞。

祖传秘方治菌痢初起获速效

配方及用法: 上肉桂1克，用玻璃片或小刀刮去粗皮，研为细末，先取一半，用开水送下，1小时后再服剩下的一半。稍停片刻，再取生川军15克，搓粗末，分作3次服，每隔2～4小时服1次。服后片刻即觉腹鸣，旋即泻下较多恶秽稀粪，或杂少量黏液脓便。泻后腹内即觉轻松。注意忌食生冷，休息一两天即愈。

疗效: 见菌痢初起即投以上方，均获速效，无一失败。

荐方人: 山西新绛县　蔺振玉

引自: 广西医学情报研究所《医学文选》

我用家传方治疗急性细菌性痢疾屡试屡验

配方及用法: 白芍、马齿苋各30克，当归、白头翁各20克，黄连、黄芩、槟榔、木香、枳壳、甘草各10克，焦山楂40克。上药水煎，空腹温服。年老体弱者及儿童用药量酌减。下痢赤多加红糖（另冲）30克，地榆15克；下痢白多加白糖（另冲）20～30克；痢下赤白加红糖、白糖各15克；有表证选加葛根、荆芥、藿香、薄荷各10克；有积滞，痢不爽，腐臭难闻加大黄、枳实、莱菔子各10克；呕吐加姜半夏、竹茹、生姜、藿香各6克；肛门无灼热，小便不赤黄，舌苔不黄腻者去黄芩、黄连。

疗效： 此方乃家传，我临床验证近30年，屡试屡验，轻者1剂，重者2～3剂即痊愈。

百姓验证： 福建厦门市体育路15号叶文武，男，68岁。他来信说："黄梅珍，女，45岁。在2000年8月23日突然腹痛，伴有恶心呕吐，腹泻、便次增多，量减少，继而发高烧39℃，大便出现脓血。医院确诊为细菌性痢疾。患者因家庭经济困难，怕花钱多而来找我治疗，我按本条方只用药5剂就为他治愈了，效果特别好。"

荐方人： 新疆霍城县　丁四明

引自：《当代中医师灵验奇方真传》

祖传秘方治菌痢有效率100%

配方及用法： 取鲜桦柏树（又名马尾松树）去上层粗皮，取第二层白皮30～60克，切碎，加水煎至半碗，加糖少许，每天早、晚空腹各服1次，连服2～4剂。

疗效： 100%。

荐方人： 福建华安县　陈祖恩

引自： 广西医学情报研究所《医学文选》

仙鹤草治急性菌痢有立竿见影之效

周某，男，20岁。患急性菌痢，腹痛，解脓血便，里急后重，时欲登厕，痛苦不已。嘱其用仙鹤草30克，煎服，每日2次，服2剂而愈。

引自：《上海中医药杂志》、《中医单药奇效真传》

用鲜仙鹤草煎服3剂痢止

程某，男，24岁。1987年8月9日初诊。腹痛、腹泻伴发热5天，开始水

泻，后转脓血，赤多白少，里急后重，不思饮食，四肢无力。小便短赤。苔薄而黄腻，脉滑数；血检：白细胞16000/mm^3，中性80%；粪检：红细胞“+++”，白细胞“+”，脓细胞“+”。曾口服氯霉素、静脉输液，效果不佳。用鲜仙鹤草100克煎浓频服，连服3剂，痢止病愈。

引自：《浙江中医杂志》、《中医单药奇效真传》

复方马齿苋治痢疾 120 例，治愈率 100%

配方及用法：鲜马齿苋90克，当归、白芍、槲片、乌梅、黄柏、地榆炭、厚朴、茯苓、陈皮各9克，木香5克，黄芩、白头翁各12克，甘草6克，水煎服。

疗效：治疗痢疾120例，治愈率100%。

荐方人：河北保定市　许国瑞

引自：广西医学情报研究所《医学文选》

马齿苋煎服治痢 4 天痊愈

孙某，女，31岁。患痢疾20天，腹痛，里急后重，每天腹泻5～6次，服用合霉素及其他中药等未见效。改用马齿苋250克，炙炭研末，日服3次，每次9克；再用马齿苋30克，煎成浓汤送服。服1天，即减轻，连服4天痊愈，粪便检查正常。

引自：《上海中医药杂志》、《中医单药奇效真传》

我用老翁传授的秘方治痢疾无不灵验

相传明朝贵州安顿汩洲刘官水桥寨有位姓罗的青年农夫。因吃馊了的饭菜而患了急痢，腹痛一阵紧似一阵。那时附近村寨无人行医，他只得捂着肚子去十里外求人治病。不料，走了七八里，便因腹泻腹痛加剧而躺倒在地。

这时，恰巧一位老者路过这里，发现正在呻吟的青年农夫。老者急忙蹲下去问：“喂！小后生，你咋的了？”青年农夫畏寒发热、头昏脑涨、四肢无力，他痛得咧着嘴勉强支撑着讲了腹痛原因。老者安慰青年农夫几句话后，随即在田边地角采来一种绿茵茵的名叫马齿苋的野菜，说：“你把这种野菜嚼下去，可能会治疗你的病。我去帮你喊人来。”

青年农夫忍着腹痛，把老者采摘来的野菜慢慢咀嚼后吃了下去。大约半个小时，他的腹痛就减轻了，腹泻次数也明显减少。待他的家人来到时，他精神好转，已能站立。他又采了不少马齿苋带回家，洗净后单味水煎服，每日服3次，10日后病体痊愈。

后来，水桥寨痢疾肆虐，青年农夫背着箩筐，提着锄头，去田边地角、河塘堤坝上挖来马齿苋送给乡亲们治痢，无不灵验。（雷国刚）

百姓验证：福建尤溪县溪尾乡埔宁村纪儒，男，27岁。他来信说：“我父亲常患痢疾，多次治疗，花钱无数，总是不能根除，时好时坏。后来我用本条方为他治疗2天就好了。”

引自：1996年8月27日《生活与保健》

老校长献的方治痢有良效

配方及用法：炒白芍30克，当归30克，车前子（单包）15克，萝卜籽9克，槟榔6克，枳壳15克，粉甘草6克。上药水煎服。

此方是一位老校长提供的，经多人服用，1剂大为见轻，2~3剂痊愈。后来，镇医院医生用此方给患者治疗，均获良效。

荐方人：河南民权县退休教师　底世东

白头翁（可治热毒血痢）的传说

相传，秦朝有一个农夫名叫王商，因吃了一碗馊饭而腹痛下痢。村里没有郎中，他只得手捂着肚子到村外找人医治。不料，走出村子不远，便因腹痛腹泻加剧而栽倒在路边。

这时，一位满头白发的老翁拄拐走来，见他躺在地上，急忙将他扶起。王商呻吟着将病情叙述了一遍，然后摇了摇头说：“老人家，我怕不行了，求您给我家捎个信吧!”老翁一边安慰王商，一边用拐杖指着路旁那些长白毛果实的野草，说：“这草的根茎能治好你的病。”说完，老翁便匆匆离去。

王商半信半疑，拔了一把草咀嚼起来。说来也怪，大约过了半个时辰，就感觉腹痛减轻，拉痢次数减少。随后，他支撑着身子，采了一捆药草踉踉跄跄背回家。每天用其根和茎叶煎汤服用，5天之后病痊愈了。

第二年夏天，村子里闹痢疾。王商想起白头老翁指点的药草，为自己治愈腹痛下痢的事儿，便找着锄头来到原来的地方，挖了几大捆草药，煎汤给村里人治痢，结果确有奇效。此后，人们为了纪念那位白头老翁，给这种药草取名“白头翁”。

引自：1995年7月28日《健康报》

疟疾

疟疾是疟原虫寄生于人体所引起的传染病，经疟蚊叮咬或输入带疟原虫者的血液而感染。恶性疟死亡率极高。其临床特点为间歇性发作的寒战、高热，继以大汗而缓解。

祖传鸡蛋辣椒花治疟疾很有效

我家有个祖传土方治疟疾。方法是：取鸡蛋1个，新鲜辣椒花7朵，洗净。在发病那天早晨一同煮熟，空腹时食之，一般1次有效。如病顽固，可连食几日，定能奏效，无毒副作用。患者不妨一试。

荐方人：安徽宿松县孚玉镇蒋圩村　石月娥

祖传秘方治疟疾几十年无一不效

配方及用法：丁香研为细末。小儿一小撮，大人两小撮，发病前将细末填入肚脐中，用膏药盖上，即愈。

疗效：行医几十年来，用无不效。

荐方人：河北蠡县　姜吉昌

引自：广西医学情报研究所《医学文选》

祖传三代秘方治疟疾很有效

配方及用法：辣椒、大茴香各等份研末，于疟疾发作前2小时用膏药贴大椎穴。

疗效： 此方治愈疟疾患者甚多。

荐方人： 陈德馨

引自： 广西医学情报研究所《医学文选》

霍 乱

霍乱是由霍乱弧菌引起的，通常是血清型O1的霍乱弧菌所致的烈性肠道传染病，霍乱弧菌能产生霍乱毒素，造成分泌性腹泻，即使不再进食也会不断腹泻，洗米水状的粪便是霍乱的特征，严重者导致外周循环衰竭和急性肾衰竭。发病急、传播快，是亚洲、非洲大部分地区腹泻的重要原因，属国际检疫传染病。在我国属于甲类传染病。一般以轻症多见，带菌者亦较多，但重症及典型患者治疗不及时可致死亡。

祖传三代秘方治霍乱病有效率100%

主治： 霍乱、急性肠炎。

配方及用法： 木瓜、扁豆各31克，广皮9克。清水煎，分2次服，每隔5小时1次。病重的可1次服，甚至1日2剂，其中木瓜可用至62克。

禁忌： 痢症勿用。

疗效： 有效率100%，1~2天痊愈。

荐方人： 广西桂林市　黎克忠

引自： 广西医学情报研究所《医学文选》

祖传秘方治霍乱疗效极佳

配方及用法： 真川连（酒炒之）、黄芩、老干姜各120克，真川贝30克（去心），车前草30克，荆芥穗、真广皮、炒麦芽、丁香、砂仁（去壳）各15克，荜拨30克。以上各味必须为道地药材，并称准分量，共研为细末，用

荷叶自然汁（必须是新鲜荷叶自然汁，切不可用蜂蜜或者其他汁类取代）一并配制为药丸。每剂药料共制作药丸200粒。服用时，成人每次服1丸，儿童减半，用开水送服。如属病重者，成人加服1丸。服药期间，忌食荤腥食物。

此方是我在农村插队期间，一远近闻名的老中医传授的。该方对霍乱患者中的上吐下泻、泻出物如同米汤者，以及腹不痛、鸣响如雷者，疗效极佳。

引自：《神医奇功秘方录》

淋　病

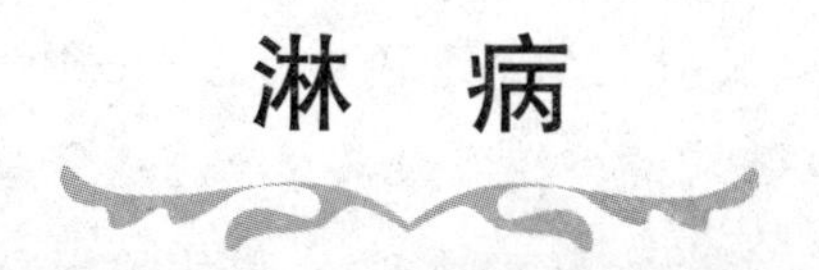

淋病是由淋病奈瑟菌（简称淋球菌）引起的泌尿生殖系统的化脓性感染，也可侵犯眼睛、咽部、直肠和盆腔等处以及血行播散性感染。是常见的性传播疾病之一。

本祖传秘方治淋病百余例无一不愈

配方及用法：川军31克，海金沙24克，共为细末，用鸡蛋清和为丸，如绿豆大。上药分4日服完，开水送下，服完即愈。（川军为泻药，体弱者禁用）

疗效：用此方治疗患者百余人，无一不愈。

荐方人：河北邯郸　许近仁

引自：广西医学情报研究所《医学文选》

本祖传三世秘方治淋病很有效验

配方及用法：酢浆草、大蓟根、积雪草各31克。用清水煎成浓液约一热水瓶（约1.4千克），每天分3次服。

疗效：服药后1~2天即从尿道排出乳白色黏稠液，随后排出小便，病情好转，继服3剂痊愈。

荐方人：福建　侯天二

引自：广西医学情报研究所《医学文选》

家传秘方治淋病屡试屡效

配方及用法：先将蜈蚣1条研细面，用黄酒送下，然后用凤眼草、防风、麻黄各9克，水煎服。外用黄酒擦小腹，取汗为度，如汗不出，再服1剂，无不奏效。

疗效：屡试屡效。

荐方人：河北　何文明

引自：广西医学情报研究所《医学文选》

梅　毒

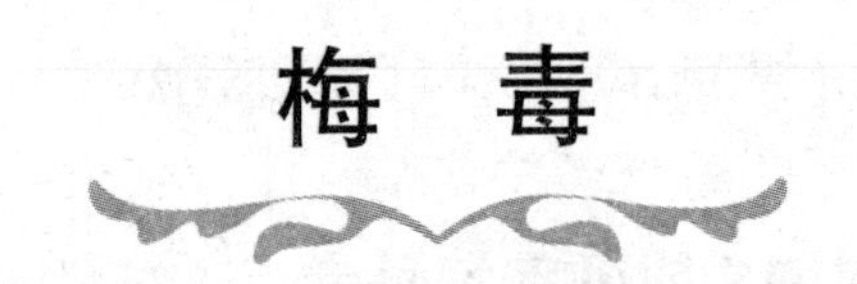

梅毒是由梅毒螺旋体感染引起的一种慢性、全身性性传播疾病。主要通过性交传染。本病表现极为复杂，几乎可侵犯全身各器官，造成多器官的损害。

祖传秘方治晚期梅毒溃疡效果很好

主治：晚期梅毒溃疡。

配方及用法：水银、绿矾、火白盐、明矾各15克，醋一茶杯，硝15克。先将水银研匀，将诸药置水泥罐内，煮至熟鸡蛋色样，再以升降法炼之，加入90克面粉为丸600粒。每日2次，在早、晚空腹时各服1粒，用咸菜叶包裹药丸，连茶汤送下，服至病愈。在服药期间如发生齿痛，可另用治牙痛药处理。

禁忌：服药后忌食牛肉、韭菜、蒜、鲫鱼、蘑菇、鸡、猪头肉等120天。

疗效: 曾治疗22例, 有效率95%以上。

荐方人: 福建省　林正理

引自: 广西医学情报研究所《医学文选》

灭梅灵治梅毒有好效果

配方及用法: 雄黄、矾石各10克, 麝香0.15克。矾石不易购到时可用磷黄代替, 麝香可用松香代替。即雄黄6克, 磷黄、松香各9克, 三样研为一体加香油涂抹。如加猪油拌和比香油好得更快。

有一位女青年患有梅毒（性病）, 已瘦得吓人, 奇痒难忍, 经四处医治, 花钱很多, 就是治不好。后经献方人用此方治疗, 现已痊愈。他利用此方又有了新的突破, 方中的3味药他调换了2味药（因原药有2味不好买）, 万没想到经他重新配伍的药方, 不但治梅毒有特效, 对各种皮肤病、外痔等效果也佳。现在他把此方取名为"灭梅灵"。

荐方人: 辽宁鞍山鞍钢南部机械厂福利科冷库　尹奉玺

此方治妇人梅毒15剂可痊愈

主治: 妇人梅毒及其所致不孕或流产, 或阴部溃烂肿痛。

配方及用法: 土茯苓31克（先煎）, 忍冬藤31克（先煎）, 羌活9克, 大黄9克（后下）, 前胡6克, 薄荷4.5克, 甘草3克。用水600毫升先煎前两味, 煎至400毫升下羌活、前胡、薄荷、甘草, 煎成200毫升再下大黄, 煎3分钟, 分2次服。

疗效: 一般服10～15剂痊愈。

引自: 广西医学情报研究所《医学文选》

狂犬病

狂犬病乃狂犬病病毒所致的急性传染病，因其恐水症状比较突出，故又名恐水症。人畜共患，多见于犬、狼、猫等肉食动物，人多因病兽咬伤而感染。

主要临床表现为特有的狂躁、恐惧不安、怕风怕水、流涎和咽肌痉挛，最终发生瘫痪而危及生命。

我家世代相传的治狂犬病秘方相当灵

配方及用法：生大黄10克，斑蝥3克，糯米200克。先把糯米铺在锅上，把两种药放在糯米上，微火烘干，等糯米呈金黄色，连同两种药共研成细末。用药末冲温糯米酒，在被疯狗咬伤后第13天左右一次服下，千万不要过早或过迟，否则无效。

反应：服药后在家休息，2小时左右小便开始疼痛，便发尿淋症一样经常要解小便，但每次不多，很痛。当解小便不再痛时，证明恶毒泄尽。如还感觉痛，应再服1次才可万无一失。我腿上曾被疯狗咬去一块肉，就是服此药治好的。

百姓验证：贵州绥阳关阳镇酒厂吴锦刚来信说：“我姐姐的孩子被狗咬后，伤口很大，共缝了5针，当天下午狗突然死去，被认定是条疯狗。当时家人跑了许多地方都没有买到狂犬疫苗，在没有办法的情况下，我用本条方为他治疗，90天过去了，孩子安然无恙，全家人都非常高兴。”

荐方人：江西崇义县龙沟乡中学　谢纲洪

祖传七代治狂犬病秘方

本祖传治狂犬病秘方，已传七代人，经季杰施药或传方的患者达80

多人，都安然无恙。患者被咬伤在七昼夜内，只要不是发疯癫狂者，内服此药后，从无死亡病例。对致伤已超过七昼夜的患者，经治疗虽无死亡病例，但不保治愈效果。病人服药后，亦无不良反应。

配方及用法：青风藤、线麻黑炭各12克。将青风藤研末。将60克线麻弄成麻团，放在盆内，由二人合作烧制，一人点燃麻团，另一人立刻弄灭，如此反复进行。二人须连续协调一致，不可间隔时间过长，以防烧成无用白色麻灰。最后取出黑炭入药。藤末、麻炭混合后，用温开水调好，一次内服，再喝上几口酒以作引药，随即盖严被子出透汗即可，不必再服药。

凡被犬科动物致伤者，均需服药。服药后，以百天为限，此期间不发病为治愈的标志。

注：中药店可买到草药青风藤；线麻，即北方农村妇女做布鞋用的普通麻，也叫苎麻。

荐方人：吉林长岭县林业局招待所干部　季杰

祖传五代秘方也可治复发性狂犬病

主治：狂犬病。

配方及用法：地榆155克。用砂锅1个，盛水一瓢半，熬40分钟，每隔3小时服1次，每次半汤碗或一汤碗，当茶饮。小儿酌减。服药二三日后，用生黄豆六七粒，让病者咀嚼（不吞食），如觉有黄豆腥味，是毒已尽，即停药。如觉生黄豆有甜味，为余毒未尽，加服1剂。此方有彻底扫清病毒的效力，即使疯狂已发，牙关紧闭，只要设法将药灌下，也能彻底救治。

荐方人：广东兴宁　罗文虎

引自：广西医学情报研究所《医学文选》

破伤风

破伤风是由破伤风杆菌侵入人体伤口，生长繁殖，产生毒素，所引起的一种急性特异性感染。

以全身骨骼肌强直及阵发性痉挛，特别是牙关紧闭为主要临床特征。

祖传四世秘方预防治疗破伤风效果显著

预防方： 槐角柄（槐角之把）6克，荆芥6克，防风6克，山甲6克，黄酒煎，分2次服用（小儿酌减）。

治疗方： 黑桑葚9克，胆星9克，蝉蜕（焙黄）9克，虎胫骨3克，串肠米7.5克（即狗吃米，便出未消化者，洗净焙黄），血余62克（年老白发）。

制法： 将上药共为细末，用好蜜124克，浸润20分钟，再加黄酒125毫升，香油125毫升，煎熬成膏，剩300克左右。熬此药时不可混入唾沫及水（水混入后，蜜、油分解，不能使用）。

服法： 成人一天内将药服完，每隔20分钟服1次，每次服15克左右，白水送下。饭前饭后服用都可，第二剂吃2天。服药后应发汗，多喝开水。

疗效： 一般1剂即愈，重者不过3剂。

如病人口噤不开，可针刺地仓、少商二穴，口即开。如服药后伤口攻疼，即用刀将伤处割破流血无妨，不用上药，病愈伤口即愈。

荐方人： 河北　申万清

引自： 广西医学情报研究所《医学文选》

慢性肝炎

慢性肝炎指的是由急性乙型肝炎、急性丙型肝炎久治不愈，病程超过半年，而转为慢性的肝炎。也有很多人感染肝炎病毒后，起病隐匿，发现时已经成为慢性肝炎，慢性肝炎传染性较强。甲肝和戊肝一般不会发展为慢性肝炎，但是急性甲肝有迁延不愈的现象。丁型肝炎只能和乙型肝炎同时发生或在病人已经携带有乙型肝炎病毒的情况下才会发生，因为丁型肝炎病毒是一种有缺陷的病毒，它必须依赖乙型肝炎病毒才能繁殖传播，丁型肝炎也可以转变为慢性肝炎。

祖传方"愈肝灵"治急慢性肝炎有效率100%

配方及用法：茵陈、大生军、郎大子、岩粉石各50克，粳米1000克，共研细粉末。早、中、晚各服20克，7天为1疗程。

上方一般服药2~5个疗程即可显效，5~10个疗程根治。对肝癌、肝腹水也有一定疗效。

我临床医治的300例病人中，服药7~60天，有效率达100%。1994年10月卫生部特邀我参加1994海峡两岸特色医疗交流恳谈大会，上述疗法受到专家一致好评。郎大子、岩粉石是地方土名，荐方人可对外提供此药。

荐方人：安徽桐城市中医药研究所　汪耕郭

引自：1997年第10期《农村百事通》

本方已治愈好几位重症肝炎患者

1985年我患慢性重症肝炎，经住院治疗转危为安，后转为慢性肝炎，久治不愈。出院后经人介绍用草药治疗，取得良好效果，现已痊愈。以后我又将此法介绍给几位同病患者，都取得了满意的疗效。

配方及用法：溪黄草20克，田基黄15克，水煎，每日1剂，分2次服。溪

黄草性平无毒，有清利湿热、退黄疸之功效。田基黄性微寒无毒，有清肝火、凉血作用。二药合用治疗慢性肝炎有良效。（黎全龙）

引自： 1995年4月20日《中国老年报》

肺结核

肺结核是由结核杆菌通过呼吸道侵入人体肺组织而引发的一种具有强烈传染性的常见的慢性呼吸道传染病。中医称为“肺痨”。

中医学认为，本病多为“痨虫”所致，既病之后的病理变化，一是肺阴直接损伤，肺失清肃，故咳嗽、短气；肺络伤则咯血；瘀血或水饮阻络则胸痛；肺阴即虚，内热即起，故潮热不休；肺合皮毛，肺虚则皮毛不固；内热蒸腾，则见盗汗。肺病日久，脾肾兼受其累，脾虚则食少、消瘦；肾阴不足，则内热益盛，热愈盛，阴精愈亏，气亦随之不足，遂致全身虚弱之证。

祖传五代秘方治肺结核百余例，有效率100%

主治： 肺结核。

配方及用法： 大枫子肉93克（或油31克），乌梢蛇155克切片炒黄，黄连62克（如无，可用胡黄连93克），大黄31克，当归62克，龟板93克炙酥，川芎31克。上药共研细末，糊丸如梧桐子大。初服每次5粒，每日3次，以后每周增加2~3粒，但最多不得超过30粒。1个月为1疗程。

疗效： 多为1疗程治愈，可续服1疗程巩固。曾治百余人，有效率100%。

荐方人： 黑龙江哈尔滨　张宏仁

引自： 广西医学情报研究所《医学文选》

祖传秘方治浸润空洞型肺结核有显著疗效

配方及用法： 蒸百部31克，白芨、煅牡蛎、炒人中白、炒穿山甲、鳖甲、川贝各62克，另加麝香0.3克，共研极细粉末，密贮瓶中。每次服6克，每日3次，饭后开水送服。

疗效：对肺结核阴影、浸润、空洞均有极显著疗效。

荐方人：福建南平县　黄锦清

引自：广西医学情报研究所《医学文选》

淋巴结核

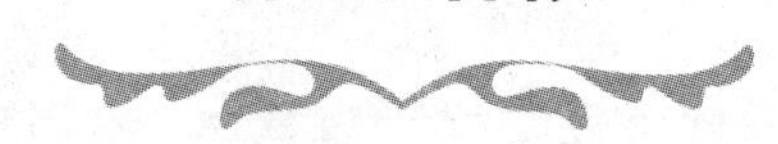

淋巴结核，亦称瘰疬性皮肤结核，是一种皮肤结核。民间称其为“鼠疮”。中医称为“瘰疬”。

祖国医学认为，本病多因肝郁气滞、痰湿凝聚、痰火凝结或素体阴虚、肺肾亏耗、虚火内炽灼津为痰而致。

宋家祖传三代治鼠疮秘方

山东牟平县刘家夼乡姜庄村青年宋秀玲，将自己祖传三代的治淋巴结核秘方献了出来。

配方及用法：橘子皮3克，红花6克，紫参9克，冰片1.5克，沙参3克，甘节18克，虎骨参茸酒1瓶。将上述六味药用虎骨参茸酒浸泡1小时，待酒渗入药内后，放入锅内加火烘炒（烘炒时，火候要严格掌握，火大易燃烧，火小影响药效），研成细粉备用。

将药分成12等份，然后将榆树皮放入患者口中嚼成糊状。取其中一份药，把嚼好的榆树皮摊开，撒在上面，再吐几口口水在药粉上，把撒药的一面敷于患处，然后用纱布固定，每天按时更换一次。如果结核已破，可先用肥皂将患处洗净，切一片约1毫米多厚的肥皂，贴在破口处，然后再上药（榆树皮需用新鲜的，可在当地刨一些榆树的根皮）。

禁忌：在使用此药时，不要吃老母鸡、老母猪和老牲口肉。

此方治愈率可达98%，一般病情2～3剂，重者4～5剂便可治愈。（王

忠财）

祖传三代秘方治淋巴结核溃疡瘘管百例，治愈率100%

主治： 淋巴结核溃疡瘘管

配方及用法： 火硝21克，白矾24克，水银15克，轻粉6克，为1剂量。制前准备铁勺一个，平口碗一个，棉花一块，木炭1.5千克，石膏和黄泥适量。先将铁勺擦净烤干，于勺底中央按顺序铺上药物（一下火硝，二下轻粉，三下白矾，四下水银）。然后扣上平口碗，用石膏泥封闭碗与勺间空隙，再用黄土泥糊上，但必须露出碗底，并在碗底中央放块小棉花，用铜钱压上，观察火力。先用文火，后用武火。当棉花发黄时，证明药物已升好，时间1小时左右。升好后去火炭，冷却后取掉封的黄泥、石膏和平口碗。勺底药物上层白色是白降丹，下层红色为红升丹，是治疗本病的药物。

用药前将溃疡周围用碘酒好好消毒，再用生理盐水洗净溃疡面脓汁，然后把少许红升丹撒于溃疡表面，盖无菌纱布。3～5天更换一次，至溃疡瘘管愈合为止。

禁忌： 酒、房事、刺激性和生冷食物。

疗效： 曾治愈百例长达6个月至3年不等的淋巴结核溃疡瘘管，治愈时间平均为15～60天，治愈率100%。

荐方人： 黑龙江省哈尔滨市　冯继武

引自： 广西医学情报研究所《医学文选》

祖传三代秘方治淋巴结核一般3周痊愈

配方及用法： 猪胆10个（去皮取汁），上好陈醋400毫升，生南星细面15克，生半夏细面15克。将胆汁、陈醋共熬至挑起成丝状，立即加入南星、半夏，然后文火收膏。药膏敷于患处。初起未溃者亦可敷。日久核大者先将疮蚀溃，再用本方收功。

疗效： 一般3周痊愈。

荐方人： 杨立汉

引自： 广西医学情报研究所《医学文选》

我以守宫鸡蛋治疗颈淋巴结核很有效

主治：颈淋巴结核。

配方及用法：生鸡蛋1个，活守宫（俗称“壁虎”）1只。将生鸡蛋用镊子轻轻敲一个小圆孔，直径约1厘米，用镊子将活守宫放入鸡蛋内，外用蛋壳封住孔口，涂以泥土密封，烘干后去壳（以不枯焦为佳），研末装瓶备用。每日服活守宫鸡蛋1个（约粉末30克），10日为1疗程。

疗效：轻者只需1个疗程，重者2~3个疗程可痊愈或明显好转。

百姓验证：王某，女，28岁，于1年前患左侧颈部淋巴结核，经中西医治疗未见好转。近2个月结核突然明显肿大，皮肤不红，黄硬，按之不痛，推之不移，大约6厘米×6厘米，伴有四肢乏力，急躁易怒，舌淡红、苔薄白，脉沉细。用守宫鸡蛋治疗，1个疗程后痊愈，1年后随访未再复发。

荐方人：江苏泰县顾高人民医院　夏晓川

引自：《当代中医师灵验奇方真传》

结核性胸腹膜炎

结核性腹膜炎是由结核菌引起的一种慢性、弥漫性腹膜感染。腹腔结核感染可由肠结核、肠系膜淋巴结结核、输卵管结核直接蔓延或其他原发结核感染灶内的结核菌随淋巴、血行播散而来。

临床表现呈多样性。一般起病缓慢，症状较轻，常有低热、盗汗等结核中毒症状，渐出现轻度腹痛腹胀。少数亦可以急性腹痛、高热起病。

祖传秘方治结核性腹膜炎有特效

配方及用法：用地蝎虎（又名地出）7个，从肛门把它肚内的东西弄出，放入胡椒一粒，用棉油炸焦，取出凉后，研末，开水冲服（寒者以姜为引，其他可选用芦根、串地芦、眉豆蔓、丝瓜络中的一种为引）。成人每次服7个，小儿每次服4个。

疗效：有特效。

荐方人：河北曲周县　杨何民

引自：广西医学情报研究所《医学文选》

十枣汤治疗结核渗出性胸膜炎 20 例仅 1 例无效

主治：结核渗出性胸膜炎。

配方及用法：芫花、甘遂、大戟各等份（总量1~3克），大枣10枚（或30克）。芫花、甘遂、大戟共为末，每次1~3克，每日1次，于清晨空腹时以大枣熬汤调服。下泻后，糜粥自养。一般用药2~3天，检查症状，体征好转，胸水明显吸收，或用药后，下泻稀水便6~7次，失水较重，即可停用。若未达到如期效果则可继续使用，并稍增大剂量，每次最大量不超过3克，总疗程7日，无效者停用。每个病例均进行系统抗结核治疗。

疗效：治疗患者20例，治愈（症状、体征消失，胸水消失）16例，好转（症状、体征基本消失，胸水明显吸收或仅存少量积液）3例，无效（症状体征无变化者）1例，有效率95%。

按语：十枣汤为峻攻逐水之剂，治悬饮、水肿腹胀。方中芫花善攻胸胁水饮，甘遂、大戟善泄脏腑水湿，三药合用，攻下之力更峻，而且均有毒性，故配伍大枣10枚，扶正补脾，益气护胃，缓解诸药之毒，减少反应，以冀攻不伤正。

使用十枣汤时应注意以下几点：①清晨空腹时服。②服药后1小时左右，一般下泻稀水便5~7次，若仅有1~2次，则表明剂量太小，次日可稍增加剂量再服1次。③体弱者少用，孕妇忌用。④对干性胸腹炎、脓胸无效。

荐方人：湖北省监利县八尺卫生院副主任医师　涂月生

引自：《当代中医师灵验奇方真传》

肾结核

肾结核在泌尿生殖系结核中占有重要地位，泌尿生殖系其他器官结核，大多继发于肾结核。

主要表现为膀胱刺激征、血尿、脓尿、腰痛，以及贫血、低热、盗汗、食欲减退、消瘦无力等。双侧肾结核或一侧肾结核、对侧肾积水，晚期可出现尿毒症。部分肾结核病人可有高血压，可能与肾小动脉狭窄导致肾素分泌增多有关。

本家传秘方治肾结核20天可愈

配方及用法：马齿苋1500克，黄酒1250毫升。将马齿苋捣烂，用酒浸泡三昼夜后过滤。每日饭前饮9毫升，如病人有饮酒习惯可饮12~15毫升。

疗效：10~20天可愈。

荐方人：黑龙江省哈尔滨市　张弘

引自：广西医学情报研究所《医学文选》

用芥菜能治愈肾结核

某女，53岁。诊断为双肾结核，尿中毒。经用抗痨药、止血剂、支持疗法及中药治疗2个月，病情时重时轻。诊见面色萎黄虚浮，舌质淡胖有齿痕，脉沉虚弱。每日用芥菜250克煎汤、煎鸡蛋、包饺子等治疗1年左右，静脉肾盂造影见双肾结核病灶愈合，放射性同位素肾图检查双肾功能正常，尿路通畅。

引自：《新中医》（1986年第7期）、《单味中药治病大全》

呼吸系统疾病

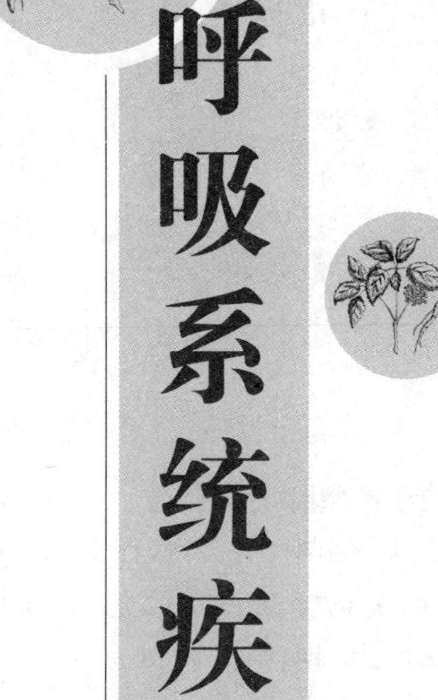
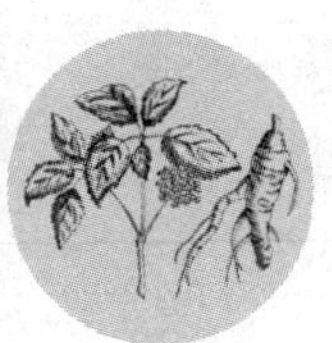

各型肺炎

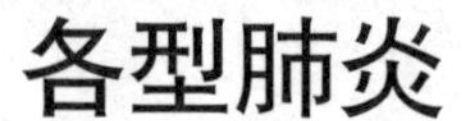

肺炎是指终末气道，肺泡和肺间质的炎症，可由疾病微生物、理化因素，免疫损伤、过敏及药物所致。细菌性肺炎是最常见的肺炎，也是最常见的感染性疾病之一。日常所讲的肺炎主要是指细菌性感染引起的肺炎，此肺炎也是最常见的一种。

多数起病急骤，常有受凉淋雨、劳累、病毒感染等诱因，约1/3患病前有上呼吸道感染。病程7~10天。表现为寒战与高热、咳嗽与咳痰、胸痛、呼吸困难等，少数有恶心、呕吐、腹胀或腹泻等胃肠道症状。严重感染者可出现神志模糊、烦躁、嗜睡、昏迷等。

祖传肺炎汤治疗各型肺炎均有效

主治：病毒性肺炎、细菌性肺炎、慢性支气管炎、麻疹合并肺炎。

配方及用法：麻黄4克，甜杏仁12克，冬花12克，紫菀12克，石膏40~90克，生甘草6克，桔梗12克，鱼腥草30克，地龙12克，半夏12克，细辛3克，五味子6克，凤凰衣6克，柴胡12克，黄芩20克，生姜3片。上药煎前先浸泡40分钟，文火水煎30分钟，头煎取汁150毫升，二煎取汁150毫升，二煎混合，分上下午服用。本方为成人剂量，儿童用量宜减为1/3~1/5量。对麻疹合并肺炎者，可酌加薄荷、牛蒡子、蝉衣；对久咳不愈及咳剧者，加入米壳；对慢性支气管炎或顽固性咳嗽者，加用冬虫夏草3~12克；对高热不退者，可加用大黄3~6克（后下），羚羊角1~3克（冲服）。

疗效：临床治疗多例，多在服药2剂后，体温下降至基本正常，肺炎症状得以控制；服药6剂后，临床症状全消，X线显示病灶可完全吸收。

荐方人：河北省获鹿县中医院中医师　李建桥

引自：《当代中医师灵验奇方真传》

咳 嗽

咳嗽是一种呼吸道常见的突发性症状，咳嗽由气管、支气管黏膜或胸膜受炎症、异物、物理或化学性刺激引起。

咳嗽病因很多，必须及时查明，方能根治。如果咳嗽不停，由急性转为慢性，常常给患者带来更大的痛苦，如胸闷、咽痒、气喘等。 咳嗽伴随聚集液体咳出称为咳痰。

我用此方治咳嗽屡用屡效

经由一老中医传授此方，治疗咳嗽用之临床，多获奇效。

配方及用法：嫩桑叶9克，陈皮6克，杏仁6克，五味子6克，当归6克，云苓6克，半夏6克，甘草6克。上药水煎，分2次服。

此方妙在一味嫩桑叶。树之有叶，犹人之有肺；人以肺为呼吸，植物则以叶为呼吸；以其叶治肺，实有同声相应、同气相求之妙。故临证中屡用屡效。

百姓验证：福建福清市融城镇后埔吴鹏飞，男，70岁，退休。他来信说："我岳母咳嗽已有2个多月了，84岁的老人难忍咳嗽之苦，虽经医院治疗，始终不见好转。后来我用本条方为她治疗，连服5剂即见奇效，现在完全好了，老人家非常高兴。"

荐方人：江西瑞金县九堡卫生院 刘先启

蛤蚧川贝是专治肺肾两虚久咳祖传方

配方及用法：蛤蚧1对，川贝母100克。将蛤蚧、川贝母研细末，每日10克，日服3次。

按语：我考察至黑龙江大兴安岭地区，投宿于一采药为生之人家，

其家男主人年近五十，性格开朗，善言辞，与我甚是投机。告我说，他家祖居河北蓝田，祖父系清廷御医，家势颇兴，至八国联军进北京，清廷渐衰，祖父返故里，父嗣祖父，继以行医为业。土改时因家颇为富有而死于非命。彼时他年幼尚未入学，惜其家传秘方、清廷秘方，皆尽散失。蛤蚧与川贝治肺肾亏虚喘咳之方，原名为金水大补丹，父常用此方医治病人，因其方药味少，故到今尤记得。我听而大骇，得清廷之御方，亦三生有幸。

引自：《医话奇方》

我用姜汁蜂蜜治咳嗽疗效显著

配方及用法：生姜30~50克，捣烂取汁为1份，再取蜂蜜4份，即为成人一日量（儿童酌减）。按此比例混匀于碗中，再置锅内隔水蒸约10分钟，早、晚2次分服。

疗效：用此方曾治20余例病人皆愈。

百姓验证：郑某，22岁，打字员。头痛、鼻塞、流清涕、咳嗽，咯少量白稀痰，咽痒数天。检查仅见咽部轻微充血，无其他不适。经对症处理，诸症减，唯咳嗽咳痰加重，入夜更甚，用多种抗生素、止咳药治疗无效。后用本方治疗，当晚睡前服1次，即见咳嗽顿减，夜寐安宁。次日再服1次，咳止痰消。

荐方人：广东省深圳市东湖公园管理处医疗室　谢卫

引自：1987年第2期《新中医》

此方治老年肺肾气虚咳嗽效果好

配方及用法：取甜杏仁（炒）250克，放在瓦锅内，加水适量，煮沸30分钟，煎至快干锅时，加蜂蜜500克，搅匀至沸即可取出，置瓷瓶或玻璃瓶内密封贮存。每次服1~2汤匙，每日3次。

本方有补肾益肺、止咳平喘润燥之功。于夏季用其治疗老年肺肾气虚型久咳、久喘症百余例，效果显著。

荐方人：江西上犹县寺下中心卫生院　钟久春

我用枇杷叶治咳嗽有特效

用枇杷树叶治小儿及成人咳嗽，效果很好。

方法： 采新鲜枇杷树叶3～4片，洗净后放入小锅中煮出汁，然后加糖，色淡红、无味。日服4次，三餐后、临睡前各服3匙。

百姓验证： 广西宾阳县王世和，男，54岁，农民。他来信说："我村小学生王宝庆因感冒而咳嗽1个多月，我用本条方为他治疗，很快就治愈了。"

荐方人： 安徽含山经委　秋枫

支气管炎

支气管炎是指气管、支气管黏膜及其周围组织的慢性非特异性炎症。属于中医学"咳嗽"、"咳喘"范畴。支气管炎主要原因为病毒和细菌的反复感染形成了支气管的慢性非特异性炎症。

既往无慢性支气管炎史，而出现咳嗽、咳痰、或喘息等症状，病程在1个月以下，并排除心肺及其他疾病引起者即可诊断为急性支气管炎。凡每年咳嗽、咳痰或喘息在2个月以上，连续2年以上发病连续3个月以上，并排除心肺及其他疾病引起者，即可诊断为慢性支气管炎。

我用本方治气管炎一般 6 个月治愈

本人积多年临床经验总结一方，治气管炎有效率100%，治愈率79.8%，有的治后7年无复发。

此方对长年咳嗽、慢性支气管炎、支气管哮喘、肺气肿的不论何季节发作，疗效迅速，且药物简单。

配方及用法： 百部、全瓜、杏仁各200克，龙眼肉100克，川贝、猴姜各150克，金毛狗脊80克，竹油70克，板蓝根250克，共研末。每日2次，每次10克，开水冲服。忌吸烟、饮酒及食用产气食物。一般3天见效，4个月治愈。

百姓验证：湖南泸溪县长坪乡马王村刘清泉，男，22岁。他来信说："我父亲患气管炎，每年冬天就发作，干咳。我试用本条方为他治疗，用药几天就见效了，也不再咳嗽了。"

荐方人：河南汝州市人民医院　揭海鹰

我门诊部治气管炎秘方有效率100%

我门诊部积多年经验的治气管炎验方，有效率100%，治愈率80%。

该方适用于长年咳嗽，慢性支气管炎，不论冬、夏阵发性发作的支气管哮喘或肺气肿。药物制作简单疗效迅速。

配方及用法：柏壳300克，叶下珠250克，地虱150克，冬虫夏草100克，共研末。每日2次，每次10克，开水冲服。忌吸烟、饮酒。一般20天内减轻，3个月治愈。

百姓验证：云南马关县城板子街39号王天华，64岁，工人。他来信说："我用本条方治好一位老妇人已患20年的气管炎，用药时间还不到1个月。现在她面色红润，精神饱满，一直未再复发。"

荐方单位：河南淇县高村镇吕庄医疗中心门诊部

本方治气管炎效果好

配方及用法：

(1) 冬虫草250克左右，水煎服，当开水喝。

(2) 猪花（阉割出来的，养过10年以上的老母猪，猪花更好），加枣树根削下来的皮适量，放在锅里煮熟，连服两三次，重患者可多服几次，至痊愈停服。

(3) 杀猪时取出猪小肚内的水，加适量冰糖放在锅里煮沸后服。连服3~5次可愈。

百姓验证：辽宁抚顺市石油二厂隆发服装厂代秀芹的师母患久治不愈的老气管炎病，用药3天病就明显好转，连续服用半个月，病完全好了。

荐方人：江西瑞金冈石乡渡头小学　罗永华

用木鳖子调蛋清贴双脚心治气管炎有特效

配方及用法：木鳖子3克，炒桃仁、白胡椒各7粒，研成细末，用白皮鸡蛋清调匀，贴双脚涌泉穴。此期间内需静卧休息15小时，两脚放平，1次即愈。

百姓验证：山西太原市北城区办事处杨建政用本条方治愈了68岁的离休干部余永至患了近10年的慢性气管炎，仅花4元钱。原来余永至在部队医院做手术埋线无效，后来采用许多方法治疗，花费3000多元，一直未治好。这次用此条方如愿了。今年62岁的李有声患气管炎12年，不能闻烟味、油漆味，不能平睡，有时坐着前边垒4个枕头垫着睡，几年来到处求医，花费6000多元治不好，一直有轻生的念头。杨建政用此条方为他治疗，两次花费18元，现已痊愈。他说："现在什么都不怕了，烟味、油味都不在乎了，再也不用坐着睡觉了。"离休干部罗瑞川，患气管炎9年，平时咳嗽气短，连楼梯都不能上，几年来花费8000多元也没有治好。后来杨建政用此条方给他试治了4次，现已痊愈。

今献著名老军医的治气管炎特效方

配方及用法：苏子30克，半夏30克，陈皮30克，云苓40克，肉桂30克，党参30克，黄皮20克，熟地30克，胡桃仁40克，补骨脂40克，鹅管石50克，莱菔30克，白芥子30克，黑锡丹一副。上药加水三碗半，煎至大半碗服，每日1剂，不可中断，12~15剂根除。

注意：各味药缺一不可，勿用相近药代替，否则无效。

禁忌：服药期间，不宜吃冷寒凉的食物。

荐方人：山东菏泽市一中前街华中服务中心　王军峰

我用本方治气管炎有特效

主治：慢性气管炎。

配方及用法：杏仁7枚，栀子9克，桃仁6克，胡椒和大米各7粒。上药共研细末，取适量鸡蛋清调之，以布敷贴脚心（男左女右），一般6~7次即可见效。

疗效：治疗患者17例，痊愈率80%。

百姓验证：福建福清市融城镇后埔街吴鹏飞，男，70岁，退休。他来信说："老朋友陈振朝患支气管炎病10余年，曾到数家医院治疗，花钱数千元而效果不佳。后来我用本条方为他治疗，现已基本治愈。"

荐方人：湖北蕲春县花园乡医师 祝贺

引自：《当代中医师灵验奇方真传》

支气管哮喘

哮喘患者的常见症状是发作性的喘息、气急、胸闷或咳嗽等症状，少数患者还可能以胸痛为主要表现，这些症状经常在患者接触烟雾、香水、油漆、灰尘、宠物、花粉等刺激性气体或变应原之后发作，夜间和（或）清晨症状也容易发生或加剧。很多患者在哮喘发作时自己可闻及喘鸣音。症状通常是发作性的，多数患者可自行缓解或经治疗缓解。

祖传秘方治愈风寒哮喘患者多人

主治：体质虚弱，一遇风寒即发哮喘。

配方及用法：柚子皮1个，乌肉鸡1只。鸡去毛及内脏，以柚子皮纳鸡肚内，用砂纸密封，黄泥包裹，烧熟，去黄泥、砂纸，取鸡食，食三四次即愈。

疗效：治愈多人，其中有患哮喘17年者，服此方亦愈。

禁忌：热性哮喘不宜服。

荐方人：龙赞深

引自：广西医学情报研究所《医学文选》

穴位敷药治哮喘 20 例全部有效

主治：支气管哮喘、喘息性慢性支气管炎。

配方：麻绒、细辛、五味子、桂枝各3克。

用法：上药为细粉，以姜汁调膏备用。在夏季三伏天，选取定喘、肺俞、膈俞、肾俞穴、双侧穴位（定喘为单）同时用药，每伏1次。将药膏涂于适当大小的薄膜纸上贴于各穴位，然后用胶布固定。贴药时间以病人自觉局部灼热疼痛为宜，即去之。否则局部会起疱而影响下次治疗。如本次（每年三伏天3贴为1次）疗效不显著者，次年可继续治疗。

疗效：本组20例，病程20～30年。治疗结果：痊愈（咳嗽症状完全消失，或短暂偶发，症状较轻，完全恢复正常学习工作）5例，显效（咳嗽症状基本消失，能坚持正常学习工作）10例，好转（咳嗽减轻，时有发作尚需一般治疗）5例。

荐方人：四川省纂江县中医院内科主任　周清云

引自：《当代中医师灵验奇方真传》

我用木鳖子桃仁敷足心治好气喘病

我父亲患哮喘病10余年，中西药吃了不少，但一直无法断根，用下方很快治愈。

配方及用法：木鳖子、桃仁（炒）、杏仁各10克，白胡椒7粒，均研成粉末，用鸡蛋清调匀，敷在双脚心15小时。人静卧，将两脚平放。一般用药1剂即愈。

百姓验证：山东栖霞市栖霞镇付井村衣玉德，男，60岁，农民。他来信说："我表弟之妻患支气管哮喘多年，不能干活，活动多一点就喘得厉害，在寒冷的冬天更严重，常年靠吃百喘朋来缓解。后来我用本条方为她治好了，现在她身体强壮，并能干些体力活了。"

荐方人：广西上思县　谭春文

引自：广西科技情报研究所《老病号治病绝招》

本方治单纯顽固性哮喘效果好

配方及用法：灵芝酒或糖浆。灵芝酒：取灵芝实体50克粉碎，浸入60度食用白酒500毫升中。在常温下放置1个月后，酒呈棕红色即可服用。每日3次，每次饭后服10毫升。

灵芝糖浆：取灵芝实体50克粉碎，加单糖浆500毫升，混合煮沸，冷却后备用。每日3次，每次饭后服10毫升。上述两种剂型的选择，应视患者

的病情和喜好情况而定。

疗效：经治数十例，一般在15天左右即可见效。

引自：《辽宁中医杂志》（1989年第2期）、《单味中药治病大全》

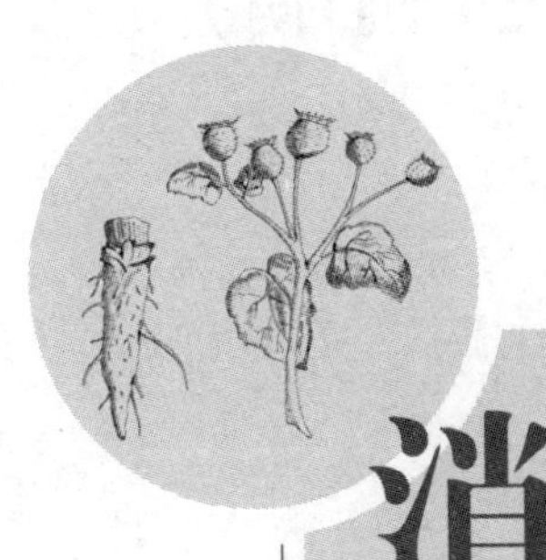

消化系统疾病

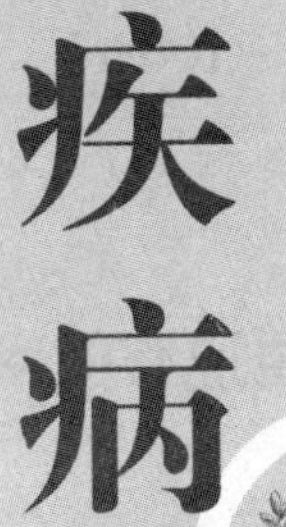

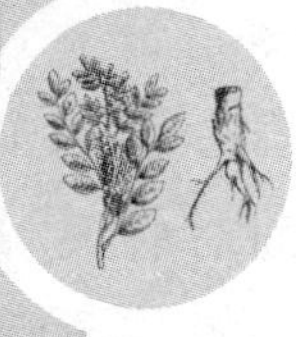

呃逆(打嗝)

呃逆，古称“哕”，俗称“打嗝”，是指气逆上冲，喉间呃呃连声，声短而频，不能自制的病症。

持续的呃逆(膈肌痉挛)是某些疾病的一种重要表现，如胃肠疾病、恶性肿瘤、纵隔炎、心包炎、尿毒症、流脑、下叶肺炎、下壁心肌梗死等激惹或侵犯膈神经而产生。胸腔或上腹部手术亦偶可出现呕逆。严重的膈肌强直性痉挛多发生于狂犬病、破伤风、士的宁中毒时肌肉强直的一种特殊表现。偶尔发生于子痫，癫痫、脑炎等。

祖传秘方治愈呃逆患者数百人

配方及用法： 高丽参、牛膝各9克，白术、云苓各15克，陈皮、丁香各3克，沉香6克。水煎服，重煎2次，空腹服用。

禁忌： 恼怒。

疗效： 治愈数百人，有效率100%。

荐方人： 黑龙江　李保全

按摩针刺治疗顽固性呃逆有效率100%

主治： 顽固性呃逆。

取穴： 攒竹穴(眉头、眉毛内侧尽头)。

手法： ①按摩：面对病人，用拇指对准穴位揉捻按压，其余四指在病人太阳穴部位固定头部。一般按压2～10分钟即可见效，双侧穴位可同时按揉。②针刺：用1寸针，向外平刺0.5～0.8寸，留针10～30分钟。

疗效： 有效率100%。一般1次即愈，呃逆重者可隔日重复一次。

按语： 攒竹穴属足太阳膀胱经穴位，与肺俞、膈俞相连，按压及针刺攒竹能调节肺胃，平静膈肌，有止呃降逆作用。此方法作用快且易接受，随时随地即可治疗。

荐方人：北京市城建医院中医院中医师　雷规化

引自：《当代中医师灵验奇方真传》

生铁落治顽固性呃逆有奇效

配方及用法：生铁落30～60克。将无锈生铁落置瓦片上烧红，倒入瓷碗中，旋即加入食醋10～15毫升，待食醋蒸气升腾后，加入温开水200毫升，趁温一次顿服。

注意：重病呃逆多为元气衰败，忌用本方。

疗效：此方治疗顽固性呃逆有奇效。

百姓验证：李某，男。自诉患间断性顽固性呃逆6年，每次发作常数周不愈，每隔3～4个月发作一次，未查出明显诱因。此次发作已1周，选用阿托品、鲁米那、冬眠灵及中药等治疗无效。用上方治之，仅1剂，呃逆顿止。随访未见复发。

上消化道出血

上消化道出血是指食管、胃、十二指肠、上段空肠（十二指肠悬韧带以下约50cm一段）以及胰管和胆道病变引起的出血。

其临床表现以呕血和黑粪为主，是常见的外科急症。

家传奇方止吐血立愈

凡吐血多者，觅三四两（90～120克）重大当归一只，全用，切细，取好陈酒一斤（500毫升），慢火煎于锅中，以温为妙。候将要吐尚未吐，口中有血含住，取药一口连血咽下，即此一剂而愈，后不再发。每有医家云："吐血尚要戒酒，岂可酒煮当归而服？服则血喷不止，如之何？"殊不知当归二字之解：当者，当其时；归者，引血归经也。全用定血。

此方乃我家世传，治人多多，从无一误。

荐方人：湖南湘潭市雨湖区联盟村81号　莫朝迈

止血煎治上消化道出血75例，即刻止血率100%

配方及用法：马勃100克，大黄50克。用水浸泡马勃2小时，然后加水1000毫升，煎煮至300毫升时加入大黄，再煎煮至200毫升时倒出药液，用4层纱布滤过，加入甘油15毫升以延缓鞣酸分解，置冰箱内贮存。分口服和内窥镜下给药两种：口服一次50毫升，24小时后做内窥镜检查，观察止血情况；在内窥镜下，于活检钳孔插入塑料管，将止血煎注于出血病灶处，一次用量20～40毫升。

疗效：治疗75例，口服药后24小时内窥镜检查，以及内窥镜下喷药，直视观察3～4分钟内迅速止血者共75例，即刻止血率100%。经72小时观察，72例未再出血。另3例再次呕血或有其他活动性出血征象，其中十二指肠癌1例，十二指肠球后溃疡1例，肝硬化食道下段静脉曲张1例。

注意：在内窥镜下喷洒时，最后需用生理盐水20毫升冲洗塑料管，可防止药液滴入活检管道，损伤内窥镜。

引自：《中医杂志》（1989年第4期）、《实用专病专方临床大全》

止血万灵奇方治上消化道出血和鼻衄200例，有效率100%

主治：气血亏虚型消化道出血和鼻衄。

配方及用法：党参、仙鹤叶各24克，白术、白芍、茯苓、生地、黄连、黄芩、黄柏、银花、山栀（炒炭）、蒲黄（炒炭）、地榆、陈皮各12克，甘草3克。每日1剂，连用1周，服完7剂后，改用4∶1的藕节大枣饮。即大枣每日用80克，藕节20克，先加水煮藕节至水成黏液状，再加入大枣同煮，煮好后分3次吃大枣，连服7天即可痊愈。

疗效：治疗上消化道出血和鼻衄200例，痊愈190例，明显好转10例，治愈率95%，有效率100%。

注意：服药宜冷后服，忌食燥火之食物。

荐方人：云南省华坪县华荣联合诊所医师　周德明

引自：《当代中医师灵验奇方真传》

止血合剂治疗上消化道出血34例全部治愈

主治：上消化道出血。

配方及用法：地榆炭30克，仙鹤草30克，瓦楞（煅）3克，田三七2克，甘草3克。药物煎好，浓缩为每剂60毫升，加防腐剂消毒保存。每日服2次，每次60毫升，大便潜血试验连续3天阴性后停药。

疗效：用本方治疗34例，痊愈34例，全部有效。潜血转阴时间最快者1天，最长者3天。

荐方人：湖南省医科大学第二附属医院主治医师　李耀钧

引自：《当代中医师灵验奇方真传》

单用大黄治上消化道大出血有效

王某，吐血不止，头痛如劈，烦躁欲死，西医诊为上消化道急性大出血伴高血压危象。单用生大黄30克煎服，服后2小时泻下黑色粪水半盆，顿时血止，险象解除。

引自：《长江医话》、《中医单药奇效真传》

胃　病

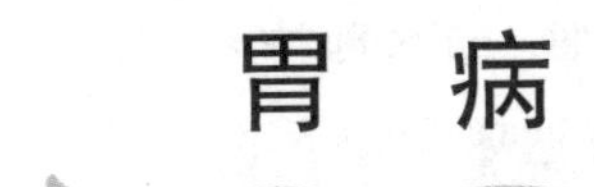

胃病，实际上是许多病的统称。它们有相似的症状，如上腹胃脘部不适、疼痛、饭后饱胀、嗳气、泛酸，甚至恶心、呕吐等等。临床上常见的胃病有急性胃炎、慢性胃炎、胃溃疡、十二指肠溃疡、胃十二指肠复合溃疡、胃息肉、胃结石、胃的良恶性肿瘤，还有胃黏膜脱垂症、急性胃扩张、幽门梗阻等。

我家祖传治胃病秘方疗效好

主治：胃炎、十二指肠溃疡。

配方及用法：黄连（需用姜黄炒，以制其寒）、木香、柴胡、当归、黄芪、白芍、枳壳、白术、甘草、茯苓取等量加薄荷少许研末，和匀，饭前每服9克，日3次，7天为1疗程。

自1993年以来，此方已为上千名各地胃病患者使用，无论病程长短均有良效。

百姓验证： 广西博白县国税东平分局冯巨峰，男，50岁，税务员。他来信说："绿珠镇冯官华患溃疡，空腹疼得厉害，有时吃饱饭后也很疼，曾服胃友未见效，服黄连素片、苏打片只能解一时之痛，继而又反复发作，痛苦不堪。后来用本条方，只用药2剂，连续治疗2个疗程，即获痊愈。现在已1年多，患者一切正常。"

荐方人： 浙江省台县寒山康复门诊部　朱天辉

祖传秘方苦瓜根加猪联贴（即猪脾）已治愈多例胃病患者

合川县盐井区农经员兰可克，患胃病10多年，经常发作疼痛，长期治疗效果不好。1989年，他从一位老太婆处得到一个治胃病的祖传秘方，照之一试，仅服4剂药病就好了，至今未见复发。另有11位胃病患者按此方治疗，均痊愈。

配方及用法： 鲜苦瓜根400克（干品减半），猪脾一副（一头猪的猪脾）。将苦瓜根洗净，猪脾切细，加水煎浓汁内服，一天1剂，日服3次。服时加少许白糖调匀，以减轻苦腥味。

荐方人： 四川省合川县南屏乡政府　张道鼎

引自： 广西科技情报研究所《老病号治病绝招》

我临床应用几十年的治胃病屡治屡验的两秘方

我是一名退休医师，在几十年临床实践中，摸索出专治胃病的中、西药秘方各一，屡治屡验，疗效极好。现将这两个秘方献出。

中药方： 当归、黄芪、桂枝、大枣各30克，陈皮6克，甘草20克，水煎服，每日1剂，分3次服，连服7天。

西药方： 维生素C 42片，维生素$B_6$42片，痢特灵21片。维生素C与维生素B_6每次2片，痢特灵每次1片，每日3次，7天服完。

注： 中药汤剂须在饭前服，西药须在饭后服。

百姓验证：吉林长白山县财政局陈敏，女，42岁。她来信说："本县小学生张丽患胃疼2年多，曾多方医治效果不佳，用去医药费2000多元，后诊断为慢性胃炎、胃寒性疼痛。我用本条方仅1周为她治愈此病，才花药费30多元。"

荐方人：陕西省平利县凤凰乡退休老中医　吴清明

五消饮治胃病效果不凡

五消饮由五种常用中药组成：赭石、神曲、山楂、炒麦芽、槟榔片。儿童每剂各15克，成人每剂各30克，用500毫升开水泡20分钟，纱布过滤去渣，加红糖50克，像喝茶一样饮用，香甜可口，效果神奇。

适应证：泛酸、嗳气、恶心、胃脘胀满、食欲不振、消化不良、小儿疳积。对肠炎、痢疾、牙痛也有明显疗效。本方最适合老人及儿童服用。

引自：1996年《家庭中医药杂志》

本方巧治胃病2剂痊愈

配方及用法：公猪胃1个，蜂蜜0.5千克，母鸡1只（没下蛋的母鸡为好）。将猪胃洗净，小母鸡去毛剖腹（可食用内脏保留），剁成若干块，同蜂蜜一同装入猪胃内（勿用盐），盛在盆内，放锅内蒸熟（盆内不能进水）。吃肉喝汤，一次吃不完，下次加热再吃，勿与葱同吃。

百姓验证：田某，患胃病10多天，天热时胸闷、饱胀，午饭、晚饭前总是要疼一阵，冷时一遇凉气便终日隐隐作痛，服此方1剂痛止，再服1剂病愈。

荐方人：河南西平县潭店乡范楼学校　田振华

治胃病综合特效方

配方及用法：台乌15克，香附15克，北芪15克，瓦楞子15克，海螵蛸9克，羊草结9克，入地金牛15克。上药加水三碗半，煎存大半碗服。每日1剂，6~9剂即愈。

注意：各味方药缺一不可，勿用相近药代替，否则无效。

禁忌：服药期间忌食过硬、酸辣、生冷和难以消化食物。

荐方人：山东省菏泽市　王军峰

胃脘痛

胃脘痛系指以上腹部近心窝处经常发生疼痛为主症的病证。多因外邪侵袭，恼怒过劳，饮食不节，起居失宜致气机阻滞，胃失和降而成。

祖传秘方治胃脘痛疗效好

主治：胃脘胀痛，牵引腰背，嗳气吞酸，饭后痛多，甚则呕吐。

配方及用法：三穗6克，莪术6克，血竭9克，姜黄6克，灵脂9克，蒲黄6克，安息香4.5克，檀香4.5克，沉香4.5克，广木香6克，鸡内金9克，丁香4.5克，吴萸9克，乳香6克，没药6克，川朴9克，元胡9克，砂仁4.5克，草果仁4.5克，香附9克，青皮6克，肉蔻1.5克，海螵蛸12克，神曲9克，小茴香6克，甘松6克，共为末。每日3次，每次4.5克，每隔4小时服1次，温开水送服。

疗效：用此方治疗百余人，疗效达95%以上。

禁忌：孕妇忌用。

荐方人：广西壮族自治区　李兆祥

引自：广西医学情报研究所《医学文选》

单药郁金治胃脘痛收效甚佳

配方及用法：郁金30克。将郁金研极细粉末，贮入瓶中，密封备用。用时取药末6克，以水调成糊状，涂于患者脐窝内，外以纱布覆盖，胶布固定。每天换药1次。

说明：本方适于肝气犯胃型胃痛。胃脘胀闷，脘痛连胁，嗳气频繁，大便不畅症状者正好对症，用之收效甚佳。

引自：《敷脐妙法治百病》

此祖传秘方治胃痛有神效

主治：胃痛。

配方及用法：川芎、木香、三棱、莪术、乳香、没药、葶苈子、巴豆霜、皂角各1.5克。诸药共研细末，以枣泥为丸，如绿豆大。成人每次服3～4丸，每天早、晚各服1次。白开水送下。

引自：广西医学情报研究所《医学文选》

我治胃痛宿疾178例均痊愈

刘某，男，48岁，嗜酒，患胃痛宿疾多年，常反复发作，服辛香温胃散寒药品，病情暂得缓解，不得根除。一日，因饮酒和进冷食，旧病复发，疼痛难忍，来我室就诊。临床症状：剑突下呈阵发性剧痛，有灼烧感，拒按，口苦，喜冷饮，食欲不振，嗳气不断，大便稀溏，苔黄白浊腻，舌质淡红，脉沉滑。我诊为"因脾虚湿热内郁，堵滞胃脘而致"。拟从苦辛开泄，补气健脾论治。采用蒌壳15克，清夏、枳实、党参、白术各12克，黄连、干姜、玄胡、砂仁、木香各10克，甘草6克方剂治疗，连服数剂，病得痊愈。

从1983年以来，我采用上法先后治疗胃痛宿疾患者178例，均得痊愈，效果甚佳。

百姓验证：广东连州市连州镇法元村8号邵庆焕，男，67岁，教师。他来信说："本镇欧阳雄经市人民医院诊断患十二指肠球炎、红斑充血性胃病，到处求医无效，我用本条方为他治疗，2个月后便治愈了。"

荐方人：四川省合川市食品厂　邓增惠

引自：1997年第11期《农家科技》

我用专治胃胀疼痛特效方治好数百位病人

配方及用法：大麦芽、山楂片、鸡内金、白术、神曲、榔片各等份，在锅内烘成黄色后，研成细末过筛（越细越好）。每当胃痛、胃胀不适、胃寒或不愿吃饭时，可将一汤匙药面放入碗内加开水调稀，就温热时一气喝下，每天早、晚各服1次（饭前服）。

此方已使用20多年，治好数百人，极有效。

百姓验证：新疆石河子148团蒋良成，男，60岁，退休。他来信说："老

母84岁，胃胀痛，中西药吃过许多均无效，用本条方治疗，服4剂而愈。现已有近1年未出现胃胀痛，此方真神。”

荐方人：黑龙江省依安县三兴镇村　高洪川

胃及十二指肠溃疡

胃及十二指肠溃疡是局限性组织缺失，可累及黏膜，黏膜下层和肌层愈后留有瘢痕，常表现为疼痛性质常为隐痛、烧灼样痛、钝痛、饥饿痛或剧痛，可为碱性药物所缓解，可伴有嗳气、泛酸、烧心、恶心、呕吐等，呕吐和恶心等。

我煎甘草加蜂蜜治好老伴多年的胃和十二指肠溃疡

我老伴患多年的胃溃疡和十二指肠溃疡病，前几年犯病痛得较轻，近来犯病较重，疼痛难忍，胃药没少用，可都无济于事，后来用此方治愈。

配方及用法：甘草250克，纯蜂蜜500克。将甘草放入药壶或不带油的铝锅熬3次后，放入碗内。服前先将熬好的甘草药水3汤匙放在杯里，然后再放入20汤匙蜂蜜，搅拌均匀，每天分2次空腹服完。服药后，大便次数增加，并逐渐变稀，如便有脓血似的物质，一般服1周可愈，病久又重的胃病需要2周痊愈。

注意：1个月内每餐必须吃软食物。

百姓验证：广东英德市委林宗炳，男，42岁，干部。他来信说：“我高中同学谭寿双患十二指肠溃疡和胃出血，在医院服药，止血后回家。我得知后，让他用本条方试治，他按要求服药1周后，症状消失了。以前因有胃病不敢吃的食物现在也敢吃了，而且至今没有出现任何不良现象。在医院他花1000多元钱没有治好的病，用此条方仅花10多元钱就治好了。”

荐方人：辽宁省政府人事厅　关至元

严重胃溃疡用此方4次可痊愈

我于1954年患了胃病，经医院检查为胃溃疡。到1966年发展更为严重，经多方治疗效果不佳。后来得一个偏方，我食用4次（1只鸡为1次）就痊愈了，30年来未犯过。另外，患有此症的10多人用了此方效果都很好。

配方及用法： 黄老母鸡1只，大茴香、小茴香、黄蜡各100克，青盐适量。鸡收拾好后，整鸡和其他配料一起放入砂锅煮。注意：黄蜡待鸡熟了再放入，以防煮老了失效。汤里的鸡油和黄蜡凝固在一起时，把锅中物分成5份，下细面条吃。最好晚饭吃，5天吃完。冬季服用为佳（鸡肉不能扔、食之有益）。

荐方人： 河南省平顶山市纺织品公司　刘长庚

引自： 1997年第7期《老人春秋》

本方治胃及十二指肠溃疡效果很好

我以"祛腐生肌"为原则，自拟中药散剂，治疗胃溃疡26例，十二指肠溃疡12例（经X线钡餐和纤维胃镜检查确诊），均获得了很好的效果。现介绍如下：

配方及用法： 黄芪、白芨、三七各60克，没药、硼砂、重楼各30克，象皮、血竭各15克。将药物烘干，研成细末，过筛，每包12克。加水适量煮成稀糊状，饭前空腹服，每日早晚各服1包，20天为1疗程。

服药后，胃溃疡患者采取左侧卧位休息20~30分钟，十二指肠溃疡患者采取右侧卧位休息20~30分钟，以利药物充分布于溃疡面，起到局部保护作用，余药又被消化吸收，发挥内治作用。

服药期间，严禁食荤油及生冷、刺激性食物。

荐方人： 江西于都县药品检验所　华勇继

引自： 1997年第9期《农村百事通》

姜糖枣猪板油治胃及十二指肠溃疡效果好

配方及用法： 猪板油、老姜、红枣、白糖各500克。将猪板油煎化（不用捞渣），老姜（去皮捣碎）、红枣（去核）、白糖三样一起下入煎化了的猪油内拌匀（呈糊状），存入瓦罐内。每餐一汤匙，放入热饭内溶化后吃下，

天天坚持，吃完为止。如1剂用完后，病者身体开始胖了，说明有效，可再吃1剂，病可根除。

荐方人：广东乐昌市电力设备厂　张霸

胃下垂

胃下垂是指站立位时，胃位置下降，胃小弯最低点在髂嵴水平连线以下。本症是内脏下垂的一部分，多见于瘦长无力体型者、久病体弱者、经产妇、多次腹部手术有切口疝者和长期卧床少动者。轻度胃下垂多无症状，中度以上者常出现胃肠动力差，消化不良的症状。

表现为腹胀及上腹不适、腹痛、恶心、呕吐、便秘、神经精神症状等。

单服紫河车粉可治愈重度胃下垂

王某，男，49岁。1983年4月21日初诊。腹胀2年余，食后更甚。伴胃脘部隐痛，嗳气、呕吐。饮食逐日递减，体质日益消瘦。经X线透视，提示胃角切迹位于髂前上棘连线下方15厘米，诊为重度胃下垂。经用紫河车粉（将紫河车焙干研为细末，装入胶囊，每次1.5克，每日2~3次）治疗月余，腹胀减轻，食欲增进，精神好转。继用上法调理，于1983年7月9日X线复查，恢复正常。

引自：《陕西中医函授》（1987年第6期）、《中医单药奇效真传》

猪胃散治疗胃下垂有良效

胃下垂指站立时，胃的下缘达于盆腔，胃小弯弧线最低可降到髂嵴连线下。中医认为本病是由于脾气上升，中气下陷所致。临床症状主要表现为上腹饱胀不适，餐后及劳累后加重，甚者兼有恶心、嗳气、呕吐等。多伴有神倦体乏、头昏、失眠多梦等。对其治疗多采用补中益气汤加减，但因需长期服药，患者难以坚持。我曾用民间单方猪胃散治疗胃下垂6例，疗效明显。

配方及用法：选新鲜猪肚1个，洗净。另取白术片250克，用水浸透。将白术塞入猪肚，两端用线扎紧，放入大瓦罐内，加水令满。置火上煮1天，煮时注意经常搅动，以避免猪肚粘在罐底。煮好后将猪肚内白术取出晒干，焙枯，研成极细末。每次服3克，每日3次，空腹时用米汤或开水送下。5剂为1疗程，重症者连用3个疗程。

百姓验证：向某，女，45岁，胃脘痞满不适，食后加重3年余。伴头晕乏力，夜寐多梦。做上消化道钡餐示胃下垂。用补中益气汤加减口服治疗半年余，疗效不明显。投服猪胃散，仅服1剂后病愈。

体会：胃下垂是由脾胃阳弱失运，正气久虚不复，痰湿水饮结聚于胃，致脾气升提之力日薄，下陷之势日增而成。猪肚性微温，味甘，能补中益气，消积聚，乃异类有情之物，用以补胃。白术甘苦温，甘补脾，脾旺则气升，苦燥湿，燥湿则能除痰湿积液，独用则药力大而效捷。猪胃散药源普遍，制作简单，口服方便，易被患者接受而能坚持长期治疗，且疗效肯定。

荐方人：湖北省宜昌卫校附属医院　李萍

复方黄焦汤治胃下垂有良效

配方及用法：黄芪31克，焦术9克，川朴6克，枳壳1.5克，草果仁6克，大腹9克，广木香1.5克，党参9克，肉蔻9克，砂仁1.5克，干姜1.5克，升麻3克。有炎者加半夏、陈皮，恶心呕吐者加藿香，小腹寒者加艾叶、小茴香，消化不良者加鸡内金。水煎温服，轻者3剂，重者5剂收效。

荐方人：广东电白县下洞镇寺业店　韩剑

复方黄芪治胃下垂30例全部有效

配方及用法：炙黄芪120克，防风3克，炒白术9克，炒枳实15克，煨葛根12克，山茱萸15克。水煎服，每日1剂。病重加柴胡6克，升麻6克；脾胃泄泻加煨肉蔻6克，罂粟壳6克；便秘加肉苁蓉15克；兼脾胃不和者加木香6克，砂仁9克，鸡内金9克；兼脾胃虚寒者加炮姜9克，川附子12克；肝脾不

和者枳实3倍于白术，柴胡改为9克，加麦芽15克。

疗效：治疗30例，痊愈23例，基本痊愈4例，显效3例，有效率100%。

引自：《山东中医杂志》（1985年第3期）、《实用专病专方临床大全》

我用蓖五膏敷脐治胃下垂效果好

配方及用法：蓖麻子仁10克，五倍子5克，共捣烂如泥成膏，备用。取本膏适量敷于脐中，外加关节镇痛膏6～8贴固定，每日早、中、晚各热敷1次。一般4天取下，以连敷6次为度。

疗效：经治30例，均获得满意疗效。

注意：采用此法时，以气温不超过20℃疗效较好。孕妇及吐血者忌用。

百姓验证：新疆乌鲁木齐三建公司朱义臣，男，72岁，离休。他来信说："我患有胃下垂，经常胃痛胃胀，吃饭后胃部有下垂感，并有时消化不良，大便次数增多。用本条方治疗10个疗程，1个月后去医院复查胃部已上升，以上症状也都消失了。"

引自：《中医杂志》（1986年）、《中药鼻脐疗法》

胃肠炎　胃肠功能紊乱

肠胃炎是指胃黏膜和肠黏膜发炎。肠胃炎是夏秋季的常见病、多发病。多由于细菌及病毒等感染所致。

主要表现为上消化道病状及程度不等的腹泻和腹部不适，随后出现电解质和液体的丢失，属于中医"呕吐、腹痛、泻泄"等病症范畴。

胃肠道功能紊乱，一组胃肠综合征的总称，多有精神因素的背景，以胃肠道运动功能紊乱为主，而在病理解剖方面无器质性病变基础，因此也不包括其他系统疾病引起的胃肠道功能紊乱。临床表现在胃肠道涉及进食和排泄等方面的不正常，也常伴有失眠、焦虑、注意力涣散、健忘、神经过敏、头痛等其他功能性症状。

此祖传秘方治急慢性胃肠炎数百例，治愈率100%

主治：急慢性胃肠炎。

配方及用法：章丹、朱砂、枯矾各等份，鸦胆子减半，共为细末，用生枣肉为丸，黄豆粒大，朱砂为衣。用针穿起，在植物油灯上烧成焦炭，研为细面。用米汤送服，1～5岁每次0.6克，6～10岁每次1.5克，11～15岁每次3克，16岁以上每次4.5克。如呕吐饭后服，如泄泻饭前服。

疗效：治疗数百例，治愈率100%。

荐方人：河北高阳县　杨济民

引自：广西医学情报研究所《医学文选》

我用番泻叶治损伤性胃肠功能紊乱效果好

损伤后腹胀、便秘，又称“伤后胃肠功能紊乱症”，是骨伤科患者的常见并发症，尤其是以胸、腹、脊柱损伤患者表现更为突出。轻者为腹胀、食欲不振、大便秘结，重者出现恶心、呕吐，常导致机体内环境失调，水电解质代谢紊乱。如治疗不当或不及时，不仅会增加患者的痛苦，也会给治疗骨伤科疾病造成一定的影响。

我应用番泻叶治疗腹胀、便秘，屡用屡验。

方法：取番泻叶10～20克，放入茶缸或茶壶内，沸水浸泡15分钟左右后代茶饮。一般用药2～3小时后，腹胀消失，大便通畅。

番泻叶具有泻热消积、导滞通便、行气健胃、促进消化等作用。用之浸泡代茶饮，服用方便，无副作用，患者易于接受，实为治疗损伤后腹胀、便秘的良方妙药。

百姓验证：辽宁本溪田师傅镇铁刹山张明财，男，43岁。他来信说：“我本人小腹疼痛闷胀，利用本条方治疗，仅饮用1次就有舒服之感，效果非常好。”

荐方人：山东东平县卫生院医生　梁兆松

我用复方陈皮治愈肠炎患者10人

我于1981年患肠炎，久治不愈，转为慢性肠炎，后来友人给我介绍一方，服用3剂痊愈。

配方及用法：陈皮、赤芍、红花、米壳（罂粟壳）各15克，水煎服。服药时忌吃肉类。

百姓验证：河南鹿邑北丁浪村农民张某，65岁，患慢性肠炎3年多，多方治疗无效，用此方5剂治愈。

存方人：河南鹿邑县　王樵月

治急慢性胃肠炎神效方

配方及用法：青梅若干个。6月中旬梅季节，采青梅若干洗净去核，捣烂榨汁，用布过滤，贮广口浅盆中（陶瓷），置在炭火上蒸发水分，浓缩至饴糖状，待冷，凝固如胶。贮瓶中备用（密封），放置多年不坏且越久越好。用时取酸梅膏溶化于开水饮服，小儿可加些白糖送服。成人每次可用纯膏3克，小儿视年龄酌减，每日3次，饭前服。若急性重病，须加重用量才可奏效。一般服药2～4天可愈。

荐方人：江苏镇江市黑桥西90号中医气功康复门诊部　何文全

腹　泻

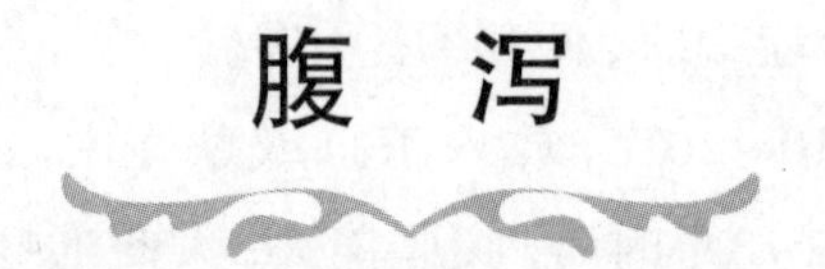

腹泻是指排便次数增多，水分增加，大便稀薄，或带有脓血、脂肪等异常成分，常伴有肠鸣和腹痛，病程在2个月以内的急性腹泻。

主要表现为恶心、呕吐、腹痛、腹泻，发热等，严重者可致脱水、电解质紊乱、休克等。腹泻每日3~5次甚至数十次。

祖传三世止泻秘方有特效

配方及用法：雄黄15克，麝香9克，梅片21克，白芷3克，胡椒6克，公丁香6克，细辛3克，鹅不食草3克，皂角15克。上药共研极细面，贮瓶备用。每日服1剂，重者2剂，姜汤（或白开水）送下。1小时后即见效，一般当日即愈，无副作用。

疗效：曾治千余例，治愈率100%，有特效。

荐方人：天津市　林放

我家祖传三世专治食肉后腹泻秘方有特效

配方及用法：鲜枳壳1个，鲜猪肉少许。去枳壳瓤，将鲜肉切细装入枳壳内，封口，用黄泥包好，入火灰内烧之，焦时取出，去泥研成细末，分3次用，黄酒冲服。

注：病轻者用1个，重者用2~3个可愈。

百姓验证：辽宁清原县湾甸子镇二道湾村王安才，男，53岁，农民。他来信说："本人6年前与一老友巧遇，遂饮酒叙旧，因食用'糖醋肉、白片肉'过量，腹泻不止，用本条方很快治愈。"

荐方人：陕西省　刘北禄

食白矾面粉糊止腹泻立竿见影

配方及用法：清水500毫升，白面100克，白矾3克。把面粉放入锅内炒熟，将白矾溶解于水中，然后把炒熟的面放进水里，拌匀放锅里煮沸食用。

百姓验证：李建设患痢疾，后转腹泻，每日发作十几次，住院输液不见好转，服此方后2小时见效。

荐方人：河南省虞城县委宣传部　李建设

车前子粉治慢性腹泻有奇效

配方及用法：将车前子10克放瓦上焙干研末，分2次冲服，一日服完即收泻止痛显奇效。

注：外祖父治病多年，每用此自制单方，效果均佳。

引自：《中医药奇效180招》

车前止泻汤止泻效果颇佳

主治：急性腹泻不止症。

配方及用法：白术15克，车前子9克。将车前子用细纱布包好，同白术加水适量煎煮20分钟，去渣温服，每日2次。

按语：方中白术健脾利湿，车前子利水通小便。小便通则清浊分，大便干则泻自止。我在临床上运用此方治愈多人，特别是小儿腹泻，剂量适当减小，用之效果颇佳。

北宋著名文学家欧阳修有一次患了暴泻，请遍京城名医，均不见效，元气大伤，病情危急。他的夫人心中甚急，派人到处求医问药。听别人说，集市中有一江湖郎中止泻颇有效验，想请来一试。欧阳修闻知后，摇手说道："何必多此一举。"说罢，轻叹了口气，侧身朝里闭上了眼睛。夫人无奈，只得背着他，叫婢女用三文钱在郎中地摊上买回一包药粉，假说是王太医开的新药，让他一吞而尽。不到一个时辰，小便猛增。次日，腹泻竟止。欧阳修又惊又喜，即令家人准备厚礼去谢王太医。夫人见事已至此，只得以实情相告。欧阳修沉思片刻，乃遣家丁邀那郎中至家，待以上宾之礼。然后缓缓问道："先生用的是何妙方？"郎中答道："相公，实不相瞒，只是一味车前子研末，米汤送服而已。"欧阳修略通医道，暗自思忖：记得《神农本草经》上明明写着车前子利水通小便，从未听得有止泻之说。想到这里，两眼不禁露出迷惑不解的神气。郎中看在眼里，复又谈道："此药利水道而不动气，水道利则清浊分，腹泻自止，此所谓利小便而实大便也。"欧阳修听了，连连点头说："先生高见。"即以重金酬谢。

引自：《小偏方妙用》

鲜石榴皮捣烂敷脐治泄泻有神效

配方及用法：鲜石榴皮30克，捣烂如泥，敷脐中，胶布固定。每24小时换药1次。

本方治疗泄泻，有神效。

引自：《中药鼻脐疗法》

水臌腹胀

主要症状有腹胀大，皮薄而紧，色苍小便难，两胁痛。多数患者面色萎黄，或伴黄疸，身上有时可见红点(蜘蛛痣)。此由肝郁伤脾，肝失疏泄，脾不运化，水毒结聚所致。

祖传秘方治单纯腹胀有特效

主治：单纯腹胀。

配方及用法：茯苓31克，青皮、陈皮、枳壳、木香、川朴、槟榔片、大腹皮各9克，大戟、甘遂（面裹煨好）各适量，水煎服。方内大戟、甘遂分四等剂量，按情况可分用1.5克，3克，4.5克，6克，最好先用小剂量。

反应：服后下泻3~5次，大部泻下黑水。

疗效：治愈百例，有特效。

荐方人：湖北省　陈栋

引自：广西医学情报研究所《医学文选》

祖传三代秘方敷脐法治腹胀很有效

配方及用法：阿魏30克，硼砂30克，好白干酒360毫升，猪膀胱1个。将2味药共研末，纳入猪膀胱内，再加入白酒，将膀胱扎紧。将装好药之猪膀胱缚于患者脐部，令其仰卧，猪膀胱之药酒即完全被吸收，腹胀自消。

荐方人：河北省　曾广岁

引自：广西医学情报研究所《医学文选》

祖传验方蛙鸡丸治各种臌胀效果颇佳

配方及用法：青蛙1只，砂仁20克，黑、白丑10克，鸡矢醴25克。先将青蛙刨取出肠肚，再将后三味药塞入青蛙腹腔，外用湿纸包固定，再用稀

泥土薄糊一层，文火焙焦（但不可成炭灰），研面水泛为丸备用。每日3次，每次2克，白开水送服。

功能： 健脾利水，扶正祛邪。

疗效： 方小而力宏，药少而效速。

注意： 服此药禁忌用酒及油腻之物。

按语： 此方为祖传验方。用此方治疗臌胀证多例，效果颇佳。方中青蛙补虚损，利水消肿；砂仁辛温，健脾胃，化湿补气；黑白丑逐水消痰，通利二便。4味合用共奏健脾利水，扶正祛邪之功，而且服后无副作用。但臌胀证（特别是单纯腹胀）毕竟是疑难症，本方虽有利水消胀效果，对病情复杂危重的患者，仍宜辨证施治，结合汤剂双管齐下，更为妥当。

引自：《河南中医》（1982年第5期）、《实用专病专方临床大全》

五谷虫治腹胀速见效

配方及用法： 五谷虫（即咸菜缸的蛆）50个。用纯生棉油10克，炸五谷虫，炸时盖上锅，使之呈黄色。

疗效： 服后即愈。

引自：《实用民间土单验秘方一千首》

祖传五代秘方治腹水症疗效神奇

主治： 腹水。

配方及用法： 巴豆2个，小枣2个，黑胡椒7个，绿豆7个。巴豆去皮去油，胡椒、绿豆用砂锅炒成黄色为末，小枣去核，将上药分在2个枣内，打烂为丸（为1剂）。一般用药1剂见轻，2剂即愈。

注意： 身体虚弱者2~3天吃1次。

荐方人： 河北　李振台

引自： 广西医学情报研究所《医学文选》

结肠炎

结肠炎是一种原因尚不明确的慢性非特异性结肠炎症，病属祖国医学“泄泻”“久泄”范畴。

起病多缓慢，病情轻重不一，主要临床表现腹泻、腹痛、黏液便及脓血便、里急后重，甚则大便秘结，数日内大便不通；时而腹泻时而便秘，常伴有消瘦乏力等，多反复发作。腹痛一般多为隐痛或绞痛，常位于左下腹或小腹。其他表现有食欲不振、腹胀、恶心、呕吐及肝大等；左下腹可有压痛，有时能触及痉挛的结肠。常见的全身症状有消瘦、乏力、发热、贫血等。

银榆归薏汤治溃疡性结肠炎30例全部治愈

主治：溃疡性结肠炎或慢性结肠炎。

配方及用法：金银花90克，地榆炭30克，玄参30克，生甘草9克，当归60克，麦冬30克，薏苡仁45克，黄芩6克。上药煎15~20分钟取汁约300毫升。日服2次，早、晚分服。小腹痛甚者加没药9克，防风18克。

疗效：治疗溃疡性结肠炎30例，全部治愈。

荐方人：山东省淄博市淄川区中医院副主任医师　何本武

引自：《当代中医师灵验奇方真传》

我用固肠胶囊治疗慢性结肠炎等病200例全部有效

主治：慢性结肠炎、溃疡性肠炎、过敏性结肠炎、直肠炎。

配方及用法：补骨脂30克，鸡内金15克，川连10克，干姜15克，广木香10克。将上药烘干后，研成极细末，装入空心胶囊，日服3次，每次2~3粒，温开水送下。

疗效：治疗患者200例，治愈（用药2~3个疗程，临床症状消失，大便成形）158例，好转（临床症状改善，大便次数明显减少，性质有所改变）42例，有效率100%。

百姓验证：江苏泗阳县青阳镇文化村朱其文来信说："本村许洪荣患慢性结肠炎，长期畏寒，每天拉稀五六次并带黏液，遇冷或食凉物加重，曾到大小医院治疗过，花费近千元，仍未治愈。后经我用本条方治疗，仅服药4剂就痊愈了。往年不能吃瓜果冷饮类食品，现在什么都敢吃，大便成形，每天1次，生活恢复了正常。"

荐方人：江苏常州医院中医内科　杨陵麟

引自：《当代中医师灵验奇方真传》

肠　瘘

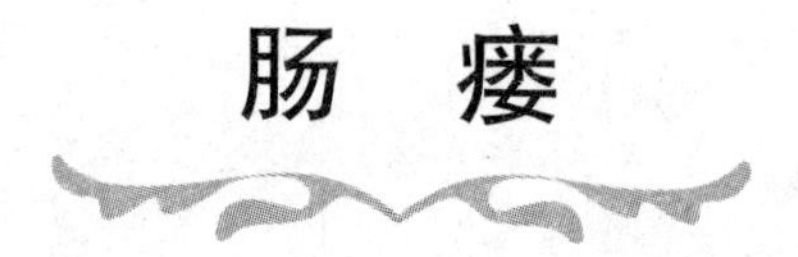

肠瘘是指肠管之间、肠管与其他脏器或者体外出现病理性通道，造成肠内容物流出肠腔，引起感染、体液丢失、营养不良和器官功能障碍等一系列病理生理改变。

肠间内瘘可无明显症状和生理紊乱，肠外瘘早期一般表现为局限性或弥漫性腹膜炎症状，患者可出现发热、腹胀、腹痛、局部腹壁压痛、反跳痛等。

筋骨草治小肠瘘效果更好

辜某，男，36岁，工人。因晚期血吸虫巨脾症，于1963年10月在硬膜外麻下行脾切除术，术后切口感染，经1年多的各种治疗，其中有8次创口清创术，不但感染创口未愈，反而创口流出大量蛋花状、颗粒样黄色黏液便。有时气体涌出创口，经口服亚甲蓝从创口排出。诊断为小肠瘘，于1964年11月16日应用筋骨草治疗。

配方及用法：鲜筋骨草30克，每日1剂，煎后分2次服。同时取鲜筋骨草若干，洗净晾干水分后捣成糊状，先将瘘口用酒精棉球常规消毒，然后敷上适量筋骨草糊，再用薄料覆盖，绷带包扎，每日换药1次。用药14天，瘘口闭合而愈。至今已22年，经多次随访未复发。用上方又曾治回盲部结核术后肠瘘、化脓性阑尾炎术后肠瘘各1例，亦均治愈。

按：筋骨草味苦性寒，有较好的清热凉血、解毒消肿作用。用其治疗肠瘘，鲜草入药疗效尤佳，内服与外敷结合使用，疗程可缩短。

引自：《新中医》（1987年第5期）、《中医单药奇效真传》

急性阑尾炎

急性阑尾炎即阑尾的急性化脓性感染，是急腹症中最常见的病因(约占1/4)，是腹部外科常见病。但因阑尾的解剖位置变异较多，故临床表现亦多变，有时被误诊。

主要表现为腹痛、胃肠道症状、发热、压痛和反跳痛、腹肌紧张等。

我用华佗秘方治急性阑尾炎1剂治愈

近年来，我应用《华佗神医秘方真传》中一方治疗急慢性阑尾炎26例，均告痊愈。

配方及用法：地榆20克，当归20克，黄芩20克，金银花20克，生薏苡仁30克，玄参20克，麦冬12克，水煎服。急性患者1剂即愈，慢性患者多在4～6剂痊愈。

由于方法简单，药源广，急性患者1剂即可痊愈，故称1剂治愈阑尾炎。（潘摘）

百姓验证：广东广州市百灵路兴隆西黄耀辉，男，68岁，离休干部。他来信说："我的亲戚黄玉东突然肚子疼痛，血压升高，到市人民医院确诊为阑尾炎，需手术治疗。为免受动刀之苦，按本条方配药服用9剂，疼痛全部消失而愈，至今未见复发。"

引自：1996年8月29日《益寿文摘》

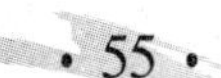

金蒲汤治急性阑尾炎25例全部治愈

配方及用法：金银花、蒲公英、冬瓜籽各30～60克，六活血15～30克，木香6～10克，生大黄10～20克（后下）。小儿量酌减。热盛便秘者加芒硝，气滞痛甚者加川楝子、炒枳壳，温盛苔腻者加白花蛇舌草、薏苡仁，合并有脓肿者加败酱草、桔梗，或赤芍、桃仁，甚至三棱、莪术。病重者每日2剂，水煎，分4次服，每6小时1次；轻者每日1剂，水煎，分2次服。

疗效：本组病人25例，全部临床治愈。其中2例在临床治愈后曾有复发，仍用本法治愈。

引自：《实用专病专方临床大全》

本方治急性阑尾炎8剂可痊愈

河南省郑州市郊中原乡农民冯兴明，男，44岁。1990年8月3日起，感觉胃脘阵发性隐痛，恶心，呕吐一次，食欲不振；8月8日午饭后，胃部隐痛逐渐加重，并转为右下腹持续性隐痛，阵发性加重，体温38.3℃，呕吐，身倦无力。经中原乡医院检查，诊断为急性阑尾炎，患者拒绝手术治疗，来本院门诊。遂用金银花、蒲公英各30克，红藤60克，连翘、白芍各15克，厚朴、大黄（后下）各9克，元胡索12克，甘草6克，水煎服。当日下午1时和晚7时各一次，次日上、下午再煎服1剂，腹痛明显减轻，体温降到37.6℃。连服此方5剂，腹痛消失，身体恢复正常。为巩固疗效，又继续服用3剂。

荐方人：河南郑州　苏学中

肠梗阻

肠梗阻系指肠内容物在肠道中不能顺利通过和运行。

当肠内容物通过受阻时，则可产生腹胀、腹痛、恶心呕吐及排便障碍等一系列症状，严重者可导致肠壁血供障碍，继而发生肠坏死，如不积极治疗，可导致死亡。肠梗阻是常见的急腹症之一。

祖传秘方治便秘服后大便即通

配方及用法：芦荟15克，朱砂9克。二味共研细末，每次开水冲服12克，隔1小时再服一次。

疗效：服后大便即通，且不伤正气。

荐方人：陕西省宝鸡市　杨森林

引自：广西医学情报研究所《医学文选》

此祖传秘方已治愈四五百人的肠梗阻

配方及用法：芦荟6克，牙皂6克，木香6克，牵牛18克，滑石9克，大戟6克（醋炒），芫花6克（醋炒），槟榔片9克，甘遂6克（面裹煨干，研末，分2次冲服），生姜15克，大枣10枚，水煎服。

注意：以上方剂为成人剂量，用时应按患者身体强弱、年龄大小以及疾病属于寒热虚实调整剂量。

疗效：治愈四五百人。

荐方人：河北省固定县　张润波

引自：广西医学情报研究所《医学文选》

单味大黄治不完全性肠梗阻30例全部获愈

配方及用法：大黄15克研极细末，糯米50克炒黄研末，二者混合均匀

后加入100克蜂蜜，调成糊状服用。成人一次顿服，儿童可分数次服。

疗效：共治疗30例，全部获得临床治愈。观察1周无复发。

百姓验证：芦某，男，60岁。因食大量韭菜及生冷黏滞之品而出现腹部疼痛，脐周尤甚，恶心，口干，嗳气，无排便排气，腹痛拒按。查腹部压痛，无肌紧张与反跳痛，肠鸣音减弱。腹部透视，右上肠可见3个大小不等的气液面。5年前曾行胃癌切除手术。诊断为：胃癌术后不完全肠梗阻。以上法治疗，10小时后开始腹泻，继而排气，泻下10余次后症状体征消失，腹部透视未见异常。

引自：《吉林中医药》（1991年2月15日）、《单味中药治病大全》

此简便法可治愈急性肠梗阻

主治：急性肠梗阻。

配方及用法：生姜汁沉淀5克，皂角末15克，蜂蜜20克。先将蜂蜜煎滴成珠，后下姜汁沉淀和皂角末捣匀制成坚硬环状如小手指大，长约3～4厘米的导便条。将导便条插进肛门。

疗效：治疗患者16例，治愈率100%。

按语：急性肠梗阻类似于祖国医学的“关格”和“肠结症”。肛门给药，不受上消化道的影响，使用方便，药物吸收快，是治疗急性肠梗阻的上策。

荐方人：广东省海康县中医院副主任医师　陈培桂

引自：《当代中医师灵验奇方真传》

乌黄姜蜜饮治蛔虫性肠梗阻疗效可靠

配方及用法：乌梅、大黄各30克，干姜20克，蜂蜜100克。先将干姜、乌梅用清水300毫升煎10分钟左右，再入大黄、蜂蜜煎2～3分钟即可，将药汁少量频频喂服。呕吐剧烈者，可经胃管灌入，每次50毫升左右，每隔2小时1次。如6小时后一般情况未见好转，可将药液由肛门灌肠。对腹痛剧烈者可予阿托品皮下注射；中度以上失水者，可输液。

疗效：80例患者，除1例中途转手术治疗外，其余79例均在6～48小时内排便排虫。其中6～24小时解除肠梗阻者56例，占70%。患者解除梗阻后，症状及体征也随之消失，均在3～5天内痊愈出院。

引自：《浙江中医杂志》（1988年第3期）、《实用专病专方临床大全》

便血症

凡血液从肛门排出均称之为便血，可发生在便前、便后、便中，可单纯性便血，也可与粪便相混杂而下。消化道的炎症、肿瘤、损伤、血管病变等均可导致便血，某些急性传染病、肠道寄生虫病、血液及造血系统疾病以及维生素缺乏等全身性疾病，也可影响消化道。

用仙鹤草汤止便血效果颇佳

便血多因痔疾、肛裂、肠风损伤阴络所致，治宜补气摄血，凉血止血，引血归经。我自拟仙鹤草汤，效果颇佳。

配方及用法：仙鹤草20克，大小蓟20克，地榆炭20克，荆芥炭15克，黄芪30克，当归20克，枳壳10克，水煎温服。

引自：1996年第3期《开卷有益》

用地榆煎服可治愈便血症

有位姓江的男士，36岁，大便后下血盏余，病程5年，经中西医治疗均无效。后用地榆一味，每日30克，水煎，分3次服用。过4日，该患者痊愈，迄今未发。

引自：《中医单药奇效真传》

巧用大黄治便血症有效

有位姓佘的妇女，36岁，永平县老街镇农民。1995年4月27日来诊。主诉：腹痛，大便带鲜红色血，一次量约半茶杯。询以前治疗情况，去个体诊所就诊过，注射过两次针剂，服过止血药。现在病情如初，血下如溅，色鲜红，便前腹痛，兼里急后重感，舌红，脉数而有力。遂投以大黄炭20克（存性，冷水先煎），生大黄15克（后下久煎，约1小时），水煎服。隔4小时后再煎服1剂。次日血止便通，症状消失。

荐方人：云南永平县药检所　唐继宗　田静

引自：1995年12月16日《中医药信息报》

便　秘

便秘是指大便次数减少和粪便干燥难解。中医学亦称为“便秘”、“大便难”。中医学认为，便秘多同气血亏虚，气虚则大肠传送无力，血虚不能滋润大肠而便秘；或因阳气亏虚，阴寒内生，凝滞肠胃，阳气不通津液无以下行，致大便难以传送；或情志不遂，肝气郁结，疏泄失司，气机阻滞，大肠失于传导，以致糟粕停于肠中而成便秘。

服肉苁蓉治愈了习惯性便秘

我患习惯性便秘多年，经中西医治疗未愈。前不久，偶得一单方，我服用后病获痊愈。

配方及用法：每日取30克肉苁蓉水煎，分2次服。一般4～6天见效，10～15天可获痊愈。

中医认为，习惯性便秘是因血虚肠枯所致，肉苁蓉具有润肠养血作用，因此治疗便秘奏效。

荐方人：四川重庆市合川食品厂　李立

我用本方2剂治愈了便秘

我今年60多岁了，身体健康，但常便秘，大便时非常困难，有时因用力过猛，肛门出血，精神负担较重。听别人说，吃番薯、薯叶等可以解决便秘，这些东西我吃过不少次，但都没有效果。后来我请一位老中医看病，服了1剂中药后有了好转，服第二剂就好了。

配方及用法： 麻仁、李仁、黄柏、生地、栀子、天冬各20克，元参、知母、牛膝、防风、银花各15克，甘草3克，水煎服。（苏匡才）

引自： 1995年12月12日《老人报》

蒲公英治便秘30例全部治愈

配方及用法： 取蒲公英干品或鲜品60～90克，水煎至50～100毫升，每日1剂顿服。年龄小、服药困难者可分服。

疗效： 经治30例，服药3剂治愈者4例，5剂治愈者18例，9剂治愈者8例。

引自：《时珍国药研究》（1991年第4期）、《单味中药治病大全》

我用鲜番薯叶为邻居治愈了便秘

配方及用法： 鲜嫩番薯叶（包括叶和叶柄）100～150克，洗净后加水约800毫升，煮沸10分钟，去叶取水，温服，可加少许白糖调味。成人首次服500～600毫升，儿童酌减。8小时后未解大便者可重服一次。

疗效： 治疗36例，服药1次顺利排便者27例，服药2次排便者9例，全部病例在第1次服药后12小时内排便。

百姓验证： 安徽涡阳中学医疗所刘建中，男，56岁，医生。他来信说："我爱人患便秘，曾用果导、川军等药物治疗，停药后仍复发。后来按本条方治疗，服药3剂症状明显减轻，又用药6剂痊愈，现已有半年余未复发。"

引自：《广西中医药》（1990年第1期）、《单味中药治病大全》

我爱人便秘8年用一味单药番泻叶治愈

配方及用法： 用番泻叶10克，加沸水150毫升，浸泡30分钟即可服用。可根据排便次数掌握服量。加少量蜂蜜效果更佳。

疗效： 经治200例，患者在服药后20～50分钟均排便，一般日腹泻6～8次，治愈率100%。

百姓验证： 江苏启东市惠萍镇大同徐族勤，男，60岁。他来信说："我爱人患便秘达8年之久，时间长了很难治。用本条方治疗，只服药一星期

就治好了。”

引自：《实用医学杂志》（1990年6月1日）、《单味中药治病大全》

决明子通便效果极佳

有位87岁的老干部，患有高血压症、冠心病、老年性便秘等疾病。曾以决明子代茶饮用1年，治好了老年性便秘，血清胆固醇下降，血压也趋于稳定。

决明子也叫草决明，为清泻肝火、明目之佳品，有降血脂、降血压的作用，对头疼、眼疾、便秘疗效极佳。

决明子药源丰富，服用方便，无副作用。炒熟冲水代茶饮用，有一种咖啡香味。用量：决明子每次20克左右，大枣每次3～5个即可。便秘者决明子量可大些，还可以把决明子吃下，大便正常者量宜小些。慢性肠炎经常泄泻者不宜服用。

荐方人：重庆市南岸区郭家沱自立村　徐承泽

急性胰腺炎

急性胰腺炎是比较常见的一种急腹症，其发病率占急腹症的第3～5位。其中80%以上的病人病情较轻，即急性水肿性胰腺炎，可经非手术治愈，基本上是一种内科病。10%左右的病人属于重症胰腺炎，即急性出血性坏死性胰腺炎，胰腺的炎症已非可逆性或自限性，常须手术治疗，应视为外科病。

急性胰腺炎的主要症状表现为腹痛、腹胀、恶心、呕吐、发热等。

单味番泻叶治急性胰腺炎 130 例均痊愈

配方及用法：番泻叶10～15克。上药用白开水200毫升冲服，每日2～3次。病重者除口服外，再以上药保留灌肠，每日1～2次。

疗效：治疗急性胰腺炎130例，全部治愈。平均住院4.8天，腹痛缓解平均2.1天，体温恢复正常平均1.8天，尿淀粉酶测定恢复正常平均3.1天。有不用胃肠减压、作用快、使用方便等优点，治愈率100%。

引自：《福建中医药》（1983年第3期）、《单味中药治病大全》

清热解郁汤治急性胰腺炎13例全部治愈

配方及用法：川楝子、胡黄连、生大黄（后下）、白芍、栀子各10克，柴胡15克，玄明粉、木香各6克。每天1剂，水煎服。

疗效：此方治疗急性胰腺炎13例，全部治愈。

百姓验证：黄某，男，42岁。上腹疼痛，向左肩部放射，疼痛呈进行性加剧，并出现昏迷而入院治疗。证见反跳痛，舌红，苔黄腻，脉弦数，体温39.5℃，白细胞17 $\times 10^9$/L，血清淀粉酶78单位，尿淀粉酶176单位。诊为急性胰腺炎，用上方加减治疗，5剂痊愈。

引自：《陕西中医》（1992年第8期）、《单方偏方精选》

单味大黄治水肿型急性胰腺炎100例，有效率100%

配方及用法：大黄30～60克。水煎，用适量水煎沸后，可1～2小时口服1次。直到腹痛减轻，尿淀粉酶、白血球总数恢复正常后减量。呕吐或腹痛严重者用大黄水煎剂灌肠。

疗效：治疗水肿型急性胰腺炎100例，全部有效。平均服药2天后，尿淀粉酶恢复正常。经对照，大黄组比中药复方和西药组疗效好，无一例失败，有效率100%。

引自：《中西医结合杂志》（1982年第2期）、《单味中药治病大全》

肝硬化及肝硬化腹水

肝硬化是一种慢性、进行性、弥漫性肝病，属于中医“臌胀”、“胁痛”、“黄疸”等范畴。中医学认为，本病多因肝脾肾三脏受病而导致气滞、血瘀、水蓄、蛊毒所致。是由慢性肝炎等转化而成。终形成肝郁脾虚，脉络瘀阻，水湿内停等病理变化。久病及肾，则肾亦伤。诸因互累，臌胀由起矣。

此祖传方治肝硬化腹水（水膨）效果无不称道

水膨一症，属于内经的膨胀范畴，以腹部胀大，如囊裹，皮色苍黄，脉络暴露为特征。成病之因多与酒食不节，情志所伤有关。临床分有气滞、寒湿因脾、湿热蕴结、肝脾血瘀、脾肾阳虚等症。

配方及用法：薏苡仁25克，扁豆20克，茯苓15克，泽泻15克。上药水煎，分早、晚2次服。

按语：1986年冬，我到黑龙江黑河地区考察，住宿一叫小屯之村，有人告知我说，村医生尤氏，以善治肝硬化闻名于百里之外，更有甚者，哈尔滨、牡丹江的患者，亦慕名而来。次日，我到其诊所，视其人，年五十多，相貌平平。他知我来意后，对我说，水膨一症，即现代医学之肝硬化腹水，欲治此症，其要有二，脾与湿而已。盖脾虚则生湿，湿生则困脾，故于治疗之时，当健其脾以扶其正，利其湿以驱其邪。脾健则水湿易去，湿去则脾气易复，扶正即所谓祛邪，祛邪即所谓扶正，二者相得益彰。我有一方，名扁豆苡米汤，传与你，扁豆、薏苡仁、茯苓、泽泻四味药组成，扁豆、薏苡仁属五谷之类，健脾而不恋邪；茯苓、泽泻甘淡之剂，利湿而不伤正，水膨之来，多日积月累，其病也渐，此方宜久服而不可求其速成。我家虽业医三世，然只此一方，祖父携此方闯荡江湖；祖父死后父嗣之，亦凭此方以谋生；父死，我继之，复凭此方以糊口。我闻而奇之，貌虽恭敬，然内心实未信之，谅此四味平淡之药，何能治此重疾，何况祖传赖以谋生之方，秘之尚恐人知，怎肯轻传他人？他似有察觉，说此方我已传多人，他人用之，或效，或不效，其肯綮之上处，在于加减化裁耳，须知水膨之来，或为寒湿，或为湿热，或为气滞，或为血瘀，寒湿者，佐以附子、肉桂、干姜也可；湿热者，佐以元芩（黄芩）、黄连、知母也可；气滞加香元、佛手、郁金；血瘀加玄元胡、赤芍、莪术。若仅凭此方以治此疾，乃守株待兔之辈也，反责方之不效。我听后，叹息久之，想当今名士，俨然冠之以专家、博士，其能愈病几何？如尤氏者，貌不超群，名不压众，潜身于荒山僻壤，以一技之长，拯人于危厄之中，亦不无可称道者。

引自：《医话奇方》

祖传“麝白散”治腹水良效方

配方及用法：白芥子30粒，白胡椒15粒，麝香0.9克。先将自芥子10粒和白胡椒5粒研细，与麝香0.3克混匀，用蒸馏水调成膏状，放入患者清洁后的肚脐中，用纱布覆盖，胶布贴两层固定之。10天后重新洗换药（方法同上），3次为1疗程，间歇1周再行1疗程。一般2个疗程即可。

本方对各种原因引起的腹水均有效，尤其对肝性腹水和肾性腹水疗效较显著，对结核性和癌性腹水有利水作用。

引自：《山东中医杂志》、《全国名老中医验方选集》

白术除胀汤治肝硬化性腹胀35例全部治愈

主治：肝硬化引起的腹胀。

配方及用法：白术60克，山萸肉20克，鸡内金10克。上药煎30~40分钟，取汁约200毫升。每日服1~2次。

疗效：治疗患者35例，临床治愈（用药1~2次，腹胀减轻或消失）35例，有效率100%。服药后患者排气增多，食欲好转，食量增加，7~10剂后停药，无副作用。

荐方人：河北省石家庄市　樊雄飞

引自：《当代中医师灵验奇方真传》

养肝健脾运水汤治肝硬化腹水效果好

肝硬化腹水大多由于肝郁血虚、失于疏泄、脾失健运、胃气失和所致，表现为本虚标实之症候，治疗较困难。我自拟养肝健脾运水汤，治疗肝硬化腹水50余例，效果良好。

配方及用法：黄芪30克，麦芽30克，山楂30克，炒丹参30克，车前子30克，炒泽泻15克，炒白术12克，炒木香10克，炒枳壳12克，制香附10克，茯苓20克。气虚加党参、山药各12克；血瘀明显者加莪术10克，炙甲片10克，红药6克；肝肾阴虚去白术、香附，加沙参15克，麦冬10克，生地10克，杞子10克；脾肾阳虚加干姜5克，桂枝6克。每日1剂，10天为1疗程。一般服用1个月左右即显效。

荐方人：江苏常熟市莫城医院　袁培春

胆囊炎

胆囊炎(cholecystitis)分急性和慢性两种，临床上多见，尤以肥胖、多产、40岁左右的女性发病率较高。

急性胆囊炎主要表现为右上腹持续性疼痛、阵发性加剧，可向右肩背放射;常伴发热、恶心呕吐，但寒战少见，黄疸轻。腹部检查发现右上腹饱满，胆囊区腹肌紧张、明显压痛、反跳痛。慢性胆囊炎多数表现为胆源性消化不良，厌油腻食物、上腹部闷胀、嗳气、胃部灼热等，与溃疡病或慢性阑尾炎近似;有时因结石梗阻胆囊管，可呈急性发作，但当结石移动、梗阻解除，即迅速好转。体查，胆囊区可有轻度压痛或叩击痛;若胆囊积水，常能扪及圆形、光滑的囊性肿块。

我用蒲公英治好患了4年的慢性胆囊炎

4年前，我觉得腹胀，胃右下方疼痛，到医院做B超，确定患有慢性胆囊炎，吃了许多药也不见效。前不久，我采用蒲公英泡茶的方法试治，想不到竟收良效：胆囊不疼了，腹胀消失了，到医院做B超检查，慢性胆囊炎居然好了。

方法：从中药店买来蒲公英1000克，每次用药50克（鲜蒲公英全草100~150克），凉水浸泡，火煎5~7分钟，饭后当茶饮。每日3次，2天换1次药，连喝1个月。（吕岗清）

百姓验证：上海闵行汉川东路装卸公司陈良晶，男，69岁。他来信说："本人于4年前做B超检查发现患有胆囊炎及胆结石，主要症状是下腹部疼痛，每年要发作三四次。虽未入院治疗，但每次发作都服用胆宁片数十瓶。其实，这只能是头痛医头，脚痛医脚。后来用本条方治疗，我的胆囊炎有了明显好转。"

单味大黄治急性胆囊炎10例全部治愈

配方及用法：大黄30~60克，水煎，1~2小时服一次，直到腰痛缓解。

百姓验证：焦东海用此方治疗急性胆囊炎10例，全部治愈。平均2~3天腰痛及腰部体征消失，2天后体温正常，3~4天后白细胞恢复正常。平均每例用大黄248克。

荐方人：广西环江县下南卫生院退休医师　谭训智

引自：1982年第2期《中西医结合杂志》

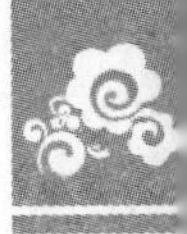

我用蒲公英治胆囊炎4剂药即痊愈

刘某，男，45岁。右肋下胀痛，时寒热，在某医院确认为胆囊炎。因家居农村，时值盛夏，医生嘱其以单味鲜品蒲公英250克煎服，每日1次。他遵医嘱连服10余日痛止，5年来病未再发。

百姓验证：贵州遵义市遵义铁合金有限责任公司朱伟来信说："周扣3年前在市人民医院被确诊为胆囊炎，住院治疗1个月，输液吃药共花2000多元，病情仍然时好时坏。后来我用本条方为她治疗，只花50多元钱，吃4剂药就好了。"

引自：《中医杂志》（1992年第5期）、《中医单药奇效真传》

胆结石

胆结石早期最常见的症状主要是疼痛，最常位于上腹部或右上腹最下面一根肋骨四周痛，并会放射到肩和背部，常伴有恶心，呕吐。

用本方治疗胆结石可获痊愈

配方及用法：大黄10克，元明粉10克，龙胆草6～10克，开水浸泡5分钟，服上清液。重者每日2次。

疗效：治疗急症入院的胆囊炎、胆石症116例，结果临床全部治愈。其中12例加用自制胆胰汤（柴胡3克，茵陈15克，黄芩10克，木香10克，枳实10克，地丁草30克，白芍10 克，水煎），每日1剂。

引自：《江苏中医杂志》（1981年第4期）、《实用专病专方临床大全》

本方治疗胆囊炎伴结石疗效显著

主治：急、慢性胆囊炎，胆石症，胆总管结石。

配方及用法：柴胡、大黄、内金、黄芩各10克，生白芍、香附、玄胡、山甲、枳壳各15克，金钱草、赭石、海金沙各30克。上药煎30分钟取汁约200毫升后，再加水800毫升，煎40～50分钟取汁约300毫升，两煎合在一起，分早、晚空腹服。大便干甚者可三煎取汁800毫升灌肠；并胆道结石者，用鲜猪蹄煮汁代水煎药，另加石苇20克同煎；年老体弱者可隔日或3日1剂。

疗效：治疗180例，治愈（用药20～30天临床症状消失，结石排出）126例，好转（用药5～30天，临床症状改善）54例，有效率100%。此方治胆囊炎有特效。

荐方人：河南省商丘地区中医院中医师　王勇

引自：《当代中医师灵验奇方真传》

我用排石汤加减治胆石症200多例效果佳

胆结石，是中老年人常见病、多发病之一，特别是近年来，多以中医为主治疗效果较佳。

胆结石分为胆囊型和胆管型，诊断除病人主诉和体征之外，主要依B超检查所见而确诊。我曾用排石汤加减治疗200多例，收到了满意效果。

配方及用法：金钱草30克，生大黄5克，木香15克，郁金20克。肋痛重者加白芍25克；腹胀者加枳壳15克，砂仁10克；伴有胆囊炎发烧者加黄柏15克，黄芩15克；食欲不振者加鸡内金15克，焦楂15克。每日1剂，水煎服。在服药期间，每天加食动物蛋白（猪蹄、牛蹄、羊蹄、肉皮或鸡蛋）50克，以增加胆汁分泌和胆囊蠕动。最好两餐中间做做跳绳活动，以促进结石排出。如有条件，配合耳压或针刺耳穴疗法效果更佳。

因为个体差异和结石部位不同，一般要1～4周能排出结石，少数病人还需要更长一点儿时间。为了观察到排出结石的数量，可备一有盖便盆，先在盆中加点清水，便后让粪便被水充分泡软，然后用棍棒之类工具再充分把粪便搅碎，使结石沉淀于盆底，最后用淘米式方法将粪便用水冲进厕所或马桶，剩下的就是结石（泥沙状或卵石状居多）。

引自：1996年4月2日《老年报》

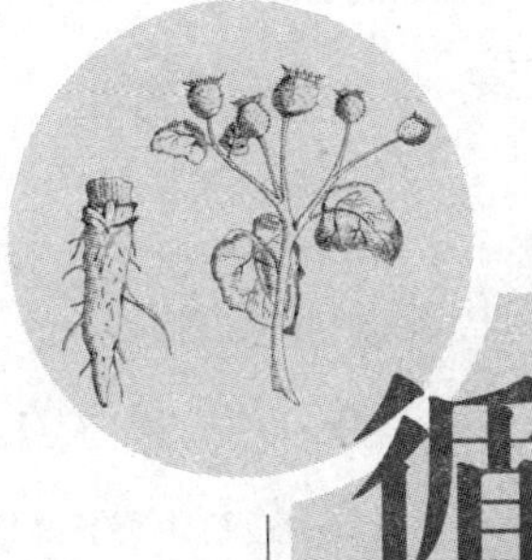

循环系统疾病

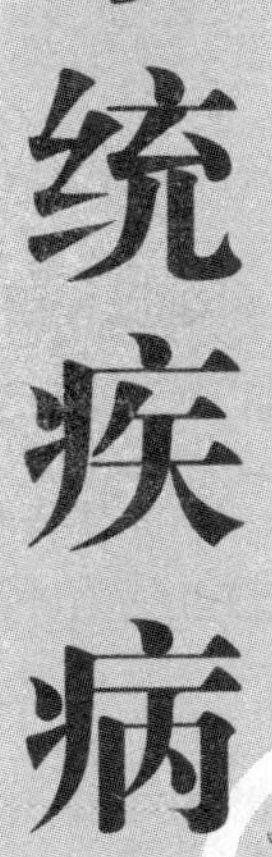

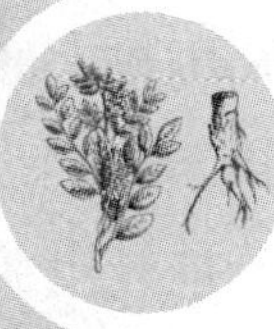

高血压

原发性高血压是高级神经中枢功能失调引起的全身性疾病，属中医“眩晕”、“头痛”、“肝风”等范畴。中医学认为，导致高血压发病的主要病因如情志过度，劳逸过度，饮食不节等，以及体质、年龄、性别等因素对其发病均有一定的影响，这些因素都或多或少地影响脾胃功能，脾胃功能的异常变化，又影响气血之冲和，以致气血紊乱导致升降失常、阴阳失调，从而使血压升高。

血压增高达到高血压标准并除外继发性高血压者，即可诊断为高血压病。可有头痛、头晕、头胀、耳鸣、失眠、心悸、注意力不集中、烦躁易怒、乏力等。

我应用三叶鬼针草治疗高血压有效率100%

提供三叶鬼针草治疗高血压方的人，是韦绍群同志。他原是广西融水县组织部干部，离休后研究鬼针草达8年之久。他亲自种药、栽培、收割、制药、留种，然后再把制成的药和种子寄给全国各地的患者。他就是这一方药的受益者，自从服药后，血压平衡，自觉症状良好，食欲增加，睡眠明显好转。过去走路困难，现在走很远的路也不费劲了。

据来信反映，全国数百名患者服药后，一致认为韦绍群推荐的“鬼针草”是治疗高血压的一种好中药。一般服用1～2周血压即可维持正常。

近几年来，临床应用鬼针草治疗高血压病取得显著疗效，有效率达100%，痊愈率达98%。

鬼针草亦称金盏银盘、三叶鬼针草，民间称为老鼠枪、长寿草等。

服法和用量：每天取鬼针草（干品）10克，先将其洗净，然后加水500～1000毫升，烧开即可当茶饮用。也可每次用干鬼针草30克，加水

2000毫升，煎后当茶饮，1日内服完。连服3~5天即可见效或恢复正常，并长期保持血压稳定。

该药的独特之处在于患高血压的病人服药后血压降至正常，血压偏低的人可以使血压回升，血压正常的人没有变化。它确实是防治高血压、心脑血管病的特效药物。

百姓验证： 广东阳西县儒洞办事处杨建模来信说："儒洞西华区杨洪标于1996年患上了高血压，曾服中西药有所缓解，但停药一段时间又复发。血压一度高达23.9/16.0千帕（180/120毫米汞柱），病情总是反反复复，几年来花掉药费4000多元。1999年3月经我介绍用本条方自治，只花100元钱，他的高血压就治愈了，至今未复发。"

引自： 1997年6月24日与1997年10月28日《老年报》

我用山楂茶偏方使血压恢复正常

我是一个高血压患者，血压为21.3/12.6千帕（160/95毫米汞柱）。有一次，大夫向我推荐一则山楂茶治疗高血压的偏方，用后效果非常好。

方法： 每次饭后取山楂2~3个，切片浸泡代茶饮，连服10天，对降压有明显疗效（用鲜山楂片泡服疗效更佳）。

我照此方法服用山楂茶，经过一段时间后，血压即明显下降，并逐渐恢复正常。

百姓验证： 福建云霄县西园街工农路39号方文魁，男，71岁。他来信说："我朋友吴元峰患高血压多年，经他侄儿（医生）治疗，仍是时好时坏，中西药吃了不少，血压一直不稳定。自用本条方和820条方治疗后，病情稳定了。"

荐方人： 山东省枣庄市　王式祥

巧用黄芪治疗高血压效果真不错

现代药理研究证实，黄芪确有降压作用，用之得法，其效卓然。我认为，黄芪降压须巧用。

黄芪的某些用法经常被人们忽视，对气阴两虚型高血压患者，巧用黄芪最为适宜。此症型病人脉见虚弱，气短乏力，眩晕常兼项强，腰膝酸

软，手足心热，目涩耳鸣，体态丰腴，舒张压高而不降。

对此症型病人，我常用补气滋阴汤，加减运用，效果较好。特别是对久服各种西药，收缩压控制在正常值内，而舒张压长期保持在13.3千帕（100毫米汞柱）以上不降者，其效尤佳。

配方及用法：黄芪30克，葛根15克，枸杞子25克，首乌25克，生地25克，女贞子25克，寄生20克，牛膝10克，泽泻5克，勾藤20克，牡蛎3克。上药水煎服。

由于黄芪具有双向调节血压的作用，医生常虑其升压而怯用。

我的体会是：重用黄芪则降压，黄芪量小则升压。临床治疗高血压，黄芪用量必须在30克以上，气虚兼血瘀症者还可适当加量。

黄芪与滋阴补肾药为伍，多用于气阴两虚型高血压，黄芪用量稍大于滋阴药；黄芪与活血，化瘀药为伍，常用于高血压而兼冠心病者，黄芪用量必倍于活血化瘀药；黄芪与葛根为伍，常用于高血压兼见颈项痛者，黄芪与葛根比例为2∶1较好；黄芪与防己为伍，用于高血压兼见肾炎浮肿者；黄芪与山药为伍，用于高血压兼见糖尿病患者。（熊文晖）

引自：1995年12月20日《中国医药报》

老军医献出的治高血压家传方

配方及用法：钩藤18克（后下），牡蛎30克（先煎），葛根24克，川地榆20克，牛膝24克，山楂30克。上药加水4碗，先煎牡蛎20分钟，再放入诸药，煎至约1满碗，最后倒入钩藤同煎，饭后1.5小时服，10剂痊愈。

注意：各味药缺一不可，勿用相近药代替，否则无效。

禁忌：服药期间忌食辛辣、煎炒、油腻的食物，禁烟酒。

荐方人：山东菏泽市一中前街华中服务中心顾问处王军峰。王军峰1989年90岁高龄过世，生前是中国医学会委员、著名老军医。

银杏叶治脑血栓、高血压效果很好

作用：降血脂，降血压，降低血液黏稠度，改善血液循环。

采叶时间：霜降前10天左右为宜。

制法及用法：将银杏叶剪成条，每次取5克（超过6克会腹泻），放入杯内，用沸腾白开水冲泡10分钟，于早饭前服。1天1次，5天为1疗程。吃5天停10～30天。病好了立即停服，不可过量。

注意： 吃药期间不喝茶，不喝酒，一定不要超量用药。

荐方人： 山东五莲县粮食局　王世维

低血压

低血压是指动脉血压的收缩压低于90mmHg，舒张压低于60 mmHg。中医其归为“眩晕”、“心悸”、“虚劳”的范畴。

急性低血压是指患者血压由正常或较高的水平突然而明显下降，临床上常因脑、心、肾等重要脏器缺血出现头晕、眼黑、肢软、冷汗、心悸、少尿等症状，严重者表现为晕厥或休克。慢性低血压是指血压持续低于正常范围的状态，其中多数与患者体质、年龄或遗传等因素有关，临床称之为体质性低血压；部分患者的低血压发生与体位变化（尤其直立位）有关，称为体位性低血压；而与神经、内分泌、心血管等系统疾病有关的低血压称之为继发性低血压。

我用祖传七代秘方治低血压极其有效

1975年春，我患了低血压病，头晕目眩，不能工作。求名医诊治，每天1剂中药，连服100多剂，又配合食疗，吃鸡蛋数百个、红糖数十斤，花了700多元钱，100多天血压仍是上不来。

最后，我从一位近百岁的老人那里得到一祖传七代秘方，每天1剂，4剂痊愈。

此消息传出，低血压病人及其家属登门求方者络绎不绝。迄今，用此方治愈了低血压病人近百例，无一人复发。

配方及用法： 当归25克，五味子25克，甘草25克，茯苓50克，水煎服。每剂连煎2次，将第一次煎的药液滤出后，再添水煎第二次，把2次滤液混

合后，每早空腹先服混合液的1/2，剩下的1/2于晚睡前温热服下。每天1剂，连服5日。服药前，先测量一次准确的血压数，如服药后血压升得特别快，可隔日再服；若稳定上升，可连续服用，直到恢复正常，服药停止。（王承斌）

百姓验证：福建福清市南门深巷64号李金祥来信说："福清东阁农场彭松永全家族都是低血压，属于先天性的，到处治疗无效。用本条方试治，连服5天，患者就感到身体正常，血压也正常了。"

引自：1997年第6期《老人春秋》

我用此方治低血压效果甚佳

配方及用法：甘草15克，桂枝30克，肉桂30克。3味药物混合，水煎当茶饮。

疗效：服2~3天血压即可升高，应用数例，效果甚佳。

百姓验证：吉林长岭县邮局宋德才，男，68岁，退休干部。他来信说："梁晶患低血压多年，经县医院治疗效果不明显。我用本条方为他治疗仅3剂药治愈。"

荐方人：河北宋盂　斋文献

引自：广西医学情报研究所《医学文选》、《实用民间土单验秘方一千首》

五灵升压汤可使低血压恢复正常

配方及用法：五味子、淫羊藿各30克，黄芪、当归、川芎各20克，白酒40毫升，水煎服。每天1剂，分早、晚饭前服。

疗效：此方治疗低血压综合征58例，痊愈51例，好转6例，无效1例。

百姓验证：一位姓张的男士，31岁。近来头昏眼花，恶心纳差，面色少华，精神欠佳，舌微红、苔薄白，脉弱，高压10.7kPa（80毫米汞柱）。服五灵升压汤3剂，诸症消失，高压升至16kPa（120毫米汞柱），低压升至10.7kPa（80毫米汞柱），再服3剂以巩固疗效，随访3个月未复发。

引自：《浙江中医杂志》（1993年第6期）、《单方偏方精选》

脑动脉硬化

脑动脉硬化症指脑动脉硬化后，因脑部多发性梗塞、软化、坏死和萎缩引起神经衰弱综合征、动脉硬化性痴呆、假性延髓麻痹等慢性脑病。脑动脉硬化常发生于40岁以上的中老年人，男性多于女性，有高血压、糖尿病、高脂血症、长期吸烟、饮酒及精神紧张的人多见。

我用此方治动脉硬化症效果很好

配方及用法：陈醋100毫升，放入带盖茶杯中，杯内再放一个新鲜鸡蛋，盖上盖密封4天后，将鸡蛋壳取出，把鸡蛋和醋搅匀，再盖上盖密封3天即可服用。每剂可用7天，第一剂药服到第三天可制下一剂。每次口服5毫升，每日3次。

按语：此方流传甚广，香港报纸曾刊登鸡蛋醋可治疗动脉硬化和高血压，引起过一段鸡蛋醋热。日本东京北里研究所研究认为，鸡蛋醋可以改变老年人细胞内的酸碱平衡，可使血管周围细胞呈酸性，可解除血小板的聚积性。此偏方具有防治动脉硬化的作用。

百姓验证：湖南芷江县杨公庙何宗乐，男，61岁，教师。他来信说："1980年以后，我开始感到头晕眼花，至1990年3月发展为感觉天旋地转，眼睛视物不清，经县人民医院确诊为脑动脉中度硬化。当时医院给我开了400多元钱的药，服用后稍有好转。当我第二次去复诊时，医生告诉我，这种疾病对于年纪大的人来说，要坚持常年服药，才能稳定病情，不致恶化。从那时起，我每年的药费开支不下1000元。直到2000年初，我用本条方治疗，很快就治好了我的病。现在已停药1年多了，也未见复发。"

引自：《偏方治大病》

此方治脑血管硬化证有效

配方及用法：黄连微炒，黄芩微炒，各50克研末，白芷25克，制蜜丸，每丸6克。日服1次，饭前服。一般3天后有效。

荐方人：河南项城市付集乡苏洲李大队后刘庄　刘学堂

水蛭治脑动脉硬化 41 例疗效显著

水蛭是一种淡水生低等动物，民间俗称“蚂蟥”。临床上常用水蛭晾干品，用途较广。我试将其应用于41例脑动脉硬化的患者，疗效显著，现介绍如下。

配方及用法：将生水蛭研末，以温开水冲服，每次3~6克，每日2次，15天为1疗程，连用2~3个疗程。

疗效：治疗男性23例，女性18例；年龄45~60岁；均有头痛、头晕、记忆力减退等慢性症状，且均经眼底检查示为脑动脉硬化。治愈23例，均治疗3疗程。好转18例，其中治疗2疗程2例，1疗程16例，均为多种原因不能坚持继续治疗。总有效率为100%。

体会：中医将水蛭列入温经止血药及活血化瘀药。药理研究表明：水蛭含有水蛭素、组织胺样物质、肝素、抗血栓素等，从而可使血液黏度降低，并有扩张血管、改善微循环的作用。我将其用于脑动脉硬化者的治疗，旨在改善大脑微循环，减轻脑动脉硬化的程度，从而改善症状，临床观察其疗效确切。由于水蛭粉腥味较大，影响病人坚持用药，可装入胶囊中服用，胃肠反应小，易被患者接受。我认为本法疗效肯定，值得临床推广应用。

荐方人：甘肃南县人民医院　任伟

引自：1997年第5期《中国民间疗法》

我用本方治脑动脉硬化已收良效

配方及用法：首乌、女贞子、仙灵脾、丹参、当归各20~25克，川芎、山楂、玉竹各15克，枸杞子、红花、牛膝各10克，水煎服。每日1剂，上下午各服1次，20~30天为1疗程。如有改善（症状和脑血流图好转，血黏稠度、血脂降低），则再用1~2个疗程巩固。如见气虚加黄芪15~30克，党参10克；痰浊加胆南星5克，制半夏9克；四肢麻木不灵活者加地龙15克，僵蚕10克；肝阳上亢血压高加天麻6克（另炖服），钩藤12～15克，决明子15克。

此方对脑动脉硬化有综合性和针对性的治疗作用，疗效较好。

百姓验证：新疆阿克苏水利局英巴格路9号邢源恺，男，54岁，干部。他来信说："葛老汉的老伴患脑动脉硬化症，用本条方试治，当服药20天后，开始见效，1个月后头不晕了，各种症状消失了。为巩固疗效，又服用了2个疗程，现已3年未见复发。"

荐方人：广西南宁市医院医师　王书鸿

冠心病

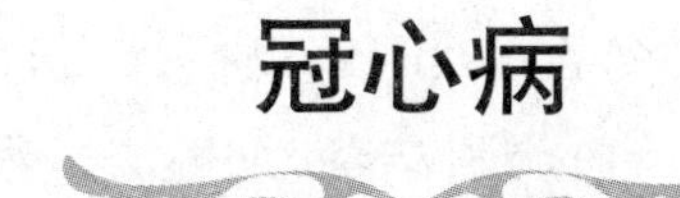

冠心病是由于冠状动脉循环改变引起的冠状血流和心肌需求不平衡而导致的心肌损害。归属中医"胸痹、"心痛"的范畴。

有典型的心绞痛或心肌梗死症状；男性40岁，女性45岁以上的病人，休息时心电图有明显心肌缺血表现，或心电图运动试验阳性，无其他原因可查，并有下列三项中之二项者：①高血压；②高胆固醇血症；③糖尿病。

我用中草药治冠心病疗效迅捷

冠心病是老年人常见的一种病症，多见于男性老年人，患者一般有饮酒、吸烟、高血压史，发病时有胸闷、胸痛、气短等症状，如不及时治疗可能产生严重后果。我多年从事中西医结合临床医疗工作，在实践中曾应用中草药验方治疗冠心病患者50余例，均迅速见效。

配方及用法：薤白10克，瓜蒌10克，丹参10克，赤芍10克，川芎10克。上药为1剂，水煎服，每日3次，每次5小匙。多数患者服药后一两天可见效。

百姓验证：吉林省吉林市电信公司收发室孙俊久，男，73岁，退休。他来信说："家住通化路的李贤淑，患心脏病达7年之久，经几家大医院治疗，共花4000多元也没有治好。后来我用本条方为她治疗，仅服5剂药，花费20元钱，就把病治好了，至今已1年多未复发。"

荐方人：辽宁沈阳医学院中西科主任医师　田孝良

加味"四妙勇安汤"治冠心病疗效好

主治：冠心病、胸痞气短、心痛，能治疗肝区刺痛及肾绞痛。

配方及用法：当归、玄参、金银花、丹参、甘草各30克。每日1剂，水煎服，日服2次。

加减：

（1）冠心病：上方加毛冬青、太阳草以扩张血管；若兼气虚者，加黄芪、生脉散以补益心气；若心血瘀阻甚者，加冠心二号以活血化瘀。

（2）病毒性心肌炎：上方加郁金、板蓝根、草河车以清热解毒活血。

（3）植物神经功能紊乱心律失常：上方配合甘麦大枣汤或百合知母汤，以养心安神，和中缓急。

疗效：郑氏亲身尝试"四妙勇安汤"加丹参对冠心病有显著疗效。自此以后，20余年来郑氏应用本方治疗冠心病心绞痛以及肝肾区绞痛，疗效满意。

方解：本方系《验方新编》"四妙勇安汤"加丹参而成。方中以当归养血和血，丹参养血散瘀，玄参养阴凉血化瘀，金银花、甘草解毒止痛。诸药合用，共奏养血和血、化瘀止痛之功。

来源：郑惠伯编著的《名医治验良方》

引自：《秘方求真》

风湿性心脏病

风湿性心脏病简称风心病，是指由于风湿热活动，累及心脏瓣膜而造成的心脏病变。

主要有以下表现：活动后心悸、气促，甚至出现呼吸困难、端坐呼吸、夜间不能平卧;轻微活动或劳累后就出现咳嗽、咳痰带血丝，很容易受凉感冒;食欲不振，尿量减少、下肢浮肿、腹胀、腹水，肝、脾肿大等；大部分患者出现两颧及口唇呈紫红色，即“二尖瓣面容”；心悸常常因为房颤或心律失常所致，快速房颤导致患者自觉不适，甚至呼吸困难或使之加重；胸痛，单纯瓣膜病导致的胸痛一般使用硝酸甘油无效。

我用本方治疗风湿性心脏病心力衰竭12例，疗效显著

配方及用法：仙灵脾45克，制附片18克，桂枝30克，王不留行30克，当归30克，桃仁30克，丹参30克，郁金30克，红花24克，五灵脂24克，生蒲黄24克，三棱24克，莪术24克，香附15克，菖蒲15克，远志10克，葶苈子10克。上药水煎，取汁500毫升，早、晚2次分服，每日1剂。

疗效：治疗12例，显效（水肿、呼吸困难、啰音、颈静脉怒张、心悸气短等心衰症状消失，窦性心率下降至70～80次／分钟，房颤心率少于90次／分钟，肝大及其他症状恢复至心衰前的水平，心功能进步二级者）5例，好转（心衰症状部分消失或大大减轻，心率下降但不稳定，心功能进步一级或不足一级者）6例，总有效率为91.67%。其中Ⅰ度心衰者疗效佳，服药不超过5剂，有效率100%。

百姓验证：贵州纳雍县饲料厂李元发，男，52岁，工人。他来信说：“我妻弟患风湿性心脏病4年之久，住院治疗半年，花钱很多，但毫无效果。又多方求医，吃草药仍无疗效，前后花掉好几千元。后来我用本条方为他治疗，服药3剂病情就得到了缓解。”

荐方人：陕西省咸阳市中心医院主治医师　潘贞友

用冬虫夏草治好我母亲多年的风湿性心脏病

我母亲患风湿性心脏病多年，多方求医不见效。别人介绍土方：白公鸭1只，冬虫夏草5克。公鸭杀后，除净毛、头、爪和内脏，将冬虫夏草放入鸭肚里，盛装在瓦钵里，添适量水，放在锅里蒸熟。饭前喝汤吃肉，一顿能吃多少就吃多少。连吃4只，病情痊愈。（任风祥）

引自：广西科技情报研究所《老病号治病绝招》

心绞痛

心绞痛是冠状动脉供血不足，心肌急剧的、暂时缺血与缺氧所引起的以发作性胸痛或胸部不适为主要表现的临床综合征。属于祖国医学"胸痹"、"心痛"、"真心痛"、"厥心痛"范畴。

心绞痛应是压榨紧缩、压迫窒息、沉重闷胀性疼痛，开始时较轻，逐渐增剧，然后逐渐消失，很少为体位改变或深呼吸所影响。疼痛或不适常位于胸骨或其邻近，也可发生在上腹至咽部之间的任何水平处。有时可位于左肩或左臂，偶尔也可伴于右臂、下颌、下颈椎、上胸椎、左肩胛骨间或肩胛骨上区。疼痛持续1～15分钟，多数3～5分钟，偶有达30分钟的(中间综合征除外)。

此方治冠心病和心绞痛收效卓著

主治：冠心病，心绞痛反复发作，疼痛剧烈，或胸闷、气短、憋气经常发作。

配方及用法：丹参30克，细辛3克，白芷10克，降香10克，檀香10克，荜拨10克，高良姜10克，元胡10克，徐长卿10克，薤白15克。每日1剂，水煎2次，早、晚各服1次；或将上药共研为细末，每次冲服3克。

疗效：笔者以本方治疗50余例冠心病心绞痛患者，均有疗效。可明显缓解症状，解除心绞痛，并能改善心电图，使缺血型心电图恢复正常。

按语：本方集辛温芳香之品为一体。辛以理气行滞，温以温通血脉，芳以化浊辟秽，香以走窜通经。因而，通行心脉之力很强，可迅速缓解心绞痛。对硝酸甘油副作用明显而不能耐受者，用本方尤为适宜。

荐方人：天津市中医医院主治医师　王维澎

引自：《当代中医师灵验奇方真传》

荽蒌二枝二根饮治冠心病心绞痛40例效果显著

配方及用法：胡荽10克，瓜蒌、柳枝、白杨枝、芦根、白茅根各100克，上药加水1500毫升，煎至400～500毫升。1次全服，每日服1剂。

疗效：治疗40余例，一般3～5天心绞痛消失，10天后T波逐渐抬高，1个月后恢复正常。

引自：《四川中医》（1992年10月7日）、《实用专病专方临床大全》

病毒性心肌炎

病毒性心肌炎是一种与病毒感染有关的局限性或弥漫性的急性、亚急性或慢性炎症性心肌疾病，是最常见的感染性心肌炎。

轻者几无症状而呈亚临床经过，或症状轻微；重者可出现心脏扩大、心功能不全、严重心律失常、休克等，甚至猝死。在临床就诊的患者中，90%左右以心律失常为主诉或首发症状，常诉心悸、乏力、胸闷、头晕等，严重者可出现晕厥或阿–斯综合征，部分患者可有程度不一的胸痛。

宁心调脉汤治病毒性心肌炎50例全部有效

主治：因感染柯萨奇病毒引起的心肌局限性或弥漫性炎症，以心悸、气短、心脏扩大、心律失常和心力衰竭为主要临床表现。

配方及用法：太子参20克（或党参15克，或人参8克），麦门冬12克，白芍10克，黄精20克，五味子10克，北五加皮12克，丹参20克，苦参10克，甘松10克，桑寄生20克，甘草12克。上药水煎服，每日1剂。

随症加减：失眠多梦、善惊者加生龙齿30克，炒枣仁20克，远志10克，大枣5枚；头晕倦怠、神疲乏力者加黄芪24克，白术15克，当归12克，何首乌10克；盗汗口渴、五心烦热者加生地20克，枸杞子20克，黄精10克，阿胶10克；胸闷、肢冷者加附子10克，桂枝8克，川芎10克；唇舌紫暗者加丹参30克，红花10克，赤芍10克，川芎10克；眩晕吐涎、胸脘痞满者加半夏10克，茯苓12克，菖蒲10克，苏梗10克。

疗效：治疗50例，痊愈41例，有效9例。

引自：《河北中医》（1990年12月4日）、《实用专病专方临床大全》

脑血栓及其后遗症

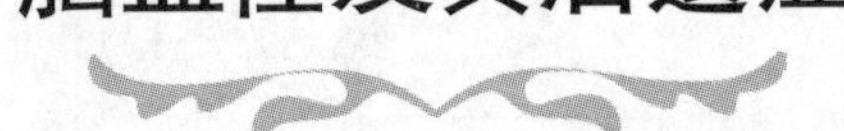

脑血栓是指人体血液循环中某些异常的固体、液体或气体等栓子物质，随血流进入脑动脉或供应脑的颈部动脉，使血管腔急性闭塞，引起局部脑血流中断，造成局部脑组织缺血、缺氧甚至软化、坏死，故而出现急性脑功能障碍的临床表现。

脑血栓后遗症是指患者脑血管意外经过救治后所留下的一侧肢体或躯体瘫痪。中医学称之为“偏枯”、“半身不遂”。

我用本祖传秘方治脑血栓屡见神效

主治：脑血栓。

配方及用法：黄芪100克，血丹参20克，当归12克，川芎12克，赤芍15克，地龙5克，桃仁12克，红花12克，全虫15克，蜈蚣4条，牛膝12克，杜仲12克，生地12克，菖蒲12克，木瓜30克，车前子20克。每日1剂，水煎服。30天为1疗程，连服3个疗程。颅内压减轻后，将车前子减量或停服。

服上方的同时，另将生水蛭20克捣碎成粉，每日2次，每次10克冲服。服25天停1周，然后服第二个疗程。第二个疗程服完后，每日2次，每次5克，再服1疗程。

疗效：屡见神效，不留后遗症，生活能自理。

百姓验证：辽宁清原县湾甸子镇王安才，男，53岁。他来信说："村里一高血压患者突患脑血栓，我先用本条方为他治疗，上午11时服药，下午6时就神志清醒了。然后又结合醋蛋液疗法治疗，仅20余天患者就能下地行走了，没留下任何后遗症。"

荐方人：山西省太原市国营职工医院　窦永政

引自：《当代中医师灵验奇方真传》

丹钩六枝饮加减治脑血栓效果很好

配方及用法：丹参30～60克，钩藤15～30克，豨莶草12～24克，夏枯草12～24克，地龙9克，红花6克，桑枝15克，橘枝15克，松枝15克，桃枝15克，杉枝15克，竹枝15克，甘草3克。水煎服，每日1剂。

痰涎壅盛加全瓜蒌15克，莱菔子20克；神昏加郁金9克，菖蒲9克；血压持续不降加代赭石20克，牛膝20克；久病营血不足、脉细弦加当归15克，何首乌15克；肾精不足，腰膝酸软，脉沉细弦加枸杞15克，山药15克。

疗效：应用丹钩六枝汤加减方，临床观察治疗16例病人，治愈者10例，好转4例，无效2例。

百姓验证：张某，男，70岁，农民，于1974年5月2日就诊。素有眩晕症，于10天前突觉头晕肢麻，旋即昏倒，服用小续命汤、资寿解语汤等药物未见病情好转。症见左侧偏瘫，小便短黄，舌质黯，苔黄厚腻，脉弦大有力。血压25.27/14.63kPa（190/110毫米汞柱）。证系肝阳偏亢，风阳内动，迫血上逆，脑络受伤，阻塞清窍。治宜平肝熄风，潜阳通络。投以上方加僵蚕9克，碧玉散12克，通草6克，石菖蒲6克，胆草9克，血竭3克，银花藤30克。服药12剂，神志清醒。但仍见手足屈伸不利，头晕胀痛，口苦，舌红苔黄，脉弦数，血压21.28/13.3kPa（160/100毫米汞柱）。方中去血竭、通草、碧玉散、菖蒲，加入白菊花9克，白蒺藜9克，鸡血藤12克。又连服15剂后，诸症除。（湖南　彭述宪）

引自:《千家妙方》

我用此祖传药酒方治半身不遂症有特效

配方及用法: 生川乌15克,生草乌15克,蜈蚣3条,全蝎5个,蜜炙双花30克,豨莶草30克,忍冬藤30克。以上7味装入瓷坛内加入白酒1500毫升,将坛放在锅内加水至坛半腰深,然后盖上锅盖用火烧开后,再用文火炖1小时即可。在炖时酒坛不要加盖,不要使沸水进入酒坛,一小时后取出酒坛盖好待用(不要将药渣沥出,可长期泡在酒内)。每日服3次,每次服50毫升,饭后服为宜。如酒量小,可酌量少服,一般服完一料药酒即可痊愈。

百姓验证: 云南文山西畴新街甘塘子黄传孝用本条方治愈了一名急性半身不遂患者。该患者病情非常严重,但由于家庭困难,无钱医治。黄传孝听说后,用本条方给他治疗了3天。奇迹出现了,患者的病情大有好转。

祖传秘方马尾千金草治半身不遂效果神奇

我曾多次进入广西花坪自然保护区采访,每次都有神奇的机遇和奇妙的收益。给我印象最深的还是刘老的神奇医术。林区陈技术员曾告诉我,刘老医师治瘫痪和半身不遂有一绝佳的祖传秘方,着实令人惊叹。

20世纪70年代,在林区附近的一个村子,有一农民因建房捡瓦补漏,不慎从三层高的房顶摔下,瘫痪了。从此,这个农民在家一躺就是15年,每天上下床,吃饭,撒大小便都得靠别人服侍。有一天,刘老医师外出路过该村,进村讨口水喝,见到这位农民,便主动为其治病。那农民原本就不抱任何希望,请了许多“神医妙手”医治,无一人能治愈此瘫痪,反倒使他欠了一千多元医疗费。刘老医师很认真地给那农民做了一番按摩,接着给了两副药,吩咐煎熬服法。患者依法行事,结果不到半月就出现了奇迹:瘫痪在床15年的患者,居然赶走了病魔重新站立起来!仅过了一个多月时间,他便能爬山打柴,挑百余斤担子走个三五里地不成问题。

起初听到这事,我怎么也不相信,认为是民间故事,夸张传说,并不以为然,听听而已。谁知,后来事实证明了这不是故事。这位刘老医师确有治疗瘫痪和半身不遂的秘方。与其说是秘方，不如说是绝方更恰当。因为这副药方并非他家祖传，更不是他家专利。花坪自然保护区甫主任也知晓这妙方的来龙去脉及炮制方法。他于20世纪50年代就尝试过这妙方奇特功效。

那是20世纪50年代末期的事，花坪林区管理站设立之初，甫主任与另一个工人有一天进山勘探，深夜就住在密林深处的护林观察棚里，这里海拔有1000多米，是高寒山区，时值秋冬之季，深夜异常寒冷，两人的棉被根本不足以御寒。甫主任当晚深深感到寒冷刺骨的难受滋味，可与他同行的工人却一点也不觉得冷，相反还直感到浑身热血沸腾、暖气阵阵。甫主任很奇怪，探问何故。工人说晚餐时，他在锅里煮的山蛙汤里，加了一小截新采撷的绝妙草药，因此不畏严寒，浑身暖烘烘的。甫主任不信，次日晚餐也仿效试服之，果然神效奇特，不再畏寒。后来，他们又用此草药治愈了几位跌成重伤、瘫痪半瘫痪的工人，其神速奇效，实令人惊奇。而那刘老医师治疗瘫痪和半身不遂的妙方，也主要是此药草。

那么，这是什么草药，这般神奇绝妙？

它叫马尾千金草，又名马尾伸筋草。全草属藤系，生长缠绕于古木大树或石壁上，因长成一节一节伸缩状，首尾又呈马尾状，故名马尾伸筋草（俗称）。但此草又是极难采撷到手，目前亦稀缺，不易发现，故特别名贵珍稀。即使是花坪林区这座绿色宝库，当年号称为马尾伸筋草的故乡，而今天却很难找到真品了。它与另一草药吊壁伸筋草有相似之处，极易被混为一谈，这是要格外注意的。它们外形相似，但药效却相差甚远，不可等同之。

马尾伸筋草的药用泡制法比较简捷。一是泡酒法，将鲜草浸于白酒之中，数天之后取酒饮服；二是用鲜草煎水服，或者放在锅中拌青蛙或小鸡蒸煮饭食之。干草亦可按上法泡制、服用，但药效比之鲜草，却差一筹了。

马尾伸筋草对于治疗瘫痪、半身不遂、跌打损伤，补虚壮阳及活络筋骨，实有不可言喻之奇效。

引自：《神医奇功秘方录》

治疗短期瘫痪的特效方

配方及用法：黄芪15克，当归12克，赤芍12克，芹籽12克，桃仁6克，全虫12克，蜈蚣10克，川断12克，防风12克，荆芥10克，牛膝12克。上药用水煎服，每日1剂，7剂为1疗程。每个疗程间隔3天，4个疗程治愈。

注意：各味药缺一不可，勿用相近药代替，否则无效。

荐方人：山东菏泽市一中前街　王军峰

老军医献出的治半身不遂特效方

配方及用法：当归9克，钩藤12克，川乌9克，芹籽9克，地风6克，杜仲9克，桂枝4.5克，草乌6克，独活9克，千年健6克，虎骨6克，木瓜9克，牛膝9克，天茄子9克，明天麻1.5克，桑寄生9克。上药加水三碗半，煎至大半碗服。每日3次，3日为1疗程。每疗程服完后停药1日，5～6个疗程即愈。

注意：各味药缺一不可，勿用相近药代替，否则无效。

荐方人：山东菏泽市一中前街　王军峰

通腑化痰方加减治中风30例全部有效

主治：痰热壅阻，腑实燥结，气机逆乱所引起的急性中风病症。临床主要表现为半身不遂，语言謇涩，肢体麻木，眩晕，恶心呕吐，胸闷，喉有痰鸣，大便干结，昏蒙嗜睡，口臭口干，舌红或暗红，苔黄腻或黄白相间，脉弦滑。

配方及用法：法半夏、制南星各12克，茯苓15克，陈皮、枳实、菖蒲、栀子各9克，黄连、远志各6克，瓜蒌30克，生大黄9～15克，芒硝6～9克。水煎服，每日1剂，分2次服。有颅内压增高者，使用中药利水剂降颅压（茯苓30克，猪苓15克，泽泻、车前子各20克，白术12克）；血压偏高加服牛黄降压丸，每次服1丸，每日2次。痰热壅盛者加天竺黄12克；血瘀者加丹参30克，赤芍、鸡血藤各15克，桃仁10克，也可滴复方丹参注射液或川芎嗪注射液；胸闷纳呆者加神曲12克，炒谷、麦芽各30克；气虚者加黄芪20克，太子参20克，党参12克；阴虚者加生地、麦冬各15克。恢复期多采用综合治疗措施（针灸、理疗、功能锻炼），加快病情恢复。

疗效：治疗中风30例，基本痊愈（偏瘫基本恢复，语言謇涩基本消失，生活能够自理）16例，好转（偏瘫明显恢复，可依杖行走）10例，有效（半身不遂10例全部有所好转，言语清楚，但不能行走）4例，总有效率100%。

荐方人：河北省张家口医学院第一附属医院副教授　王俊国

引自：《当代中医师灵验奇方真传》

我用补阳还五汤加味治中风半身不遂数十例全部有效

配方及用法：赤芍15克，川芎10克，当归尾20克，地龙15克，黄芪100克，桃仁10克，红花15克。黄芪桂枝五物汤配方：黄芪100克，桂枝15克，白芍20克，生姜10克，大枣15克。上二方药煎15~20分钟，取汁约200毫升，日服3次。可配再造丸之类同服，效果更佳。

疗效：治疗中风所致半身不遂患者数十例，均好转或痊愈，有效率100%。

按语：清代王清任创造的补阳还五汤和东汉张仲景的黄芪桂枝五物汤加味，皆为治疗中风后遗症半身不遂之良方。方中重用黄芪大补其气，并取其力专性走行全身，以助推动诸药之力。补阳还五汤除有补气之黄芪外，还用川芎行血中之气，红药、归尾、地龙活血化瘀通络。

黄芪桂枝五物汤酌加丹参、地龙、秦艽、归尾，有补气、活血、去瘀、通络之效，在黄芪的协同下，加强了活血化瘀通络作用的发挥。

所以，在治疗老年和身体虚弱性中风后遗症患者时，用此两方大补其气血，临床均可获较好效果。

百姓验证：黑龙江尚志市耿发，男，58岁，退休。他来信说："我哥哥耿有患脑血栓半年多，双手麻木，左腿不听使唤，半个身子偏瘫，在县医院治疗1个多月，花钱2000多元不见效。后来用本条方治疗半个月，大部分症状消失，现在能干些轻活。在整个治疗过程中，仅花400多元钱。

荐方人：辽宁庄河市医院　何美贤

引自：《当代中医师灵验奇方真传》

我用本方治中风偏瘫疗效显著

偏瘫，属中风后遗症，分为出血性和缺血性两大类。前者包括脑出血

和蛛网膜下腔出血，后者包括脑血栓形成和脑栓塞。上述两大类病症，采用祖国医学异病同治的方法，收到了良好的效果。

配方及用法：虻虫、水蛭、地龙、一见喜、丹参各3克，三七2克，共研末，开水送服，每日3次。

一般轻者连续服药20天，症状消失，能进行脑力劳动和一般体力劳动，生活可完全自理；重者连服3~4个月能够治愈。

百姓验证：江苏淮安市和平东路8号军干所刘富，男，59岁，军医。他来信说："淮安市陵桥乡陈洪高，1999年12月3日晚突然跌倒，在乡医院治疗1周，花费3000余元，出院后仍半身不遂，语言不清，卧床不起。后来，经我用本条方加服醋蛋液，治疗2个疗程后，已不用拄拐棍了。现在活动自如，什么活都能干了。以后又用此方法治好2名半身不遂患者。

荐方人：安徽肥东县杨塘乡　张秀高

引自：1997年第11期《农村百事通》

本方治疗脑血管病后遗症效果好

脑血管病后遗症，系指半身不遂、言语不利、走路颠跛等。用中药治疗患者80例，总有效率达91.3%，优于常规西药疗法。现将方剂及用法介绍如下：

配方及用法：珍珠母、牡蛎各30克，当归、丹参、钩藤各12克，炙山甲、赤芍、南星、郁金、陈皮各9克，水蛭（蚂蟥）6克，水煎服，每日1剂，1日为1疗程。

荐方人：河南省卫辉市54792部队后勤门诊部　陈耀中

引自：1997年第10期《农家科技》

脑出血及其后遗症

脑出血是指非外伤性脑实质内出血，约占全部脑卒中的20%~30%，发生的原因主要与脑血管的病变有关，即与高血脂、糖尿病、高血压、血管的老化、吸烟等密切相关。脑出血的患者往往由于情绪激动、费劲用力时突然发病，早期死亡率很高，约有半数病人于发病数日内死亡，幸存者中多数留有不同程度的运动障碍、认知障碍、言语吞咽障碍等后遗症。

我应用此家传秘方治老年偏瘫百余例无不奏效

偏瘫，是由高血压、低血压、脑出血引起的脑中风和脑血管阻塞症。

治疗方法：以祛风、消栓、和中、升阳为主。数十年来，我用上述方法治疗患者百余例，无不奏效。

配方及用法：荆芥12克（解表药），防风12克（祛风药），大枣3枚（和中药），猪蹄空壳1个（祛风消栓药），葱根3~7棵（发汗药），韭菜根3~7棵（升阳药）。左不遂者，葱、韭菜根各用3棵；右不遂者，葱、韭菜根各用4棵；全身不遂者，葱、韭菜根各用7棵。水煎服，每天1剂。早、晚服，服药后盖被发汗，避风。

按语：忌食高脂肪和含胆固醇的食物。如服第一剂后无汗，说明此方对该患者无效，应停用此药。

服第一剂药后，打通脑血栓。偏瘫的一侧平时发凉无汗，第一次服药后，可使患处发热有汗，此时血栓已打通，连续服至病愈，不可间断。服此药无任何副作用。

百姓验证：商丘县人民医院汪元培，于1996年夏天突然脑血管破裂，手术后，医生认为他将终身残废，右边偏瘫，不能走路。我按本条方为他治疗1个月后，不拄棍能上街了，至今痊愈未复发。

荐方人：河南商丘县王坟乡　曾广洪

引自：1997年第4期《老人春秋》

秘传方山甲泽兰白薇治脑出血半身不遂2剂可见效

主治：脑出血卒中（半身不遂）。

配方及用法：白薇15克，泽兰9克，山甲6克。水煎服，每日1~2剂。

疗效：1~2剂见效，多服几剂巩固效果。

荐方人：广东　谢亚道

引自：广西医学情报研究所《医学文选》

脉管炎

脉管炎是指静脉血管发炎，根据病变部位不同，脉管炎可分为浅静脉炎和深静脉炎。

其病理变理化为血管内膜增生，管腔变窄，血流缓慢。周围皮肤可呈现充血性红斑，有时伴有水肿。以后逐渐消退，充血被色素沉着代替，红斑转变成棕褐色。少数病人可引起反应，如发冷、发热、白细胞增高等，患者常常陈诉疼痛肿胀。

祖传三世秘方治栓塞性脉管炎（脱疽）屡用有奇效

配方及用法：宫粉49克，铜绿93克，乳香1.5克，发灰（需无病青年男子的头发，先将头顶心发剪掉用碱水去垢，再洗去碱水，烧炭存性）68克，香油（陈的佳）250克，川蜡31克。用小铁锅一个，放火炉上，置油蜡入锅熔化，再入以上药品搅匀熬膏，倒出搅凉密封。将药膏摊于桑皮纸上，四边折起，以免流出，敷患处，上面盖以棉花，用绸或软布包好。

疗效：屡用有奇效。

荐方人：河北　郭洪飞

引自：广西医学情报研究所《医学文选》

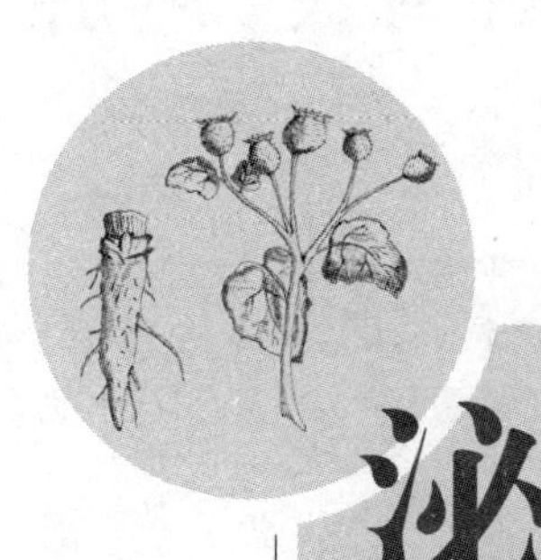

泌尿系统疾病

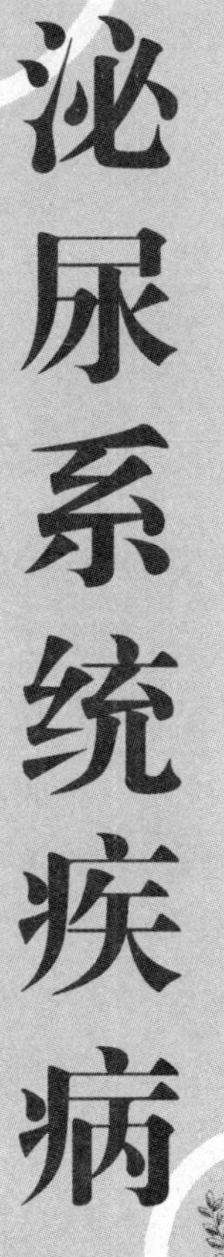

急、慢性肾炎 浮肿

急性肾炎通常是在溶血性链球菌或其他致病菌导致的扁桃体炎后发生。一般认为细菌的成分作为抗原，引发位于肾小球的抗原抗体反应，从而导致肾炎。临床上急性起病，以水肿、血尿、蛋白尿和高血压为主要表现。

慢性肾炎是病因多样，病理形态不同，而临床表现相似的一组肾小球疾病，它们共同的表现是水肿、高血压和尿异常改变。慢性肾小球肾炎在中医临床中多属“水肿”、“虚损”范畴。

祖传秘方治急、慢性肾炎效果较好

配方及用法：商陆15～30克，泽泻15～30克，生韭菜12～18克。用清水浓煎温热服。上药为成人一日量，小儿按年龄酌减。急性肾炎可单用上方；亚急性肾炎于方内加茯苓皮31克，五加皮15克；慢性肾炎加黄芪31克，木瓜15克；营养性浮肿加薏米62克。

疗效：服4～10剂即可愈。

荐方人：福建沙县　某大夫

引自：广西医学情报研究所《医学文选》

祖传五世秘方治疗慢性肾炎 2 剂可愈

主治：慢性肾炎（肾变期）。

配方及用法：黑、白丑130克，红糖124克，老姜500克，大枣62克，共为1剂量。先将黑、白丑剔去杂质，用锅炒至有爆裂声，取出研细粉。老姜洗净去皮，捣碎用纱布压姜汁。大枣洗净后用针将枣两头各穿一孔后，放入冷水中浸约一小时拭去生水，干后再煮熟去皮与核，将枣捣成糊状。然后将红糖，枣泥，黑、白丑粉入姜汁中调匀成糊状蒸熟，先蒸半小时，取出捣匀后再蒸半小时取出，待干后制成丸剂。每日3次，于饭前1小时空腹吞服。

禁忌：服完后3个月忌油盐。

疗效：一般1~2剂恢复。此方还曾治愈3例肝硬化腹水患者。

引自：广西医学情报研究所《医学文选》

我用此验方治肾炎浮肿很快痊愈

河南省公安厅离休干部王振标的外甥，20年前得了肾炎浮肿，后来，用开封流传的验方一次治愈。20世纪80年代，老王在河北丰县的妻侄女10岁的男孩也得了肾炎，从头到脚肿得厉害，经过一年多的中医治疗，花了很多钱也未治好。来到郑州等待住院治疗期间，老王又让妻侄女采用此法，结果也是1次治愈。以后妻侄女老家有个人运用此法给当地群众治病，成了治疗肾炎浮肿的名人。

配方及用法：买一条重250克左右的鲫鱼，开膛洗净后把茶叶50克，黑矾6克放进鱼肚（不加盐），然后将鱼放在盘中入锅蒸熟，于晚饭后一次吃完。接着喝浓茶水，于2小时后开始大量排尿，一夜排小便数次，身上的病毒随着尿逐渐排出，次日浮肿消除，肾炎即愈。

荐方人：河南郑州顺河路55号　李东华

百姓验证：陕西富平陕西拖拉机厂王战科，男，62岁，教师。他来信说："富平县王栓牢之妻患肾炎6年多，经常反复发作，多次治疗不见好转。我用本条方为她治疗，仅1剂就消肿病愈了，至今也未复发。"

急性肾炎发烧浮肿者服此方灵验

配方及用法：麻黄3~6克，浮萍9克，生石膏18~30克，茯苓皮、冬瓜皮各30克，陈皮6克，细辛8克。每日1剂，每剂可服2~3次。此方以麻黄解表发汗利尿，浮萍发汗行水，生石膏走阳明肌腠，加麻黄之辛温，并解肌退热；茯苓皮、陈皮、冬瓜皮行气利水，与麻黄、浮萍内外分消、表里通彻；细辛入肾主开关，使水下行。凡急性肾炎有发烧、浮肿者，用此祛风利水，内外分消之法，常获奇效。（马崇生）

引自：1989年10月17日《中医报》

我用本方已治愈3位肾炎患者

配方及用法： 蝼蛄（不是药杀死的）3个，鲜鸡蛋1个。把蝼蛄弄死，放在瓦片上焙黄焦，研成粉末，装进一个鲜鸡蛋里，然后用红黏土泥包裹鸡蛋（泥厚约半厘米），放入炭火中烧熟吃。每天1个，连吃10个。

说明： 蝼蛄，别名天蝼，俗名土狗。《本草纲目》记载，蝼蛄，气味咸寒，无毒。主治水肿、头面肿，利大小便，通石淋，能治十种水病，大腹水病，石淋作痛，小便不通。

百姓验证： 辽宁朝阳北四家子乡解海秋用此方治愈了一位经多家医院医治无效的肾炎患者。

荐方人： 河南中牟县郑庵初中　郑学写

用本方治肾炎蛋白尿一般15天可消失

配方及用法： 黄毛耳草30克，丹参20克，贯众、萆薢各10克，甘草3克。有明显尿路感染症状者加蒲公英25克，尿血明显者加大蓟、茅根各10克。水煎服，每日1剂，分2次服。

禁忌： 忌高蛋白、高脂肪饮食。

注意： 临床症状消失后，尿检正常，乳糜尿试验阴性，仍需服7~10天后才能停服。

疗效： 一般治疗15天后，尿蛋白消失，乳糜尿转阴性。

荐方人： 江西抚州地区　何贤榕

引自： 广西医学情报研究所《医学文选》

此方治肾炎蛋白尿100例疗效显著

主治： 肾炎蛋白尿。

配方及用法：（芪玉汤）黄芪、玉米须、糯稻根各30克，炒糯米一撮。上方煲水代茶饮，分数次服，每天1剂，切勿间断，连服3个月。蛋白消失后，第4个月开始可隔1~2天服1剂，忌食盐与油炸物。

疗效： 轻者服半年，重者服1年而愈。经治100例，疗效皆著。

荐方人： 广东　梁泉健

引自： 广西医学情报研究所《医学文选》

我爱人患肾炎用此方治疗2天症状全部消失

配方及用法：山楂90克（1日量），水煎，分3次服，连服7日。

疗效：用上方治疗急性肾炎45例，痊愈34例，好转7例；治疗慢性肾炎60例，痊愈42例，好转18例。

百姓验证：河北唐山市古冶区唐家庄新小区裴开田，男，53岁，业务员。他来信说："我爱人患过2次尿道炎，吃了很多药也没有去根。有一次又突然发病，尿急、尿痛并带有血迹。我通过查阅相关资料，确定她患了肾炎。于是，用本条方试治，没想到连服2天，症状完全消失了，她的病彻底被治愈，而且至今未犯。"

引自：《陕西新医药》（1995年第1期）、《单味中药治病大全》

遗　尿

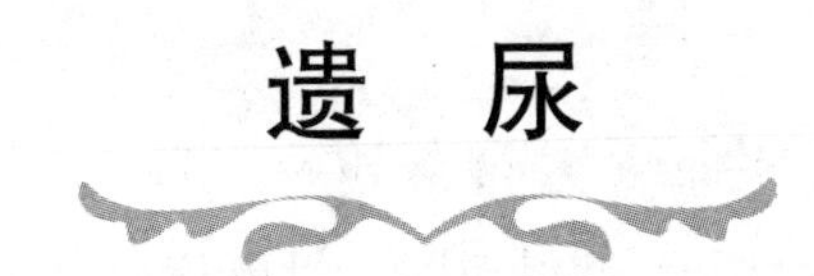

遗尿症是指5岁以上女孩、6岁以上男孩夜间尿失禁。此症很少延续到成人期，但可发生在有睡眠呼吸暂停综合征的成人。

三味中药研末糊脐可治愈遗尿

配方及用法：五味子、胡椒、故纸各6克。上三味共为细末，糊在肚脐上，胶布封闭，每天换1次，4天为1疗程，若见效，连续服二三次即愈。

百姓验证：二郎庙乡郭庄农民徐某，1983年底患遗尿，用此方治愈。

荐方人：河南方城县二郎庙乡郭庄卫生所　燕国龙

本方外敷脐周治遗尿5次可愈

配方及用法：取芡实30克，桑螵蛸15克，硫黄90克，葱10棵，共捣为泥，存放在洁净的玻璃瓶里备用，一般存放7天为限。不管成人与小儿，每晚睡前用75%的酒精棉球将肚脐及其四周腹壁消毒，然后将药摊在肚脐周围，再用绷带绕腰缠紧固定，次日早晨取下，第二天晚上，仍按前法使

用，一般5次可愈，最长的为7天。（林健）

引自： 1997年8月28日《老年报》

尿血

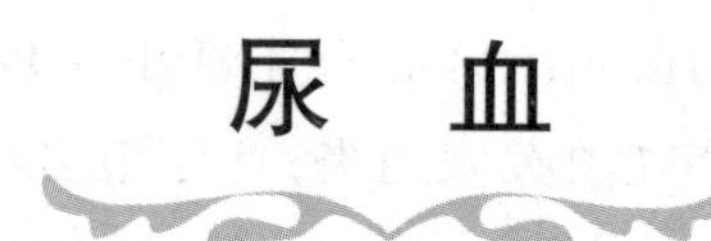

尿血是常见的泌尿系统症状。正常的尿液含有极少量的红细胞，未经离心的尿液在显微镜下每个高倍视野可有红细胞0～2个，如果超过此数，即为血尿。引起尿血的原因有泌尿系炎症、结核、结石或肿瘤、外伤、药物等。

家父传给我的治尿血验方有奇效

配方及用法： 生地50克，茯苓30克，丹皮12克，泽泻15克，白芍20克，旱莲草25克，黄柏10克，阿胶15克（煎药去渣取汁，文火煎阿胶），滑石20克，白茅根20克，甘草6克。水煎服，日服1剂，连服4剂。

疗效： 治疗尿血症24例，服药3剂愈者14例，服药4剂愈者8例，服药6剂愈者2例。本方是家父梁燕楼（名老中医）传授的验方，用于治疗尿血症患者24人，均获显著疗效，随访2年未复发。

百姓验证： 四川威远县石油支公司周为，男，67岁，退休干部。他来信说："我在1999年12月尿血，并带有血块，按本条方连续服药3天，花药费15.80元，症状消失。"

荐方人： 海南省琼海市龙江镇卫生院　梁天生

引自：《当代中医师灵验奇方真传》

生地龙汁治尿血有特效

配方及用法： 活地龙（即从地里刚刨出来的活蚯蚓）40条，生大蓟150克，白糖150克。活蚯蚓洗去泥土，置清水内加入3~5滴食用油，让蚯蚓吐出腹中泥土，如此反复两次，至腹中黑线消失呈透明状为止，然后将蚯蚓放置干净钵子内，撒上白糖，不久蚯蚓即化成糖汁。另取生大蓟150克，加水煮沸10～15分钟，趁滚沸时倒入活蚯蚓化成的糖汁即成，备用。让病人空腹服，趁热尽量多饮。

百姓验证：阎某，男，48岁，山西临汾地区二建干部。于1983年6月4日就诊，自述无痛性尿中带血，有时全部尿血，尿化验蛋白“+”，脓细胞少许，血压不高，无浮肿，肾盂造影正常，腰椎及骨盆拍片正常，未发现结石及结核，形体消瘦，食欲不振，每次解小便后盆中有血块，当尿出血块后尿血停止。某医院考虑为肾炎，在太原某医院用显微镜观察细胞，也无明显改变，一时确诊不了。由于体瘦纳差，只好靠输血、输液维持。我诊后予偏方生地龙汁内服，并停用其他中西药。第一天饮了一杯半地龙汁，尿血减少；在晚上又饮了一杯，尿中血暗已不鲜红，晨起尿液变成淡红；第二天又连服了2次，每次一杯，尿液变黄，但化验尿中仍有红细胞；第三天又服一杯，肉眼看尿液正常。随访观察1年，未复发。

按语：此方治尿血有特效，临证用之，越用越灵，并观察到对肾炎和肾结核尿血也有一定的效果，特别对不明原因的尿血效果更佳。分析方中大蓟甘凉，能凉血、活血、补血，白糖甘甜健脾补肝，对脾统血、肝藏血起到促进作用。地龙和白糖作用变化成水解蛋白和一种特有效的止尿血因子，所以本方对因热、因虚、因瘀而产生的出血伤面有修复的作用，提高了凝血机制的作用，因而止血作用很强。

引自：《偏方治大病》

尿路感染

泌尿系感染是指病原菌在尿液中生长繁殖，并侵犯泌尿道黏膜或组织而引起的炎症。中医学归属于“淋症”、“癃闭”范畴。

主要表现是排尿异常、尿液异常和腰痛。排尿异常，即尿频、尿急、尿痛等，也可见尿失禁和尿潴留。尿液异常，常见的有菌尿、脓尿、血尿和气尿等。腰痛，肾脏包膜、肾盂、输尿管受刺激或张力增高时，均可使腰部产生疼痛感觉。

我用竹叶红糖水治好 6 位尿路感染患者

配方及用法：竹叶1克，红糖适量，熬成一大碗喝下，立见功效，3~5碗病痊愈。（傅殿科）

百姓验证：河北正定县东落堡乡西相村王重学，男，66岁，中医。他来信说：“我用本条方治愈6例尿路感染患者。”

引自：1997年3月1日《晚晴报》

尿失禁　尿频

尿失禁是由于膀胱括约肌损伤或神经功能障碍而丧失排尿自控能力，使尿液不自主地流出。尿失禁按照症状可分为充溢性尿失禁、无阻力性尿失禁、反射性尿失禁、急迫性尿失禁及压力性尿失禁5类。

尿频是一种症状，并非疾病。由于多种原因可引起小便次数增多，但无疼痛，又称小便频数。尿频的原因较多，包括神经精神因素、病后体虚、寄生虫病等。

加味缩泉饮治疗老年性小便不禁10余例全部治愈

主治：老年性小便不禁。

配方及用法：益智仁（打碎）25克，桑螵蛸15克，菟丝子30克，龙骨（先煎）25克，牡蛎（先煎）20克，山萸肉25克，山药30克，五味子10克，乌药25克。上药加水400毫升，水煎30分钟，取汁200毫升；二煎加水300毫升，取汁150毫升，二煎混合，每日服2次。气虚者加党参、黄芪、升麻，肾阳虚者加肉桂、附子。

疗效：治疗10余例，治愈率达100%。服药期间忌服生冷之物。

荐方人：黑龙江省海伦市中心医院主治医师　王玉洁

引自：《当代中医师灵验奇方真传》

我服杜仲治好了尿频腰疼

我退休后患尿急、尿频，曾用玉米须煮汤饮服，效果很好。但到冬天无玉米须，我就用500毫升白酒，30克杜仲，浸泡24小时以上，每次服药酒30克，效果也很好。另外我过去腰膝疼，喝了药酒后，也很有效。《本草纲目》介绍：“杜仲为补肾壮腰脊之药物，可补中益气，治腰膝疼及小便余沥。”故杜仲药酒对此病有效。

百姓验证：广西宾阳县新桥镇民范群英村王世和，男，54岁，农民。他来信说：“我侄儿王启1998年去广东汕头打工患了尿频症，每天上厕所至少20次，在当地医院花100多元治疗稍有缓解。后来，我按本条方花3元钱买药让他服用，刚服三分之一，尿频症就完全好了。”

荐方人：北京一中退休教师　张济川

尿　闭

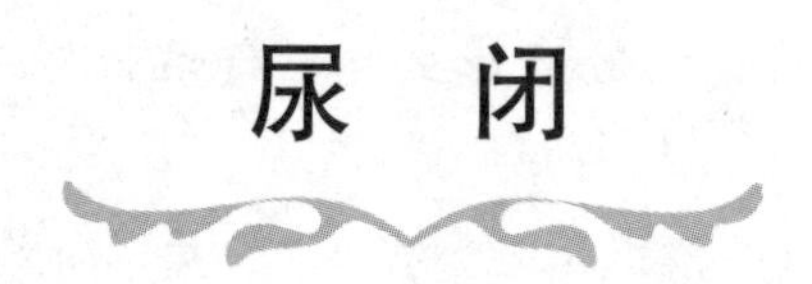

尿闭症是以排尿困难为主，重者无尿排出的疾病，以小便不利、短少为表证。主要因膀胱失职，其他脏器也能导致本病，上焦火盛，气失萧降，水道不通不能下输于膀胱，心有热也能发生本病。脾胃虚也会发生本病，不能升清降浊，使膀胱严重失职，也能使尿路不通。

我用海金沙草当茶饮治好了妻子的尿不通症

中草药海金沙，又名“满天云”、“打鼓藤”、“铁钱藤”等，性味甘寒，无毒，功效清热利尿。

1969年，我在“五七干校”期间，于秋天天气晴朗时将海金沙全草割回来，置于报纸上（报纸摊在干燥的地上或水泥地上）晒一天，海金沙（一种金黄色的粉末）即从叶上掉了下来，然后除去藤、叶，剩下的海金沙再晒干除净碎叶和其他杂质，装绝对密封的小玻璃瓶内待用（可贮存20多年不变质）。这种药材，农村的山边、树下、地边、园边多有生长，秋天采集最佳。

1987年的一天，我爱人小便不通，用其他凉茶也不奏效，我忽然想起自己仍存的海金沙，便取出适量给她冲开水代茶饮，只一天便解决了问题。我有时患湿热小便不利，用此药冲茶饮，也有效。若无海金沙，那就只能用海金沙藤（全草）煲茶饮了。（葵保荣）

我采用矾盐散外治老年尿潴留立即见效

老年男性前列腺肥大导致急性尿潴留，临床常要放置导尿管，或行膀胱穿刺、膀胱造瘘术引尿。此三法虽不复杂，但会给患者肉体上带来痛苦。我在临床上对此症采用矾盐外治法，取得满意疗效。

配方及用法：白矾60克，研末与食盐30克搅匀调成药散后，湿敷神阙穴（位于脐窝正中）。

近年来，曾治疗老年前列腺肥大患者2例（分别为68岁和75岁），尿潴留超过24小时，膀胱底于耻骨上缘触及。因患者惧行导尿治疗，试以上法湿敷。1小时后，均相继排出残留尿1500毫升以上。（李子云）

百姓验证：广西鹿寨县寨沙镇团结街王唯懿，男，60岁，干部。他来信说："我岳父年近80岁，患前列腺肥大症，小便癃闭不通。我有事外出，儿子在柳州市第二中医院请回一外科大夫，检查为前列腺肥大发炎，行导尿管并保留3天，同时服前列康等药。第三天中午将导尿管拔下，晚上老人下腹发胀，小便还是不能自解。我回来后马上按本条方为其治疗，约半夜一两点钟，老人睡觉了。天亮醒来，床单、被单全部尿湿，小便不知什么时候通了，现已有两三年未复发。"

引自：1996年5月7日《老年报》

本秘方治小便不通3小时可愈

配方及用法：满天星、生车前草各1盅冲烂，用净布包好放淘米水内，榨去绿水对白糖饮之。

疗效：服药后3小时小便可通。

荐方人：广西诸葛达秘方

引自：广西医学情报研究所《医学文选》

芒硝加水湿敷小腹治尿痛不畅有效

王某，男，64岁，农民。1978年5月4日诊，3天前起尿痛，淋漓不畅，小腹胀满，经用导尿等对症治疗无效。来诊伴见心烦易怒，口干欲饮，便秘5日不行，舌红、苔黄干，脉数。取芒硝100克，加开水50毫升，纱布浸后温敷小腹。3小

时后解小便300毫升，8小时后又解500毫升，共治疗10天，小便通畅而愈。

引自：《广州中医》（1990年第7期）、《中医单药奇效真传》

肾结石

肾结石为泌尿系统常见病、多发病，男性发病多于女性，多发生于青壮年，左右侧的发病率无明显差异。40%～75%的肾结石患者有不同程度的腰痛。

结石较大，移动度很小，表现为腰部酸胀不适，或在身体活动增加时有隐痛或钝痛。较小结石引发的绞痛，常骤然发生腰腹部刀割样剧烈疼痛，呈阵发性。

我用本方治疗肾结石很有效

肾结石是山区百姓中的一种常见病，结石脱落堵塞尿道后而形成泌尿系统结石。这种病发作起来，使人痛苦难忍。我患有此病，在半年多时间内，反复发作，弄得我疼痛难忍，焦头烂额。到专治结石病的医疗部门诊治，花费太多，一般家庭难以承受。后经友人指点，采取以下方法自疗，收到了满意的效果，现已病愈，未见复发。

配方及用法：滑石20克，木通6克，金银花10克，车前草12克，金钱草15克，海金沙15克，瞿麦10克，泽泻10克，萹蓄10克，甘草10克，生地10克。上药水煎服，每日1剂，分3次服，连服5剂为1疗程。一般经2～3个疗程，肾结石病可愈。

辅助治疗：在进行中药治疗的同时，每天大量饮水，并在楼梯上或平地上多跳动，促使结石化小和排出。

百姓验证：广东清新县浸坛中学黄元甫，男，65岁，教师。他来信说："我镇有一位妇女患肾结石，曾在县人民医院治疗1个多月未见效，只是用碎石机把结石击碎了，但碎石块一直未能排出，已花费3000多元。后来经别人介绍，找我医治。我用本条方为她治疗，服药4剂时，就见小沙粒从尿道中冲出。又服几次后，到医院检查，结石已消失，但还是有些积液。于是，又按法服药，积液也消失了，宣告肾结石痊愈。”

荐方人： 湖南省洪江市农技中心　谢长文

引自： 1997年第10期《农家科技》

我用单药鲜金钱草治肾结石两星期可显效

某人，患左侧肾脏结石，经手术治愈。数月后，右肾部觉痛，经X线检查，又有结石，但不宜手术治疗。后来经人介绍，每日取鲜品金钱草30克煎服。两星期后，排尿时尿道不适，于尿中发现沙粒甚多，腰痛渐减。又续服，每日增至180克，约服2个月，尿中不见沙粒，腰痛亦不再发作，经X光透视，右肾之结石已消失。

百姓验证： 浙江杭州市萧山区临浦镇付兆兴来信说：“本镇付祥兴患肾结石，在乡医院治疗花了80多元未见效。他在医院工作的姨夫说用草药好，可避免花大钱受大罪。他找到我说明病情，我就按本条方煎服草药给他服用，连服一星期，他的腰就不痛了，又连服几剂，他的肾结石就彻底治好了。”

引自：《实用经效单方》、《中医单药奇效真传》

尿路结石

尿路结石是最常见的泌尿外科疾病之一，男性多于女性，约3∶1。近30多年来，我国上尿路（肾、输尿管）结石发病率明显提高。主要症状是疼痛和血尿，极少数病人可长期无自觉症状。

我以消溶排石汤治疗泌尿系结石25例全部有效

主治： 泌尿系结石。

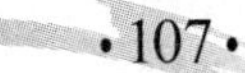

配方及用法：金钱草50克，海金沙30克，内金20克，石苇20克，滑石（包煎）30克，大黄（后入）10克，丹参30克，木通10克，芒硝（冲服）5克。腰痛甚加杜仲20克，白芍20克；血尿加茅根20克，小蓟20克，减去丹参30克；排尿痛加瞿麦25克，郁金15克；腹泻去大黄10克，芒硝5克。煎服方法：加清水1500毫升，浸泡1小时，文火煎30分钟，取200毫升药液；二煎加清水1700毫升，煎成200毫升，两煎药液混合，早、晚各空腹服200毫升药液，芒硝冲服。

疗效：消溶排石汤治疗25例泌尿系结石患者，肉眼见到结石排出体外4例；临床症状消失，结石影像消失21例，总有效率为100%。

百姓验证：湖南衡阳市生物研究所谢松柏来信说："本所职工欧春如患阵发性右侧腰腹痛8年，近3年来伴少量尿血，曾先后在衡阳市第五医院、湘江医院、中医院进行治疗，并于1995年7月在市中心医院确诊为右侧输尿管结石，花去3600多元未见效。而后经我用本条方治疗，服药当天疼痛减轻，5剂痊愈。又继续服药20剂巩固疗效，到医院检查结石消失，也未再出现腰痛和尿血症状，才花100多元。"

荐方人：黑龙江省伊春中心医院　张淑芝

引自：《当代中医师灵验奇方真传》

我应用杉树枝脑头治尿道结石很有效

配方及用法：用杉树枝尖脑头鲜枝叶36个（约120克左右），加入红糖、白糖各60克，用水3碗煎熬成1碗温服。每日2次，连服3~5日。

按语：结石从尿道中排出，排石时阴茎头有触电似疼痛。结石排出后，一切正常，永不复发。

百姓验证：福建尤溪县溪尾乡埔宁村151号纪儒，男，27岁，医生。他来信说："村民洪章辉患尿道结石，曾多次去县医院治疗，花费300多元，但未能治愈，经常复发。后来用本条方治疗，排出一粒结石，病告痊愈。"

膀胱结石

膀胱结石是指在膀胱内形成的结石。膀胱结石可无特殊症状。尤其在儿童，但典型症状亦多见于儿童。

表现为尿痛、排尿障碍、血尿等。尿痛为下腹部和会阴部的钝痛，亦可为明显或剧烈的疼痛。活动后疼痛症状加重，改变体位后可使疼痛缓解。常伴有尿频、尿急、尿痛的症状，排尿终末时疼痛加剧。儿童患者常因排尿时的剧烈疼痛而拽拉阴茎，哭叫不止，大汗淋漓。排尿障碍为结石嵌于膀胱颈口时可出现，并有典型的排尿中断现象，还可引起急性尿潴留。血尿大多为终末血尿。膀胱结石合并感染时，可出现膀胱刺激症状和脓尿。

此祖传秘方治膀胱结石很有效

配方及用法：两头尖30粒，牛膝、炮山甲、归尾各6克，川楝9克，赤苓12克，大麦秆（切碎）60克。用急流水煎服，头煎服后3～4小时如未排出尿石时，要将原药再煎1次服，如仍无效，再服至排出尿石为止。一般每日服1~2剂，每隔4～8小时服1次。三四岁以上儿童可照此量给服，病儿过于羸弱可酌减。

疗效：最快只服药一次，最多服药5剂10次。排石最快为4小时，最慢72小时。

荐方人：福建莆田县陈大夫祖传方

引自：广西医学情报研究所《医学文选》

老兽医献出的祖传五代治膀胱结石秘方很可贵

河北阳原县政协常委、老兽医邵卿在“出力献策”的活动中，献出了治疗大牲畜膀胱结石的祖传秘方。

邵卿在给县政协的信中说："我祖传五代之遗训秘方，对马、驴、骡大牲畜的膀胱结石（即尿不出来）疗效显著，治愈率高达90%以上。此秘方也可治疗人尿不出来（特别是老年人），但剂量要减半。现在我将此秘方献出，聊表老朽为家乡畜牧业发展贡献力量的寸心。"

这个祖传秘方是：大黄20克，火硝20克，硼砂9克，琥珀10克，川萆薢20克，竹叶10克，车前子15克。若上药人用，各药剂量均减一半，然后水煎服。上述药为1剂，一天服完（分早、中、晚3次服）。切不可用凉药过多，若损伤正气，病势则更重。

单服金钱草汤可使膀胱结石数日排出

王某，患膀胱结石，尿闭不下。某医院劝其用手术割除，患者畏惧不果。后经人介绍于草药店购得金钱草300克，先将50克煎汤1碗。饮后，小便滴沥而下，呼痛不已；饮第2碗后，排尿比较顺利，但仍刺痛；此后再服，刺痛渐减，数日间排出碎石，其病痊愈。

引自：《实用经效单方》、《中医单药奇效真传》

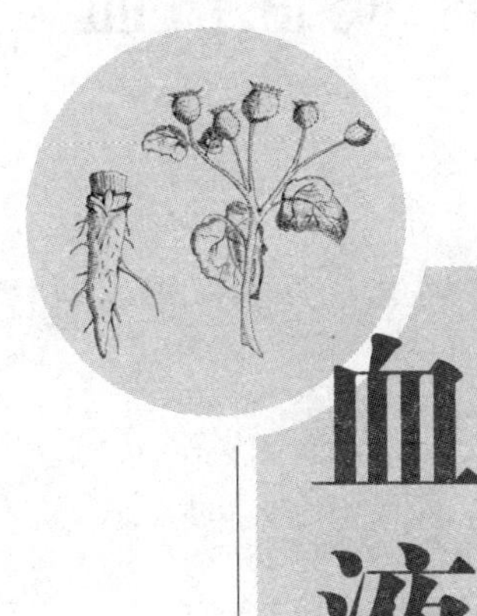

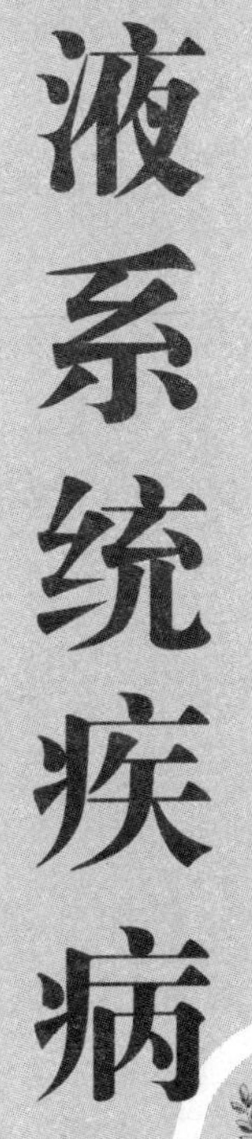

血液系统疾病

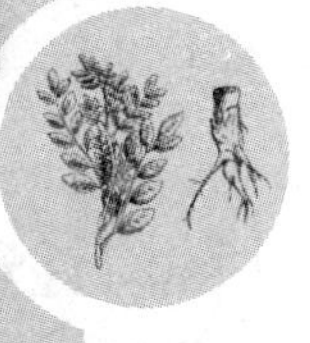

再生障碍性贫血

再生障碍性贫血，是指骨髓未能生产足够或新的细胞来补充血液细胞的情况。

主要临床表现为贫血、出血及感染。一般没有淋巴结及肝脾肿大。有苍白、乏力、头昏、心悸和气短等症状。急重型者均有程度不同的皮肤黏膜及内脏出血。皮肤表现为出血点或大片瘀斑，口腔黏膜有血泡，有鼻衄、龈血、眼结膜出血等。

本方治疗再生不良性贫血群医称奇

配方及用法： 光党参3克，黑枣31克（用红枣亦可），仙鹤草93克，白芍6克，九层塔62克，乌骨鸡1只，加适量水合炖为6碗，早、晚服1碗，1剂3日服毕，但饮其汤，不食鸡肉。约半个月，检查一次，随后每周检查，即知病情有好转。服药之初，3日1剂，此时可依次递减为1周1剂，最后半月1剂，至痊愈为止。

按语： 光党参即韩国光州一带出产的道地药材，可以人参代之，与仙鹤草、白芍等皆属滋补强壮剂，具有生血养血的功效。此法治疗半月，红血球数量日增，血红素之浓度日深，约经半月，霍然而愈，群医连连称奇。

引自： 1988年第4期广西医学情报研究所《医学文选》

再障散治疗再生障碍性贫血疗效显著

主治： 再生障碍性贫血。

配方及用法： 黑矾、青朱砂、百草霜、飞罗面、东阿胶、山萸肉、红枣肉、胡桃肉各100克，肉桂15克，玫瑰花10克。以上诸药共捣为面，每日服2次，每次5克，温开水送服。

疗效： 共治疗24例，治愈20例，显效3例，无效1例，有效率达95%

以上。

按语：本方系在民间验方的基础上，经本人多年研究加减化裁而成。方中青朱砂系煎中药的砂锅或砂壶，年限越久越好。该方组成独特，疗效显著，值得研究与推广。服药期间忌刺激性食物与猪肉。禁止房事。

荐方人：内蒙古磴口县中蒙医院院长　石俊岳

白细胞减少症

白细胞减少症指外周血白细胞绝对计数持续低于4.0×10^9/L。本病根据中性粒细胞减少的程度可分为轻度、中度、重度白细胞减少症。

一般轻度减少的患者临床上不出现特殊症状，多表现为原发病症状。中度和重度减少者易发生感染和出现疲乏、无力、头晕、食欲减退等非特异性症状。

祖传方黄芪母鸡汤治白细胞减少症效果显著

黄芪母鸡汤是家父治疗虚劳诸症的祖传方，近年来，我反复试用于临床，治疗各种原因引起的白细胞减少症，收到了良好的效果。

配方及用法：生黄芪50克，鸡血藤30克（打碎），大母鸡一只（乌骨、乌肉、白毛者最佳）。宰一母鸡，取其血与黄芪、鸡血藤二药搅拌和匀，并将其塞入洗净去毛（留心肝肺及鸡内金）的鸡腹腔内，后缝合腹壁，水适量不加任何作料，文火煮之，以肉熟为度，去药渣吃肉喝汤，用量因人而异，每隔3～4天吃一只。

荐方人：内蒙古神农中医药研究所　刘瑞祥　王俊义

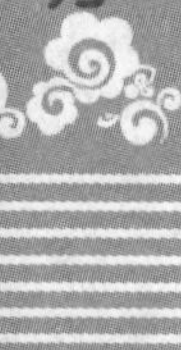

血友病

血友病是一组由于血液中某些凝血因子的缺乏而导致患者产生严重凝血障碍的遗传性出血性疾病。

出血是血友病的主要临床表现，患者终身有自发的、轻微损伤、手术后长时间的出血倾向，重型可在出生后既发病，轻者发病稍晚。

祖传秘方治血友病数例很有效验

配方及用法： 鲜鳖1只（1千克左右），生地10克，土茯苓5克，银花3克。清水炖服。

疗效： 曾治数例，服5～8剂痊愈。

荐方人： 福建惠安县　杨文华

引自： 广西医学情报研究所《医学文选》

师传秘方治血友病有奇效

配方及用法： 鲜藕1千克，生荸荠500克，生甘蔗500克，生梨500克，各去皮后，加鲜生地125克（去皮洗净切碎）共榨汁。每日服五六次，每次一小杯。

疗效： 服1日血渐减，服2日血止而愈获奇效。

荐方人： 黄向岐

引自： 广西医学情报研究所《医学文选》

坏血病

维生素C缺乏症又称坏血病，因缺乏维生素C(抗坏血酸)引起，临床特征为出血和骨骼病变。

维生素C缺乏后数月，患者感倦怠、全身乏力、精神抑郁、多疑、虚弱、厌食、营养不良、面色苍白、轻度贫血、牙龈肿胀、出血，并可因牙龈及齿槽坏死而致牙齿松动、脱落，骨关节肌肉疼痛，皮肤瘀点、瘀斑，毛囊过度角化、周围出血。小儿可因骨膜下出血而致下肢假性瘫痪、肿胀、压痛明显，髋关节外展，膝关节半屈，足外旋，蛙样姿势。

祖传秘方治疗坏血病重者2剂可愈

配方及用法：红果（又叫山里红）、白糖、黑豆各125克。将红果、白糖、黑豆加入三杯水煎，烧开后再加入125克黄酒，一次内服。

疗效：轻者1次即愈，较重者2剂后就能治愈。

荐方人：河北　王力夫

引自：广西医学情报研究所《医学文选》

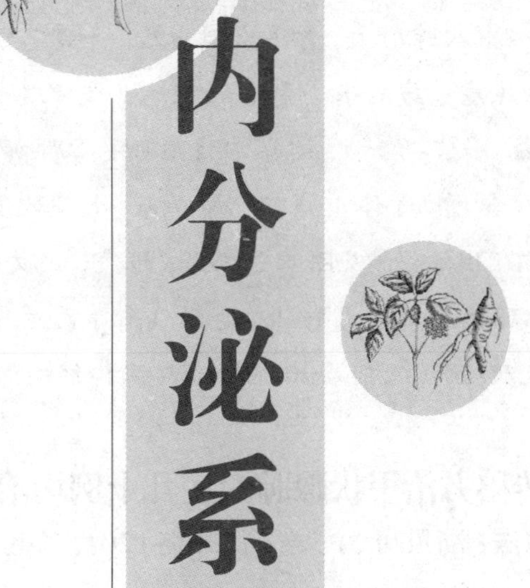

内分泌系统疾病

甲状腺肿大

单纯性甲状腺肿俗称“粗脖子”、“大脖子”或“瘿脖子”。是以缺碘为主的代偿性甲状腺肿大，青年女性多见，一般不伴有甲状腺功能异常。

表现为焦虑、易紧张、情绪起伏大、失眠、易受惊吓、神经质；发抖、肌肉无力、多言、好动、周期四肢麻痹；心跳加快、心悸、心律不整、血压升高；饮食增加、体重减轻、易口渴、大便次数增加；皮肤湿润、体温升高、怕热、出汗、呼吸困难、短促；眼突、视力模糊、怕光、眼痛、眼胀、易流泪；可见明显喉咙肿胀、脖子变粗、喉咙异物感；经期紊乱或停经、不孕、流产；并且可能会出现所有自律神经失调的症状。

我用祖传秘方治甲状腺肿大症几十例均治愈

配方及用法：浙贝母、海藻、牡蛎各120克共为细面。每次服6克，日服2次，饭前服，白酒一盅送下。

注意：①脖粗质软，呼吸正常，服2剂即愈。②脖粗质硬，呼吸不利，服3剂即愈。

疗效：治愈几十例，效果佳。

百姓验证：四川江安县东正街文化馆曹鸿根，男，65岁，退休。他来信说：“亲属罗元贞经本乡镇医院、宜宾市医院透视检查，确诊为大粗脖子病。每天很能吃，却总感觉不饱，而且体重下降，心里发慌，站不稳。有一次干农活突然晕倒在田里，她非常苦恼。后来我用本条方为她治疗，服药2个多月，病情减轻，逐渐好转，饮食正常，体重增加，精力充沛，能干农活了。又继续坚持服药，最后痊愈。”

荐方人：黑龙江　李子英

引自：广西医学情报研究所《医学文选》

水　肿

过多的体液在组织间隙或体腔中积聚称为水肿。

水肿初起多从眼睑开始，继则延及头面、四肢、腹背，甚者肿遍全身，也有先从下肢足胫开始的，然后及于全身者。轻者仅眼睑或足胫浮肿；重者全身皆肿，肿处按之凹陷，其凹陷或快或慢皆可恢复。如肿势严重，可伴有胸腹水而见腹部膨胀，胸闷心悸，气喘不能平卧等症。可有乳蛾、心悸、疮毒、紫癜，感受外邪，以及久病体虚的病史。

我用四药一蛋治水肿2剂痊愈

水肿病为临床上常见病之一，不论何种原因引起的水肿采用土苓茅艾车前汤治疗，均可收到较好的疗效。例如：一位50岁男性全身关节疼痛2年余，就诊时面部及双下肢浮肿，胸闷、心悸、气促，心率每分钟120次，腹部膨隆似6月妊娠，双肾区有叩击痛。用土茯苓、鲜茅根、车前草各50克，艾叶10克加1个带壳鲜鸭蛋同煎30分钟，吃蛋，并将煎服2次后的药渣加5000毫升热水，放入50克盐坐浴20~30分钟。连用2剂后，患者诸症顿失，胃纳大增，行走自如，随访1年未复发。

该方以甘寒清热解毒利尿的土茯苓、车前草、鲜茅根为主药，再以辛温散寒除湿之品艾叶为佐，既可防前3味药过于寒凉而伤阳，又可温脾肾以行水化气，佐鸭蛋1个扶其正。

百姓验证：江苏通州纺织机械厂江国妹，女，42岁，工人。她来信说："我用本条方治疗好了我同事父亲因肺癌引起的水肿。"

引自：1995年10月31日《大众卫生报》

肥胖症

单纯性肥胖是指体内脂肪堆积过多或分布异常，体重增加，是一种多因素的慢性代谢性疾病。中医称之为“肥人”。

实测体重超过标准体重的20% 以上，且脂肪百分率(F%)超过30%者即为肥胖病；实测体重超过标准体重，但小于20%者为超重。

临床诊断相关公式如下：

成人标准体重(kg)=[身高(cm)−100]×0. 9

脂肪百分率(F%)＝(4. 570／D−4.142)×100%

其中D(体密度)测算：男性D：1.0913−0.00116·X。女性D=1.0897−0.00133·X

其中x＝右肩胛下角皮皱厚度(mm)+右上臂肱三头肌皮皱厚度(mm)。

而中度肥胖为超过标准体重30% ～50%，F%超过35%～45%。

单用枸杞子减肥也很有效

配方及用法：枸杞子30克（每日量）。上药当茶冲服，早、晚各1次，用药期无禁忌。

疗效：经治5例肥胖患者，单用枸杞子治疗1个月后，2例男性体重分别下降2.6千克、2.8千克，3例女性为3千克、2.9千克、2.7千克。连用4个月后，5例体重均降至正常范围。

引自：《新中医》（1988年第7期）、《单味中药治病大全》

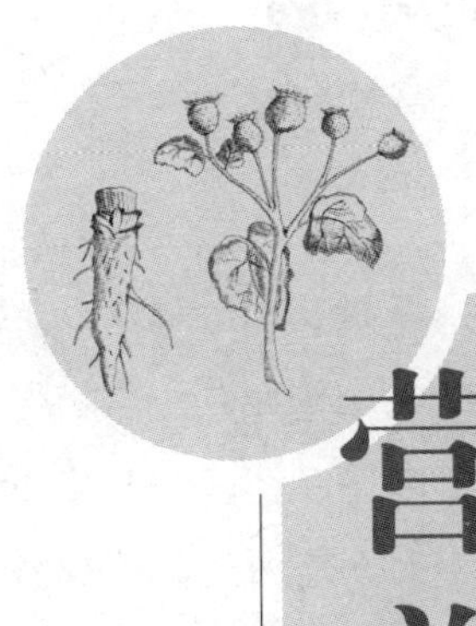

营养代谢性疾病

糖尿病

糖尿病是一种以血糖过高和尿糖出现，临床上以多食、多饮、多尿为主要特征的一种病症。糖尿病属祖国医学之“消渴”范畴。

典型表现为之多一少症状，即多尿、多饮、多食和消瘦。急性并发症表现为食欲减退、恶心、呕吐、腹痛、多尿加重、头晕、嗜睡、视物模糊、呼吸困难、昏迷等。有糖尿病症状，任何时候静脉血浆葡萄糖≥200mg/dl(11.1mmol/L)及空腹静脉血浆葡萄糖≥140mg/dl(7.8mmol/L)可确诊为糖尿病。

本方能治好糖尿病下肢水肿合并溃疡病

我是Ⅱ型糖尿病患者，下肢水肿合并溃疡10多年。曾经到处求医，花了很多钱，遭了许多罪，也没有治好我的下肢溃烂。我写信给《老年报》特约编辑、副主任医师陈永强老师，他按我的病情寄给我处方。我按照他的处方坚持服用100多剂中药，结果奇迹出现了，下肢红肿消退了，多年的溃疡愈合了。

配方及用法：木香10克，当归15克，川芎15克，益母草、葛根、黄芪、丹参、山药各30克，赤芍12克，苍术12克，水煎服，每日1剂。

荐方人：湖北省襄樊市　姜玉皋

引自：1997年6月3日《老年报》

用马齿苋水煎服可使血糖降至正常

一位姓胡的女士，34岁，因多饮、多食、多尿和全身疲乏无力，前来就诊。查尿糖四个“+”，血糖220mg/dL，确诊为糖尿病。曾用益气养阴之品，无明显效果。后改用干马齿苋100克，水煎两汁，早、晚分服，每日1剂，停服其他药物。7天后，尿糖“–”，血糖下降，再服1个月，血糖至正常。

引自：《浙江中医杂志》（1990年第11期）、《中医单药奇效真传》

益气敛阴降糖汤有益于中老年型糖尿病的治疗

主治：成年型糖尿病。中老年久患糖尿病不愈，头晕乏困，汗出不断，多饮，口干苦，腰腿酸痛，双下肢浮肿，大便秘结，舌红苔薄黄，脉细数。

配方及用法：黄芪40克，太子参15克，白术10克，萸肉10克，白芍15克，生地15克，川牛膝20克，黄精30克，茯苓15克，黄芩10克，黄连6克，元参20克，五味子10克，三七5克（冲服），泽泻10克，车前子15克，柴胡10克，乌梅10克，生姜3克，甘草10克。上药水煎服，每天1剂，每剂3煎，每煎30分钟（以开锅计时），分早、中、晚温服。

疗效：治疗中老年糖尿病98例，治愈（临床症状消失，血糖降至正常或接近正常值，尿糖转阴）86例，好转（临床症状基本消失，血糖下降，尿糖转阴）12例。有效率100%。

荐方人：宁夏回族自治区卫生学校宁夏中医药科技开发中心主治医师　曹生无

引自：《当代中医师灵验奇方真传》

单用仙鹤草煎服能使糖尿病症皆除

一位患者，女，55岁。多食易饥，多饮多尿，经查空腹血糖180mg/dL，诊为糖尿病。经中西医多方调治，获效甚微，且逐渐出现纳呆乏力，身体消瘦。以仙鹤草30克水煎服，20剂后，诸症好转，复查空腹血糖130mg/dL。继服20剂，诸症皆除，病告痊愈。

引自：《浙江中医杂志》（1992年第6期）、《中医单药奇效真传》

慈云寺秘传方治愈糖尿病已百余人

配方及用法：猪胰子1个，薏米150克，水煎服。药与汤全部服用。每日1次，连服10日，未愈者可仍继服用。

疗效：治愈百余人。

荐方人: 慈云寺秘传方

引自: 广西医学情报研究所《医学文选》

本方治糖尿病并发顽固性腹泻可药到病除

配方及用法: 大枣若干枚,去核取肉,夹于馍中蒸熟,切片,烘干,每次10克,每日3次,口服。

西药: 心痛定(亦叫硝苯地平)每次10毫克,灭滴灵片每次0.2克(200毫克),每日3次口服。

以上药物可在饭后1小时后服用,空腹服中药,饭后服西药,以减少西药副作用。

荐方人: 河南义马矿务局总医院　贺留儒

引自: 1997年第8期《老人春秋》

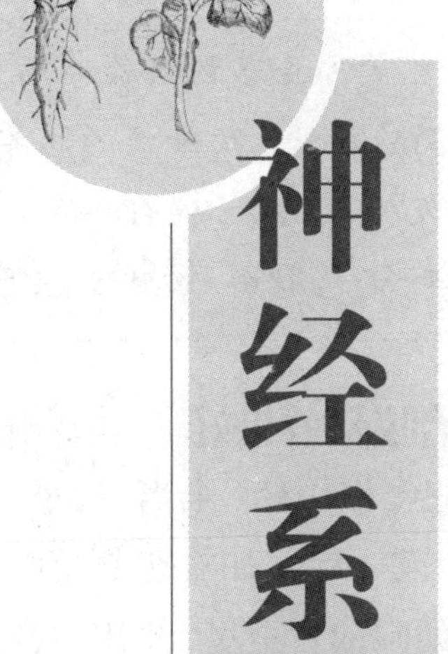

神经系统疾病

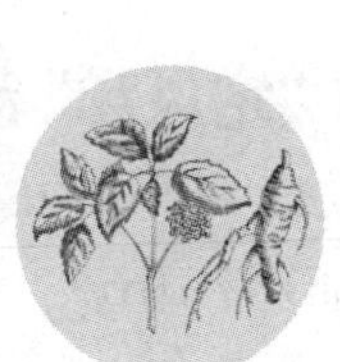

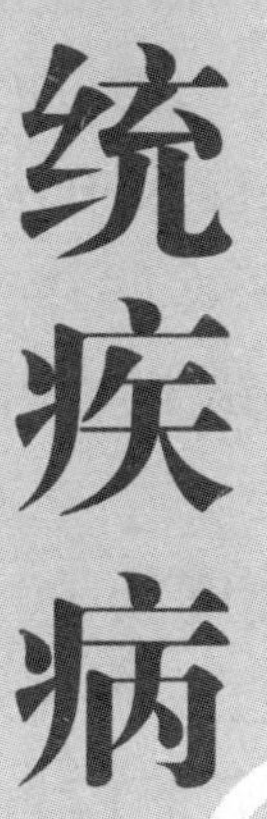

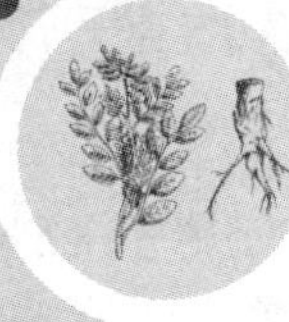

眩 晕

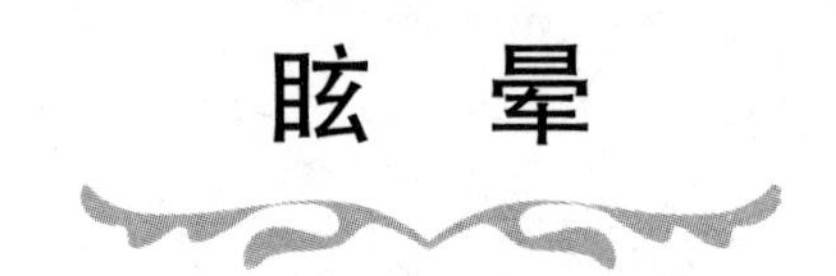

眩晕，发作时的特征是常常会感到天旋地转的晕，甚至恶心、呕吐、冒冷汗等自律神经失调的症状。眩晕症的危害正是由于症状在作祟，患者一般会出现反复发作性眩晕，伴有耳聋、耳鸣、耳闷，也会伴有复听、恶心、呕吐、出冷汗、面色苍白、四肢冰凉等症状。

祖传验方“定风汤”治眩晕效果好

配方及用法：龙眼肉25克，淮山药、全当归、酸枣仁各10克，五味子15克。如有耳鸣加泽泻10克，云苓12克；如有恶心呕吐可加半夏6克，旋覆花10克（布包），代赭石15克；如眼前冒金星、身出冷汗，可加北芪15克，桂枝10克；食欲不振者，加陈皮6克，建神曲10克，鸡内金15克。先用干净冷水将药浸泡半小时后煎煮，小火慢煎60分钟时加水半碗，煮开后取出分2次温服，每日1剂，一般3剂即可见效，5～7天可痊愈。

荐方人：广东揭东县地都镇土尾中西医门诊部　陈济生

我利用此秘方治眩晕屡屡获效

配方及用法：法半夏10克，茯苓10克，鲜生姜10克，泽泻2克，白术10克，生牡蛎12克，钩藤15克（后下），每日1剂，水煎服。年高气虚者加党参，手足麻木者加桂枝。

疗效：用上方治疗风痰眩晕患者18例，全部有效，服药2剂，眩晕缓解；服药5剂，症状消失。其中有6例治愈后1年内复发，仍用本方治愈。

百姓验证：广西南宁市建政路1号张泰贵，男，74岁。他来信说：“去年我早晨起床突发头晕倒地，卧在床上感到天花板在转动。用本条方治疗，仅5天时间，眩晕症就好了，至今未复发。”

引自：《黑龙江中医药》（1984年第3期）、《临床验方集锦（续二）》

我用本方治眩晕多人均有良好效果

配方及用法：天麻、熟地、党参、黄芪各25克，1只童子母鸡（已成熟，未下过蛋的），一起煮熟（注意不放任何调料），分早、晚2次空腹服完，最好是发病时用。

我在26～40岁时，患眩晕症，后来服上药2剂，至今已71岁，再未犯过。以后又介绍给数人，均有效果。（范欣）

百姓验证：广西田阳县那坡镇卫生所韦保凡，男，70岁，医生。他来信说："村民苏某患眩晕症，经常发病呕吐，天旋地转，不能下床，不思饮食，多方治疗始终不能根除。后来用本条方治疗，1次见效，现已有一年多未见复发。"

引自：1996年5月第3期《健康指南》

本方治眩晕可霍然痊愈

配方及用法：熟地20～30克，天麻20～30克，枸杞20～30克，党参10克，黑豆50克，乌鸡蛋1个。以上诸味合在一起炖服。此方适用于阴虚头痛。

荐方人：湖南衡东县新井西路　陈仲馗

此方治眩晕症多例均显效

配方及用法：五味子10克，酸枣仁10克，淮山药10克，当归6克，龙眼肉15克，水煎服。每日1剂，早、晚2次服用。

疗效：治疗多例，治愈率100%

引自：《实用民间土单验秘方一千首》

本验方治眩晕立竿见影

主治：各种原因引起的眩晕。

配方及用法：乌梅、菊花、山楂各15克，白糖50克。上药煎约30分钟左右，取汁200毫升，然后将白糖放入煎好的药液中，每日服2次。

疗效：共治疗50例，治愈40例（服药3剂，诸证消失），好转10例（服药5剂，症状减轻，复发后服上方仍有效）。

荐方人：河南省鹤壁市第一人民医院中医科主治医师　詹瑞林

引自：《当代中医师灵验奇方真传》

头 风

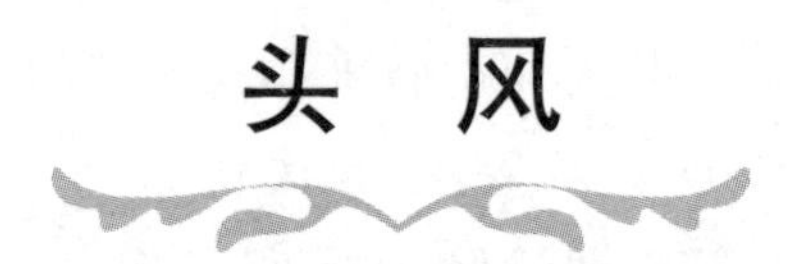

头风病是以慢性阵发性头痛为主要表现的一种疾病，相当于西医的部分肌紧张性头痛、偏头痛。

其症自颈以上，耳目口鼻眉棱之间，有麻痹不仁之处，或头重，或头晕，或头皮顽厚，不自觉知，或口舌不仁，不知食味，或耳聋，或目痛，或眉棱上下掣痛，或鼻闻香极香，闻臭极臭，或只呵欠而作眩冒之状(见《杂病源流犀烛·头痛源流》)。

我以此祖传秘方治头风(眼花昏迷)病多例均治愈

配方及用法：松针叶（马尾松）、枫树叶、桃树叶等量，捣烂后加适量葱头、食醋敷于额部。一般敷2~3次均可治好头风病。冬天没有枫树叶和桃树叶，其树皮也可以。

此方为祖传秘方，效果非常好。

百姓验证：湖南沅陵县明溪口田村刘书盈，男，55岁。他来信说："我小妹刘书清今年突患头痛病，坐卧不安，睡觉不能翻身。曾到村卫生室、沅陵人民医院治疗，做扫描、脑电图均未查出原因，只好用点滴维持现状，花费1600多元也没效果。后来我用本条方为她治疗，用药第二天就能下地干活了，3天后彻底康复了。"

荐方人：福建福鼎秦屿镇　陈年恭

我用消风汤加减治头风121例均有效

主治：头风（风火上扰）。

配方及用法：柴胡、僵蚕各10克，天麻、川芎、黄芩、钩藤各15克，珍珠母、生石膏（先下）各20克。上药煎20～30分钟，取汁约150毫升，两煎分2次服，每日1剂。火盛者加龙胆草15克，偏头痛者加蔓荆子15克，目痛者加菊花15克，牙痛者加细辛5克，巅顶痛者加藁本15克。

疗效：治疗患者121例，治愈110例，有效11例，总有效率100%。

百姓验证：重庆市忠县石宝坪山龙滩邓明材，男，84岁，教师。他来信说："本县涂井乡的江诗福患头痛病，在医院治疗未愈。后来，用本方仅花2元钱就治好了。"

荐方人：吉林农垦特产高等学校　孔令举

头　痛

头痛是由多种原因引起的一种头部的疼痛症状。

头痛为主症。或前额、额颞、巅顶、顶枕部或全头部疼痛。多呈跳痛 刺痛、胀痛、昏痛、隐痛等。有突然发作，其痛如破，而无休止者；也有反复发作，久治不愈，时痛时止。头痛每次发作可持续数分钟、数小时、数天或数周不等。因外感、内伤等因素，突然而病或有反复发作的病史。

祖传偏方荞麦粉贴穴治偏头痛可立即见效

配方及用法：取苦荞麦粉100克，白醋适量，放在一起拌匀，做成小饼，放在锅内煮熟，贴在病人太阳穴上，凉了后再放到锅内煮热，反复多次。贴时用布隔，不能直接放在皮肤上。贴上不到15分钟疼痛即可停止。

荐方人：安徽省青阳县蓉城镇分桥村卫生所　吴礼财

祖传五代秘方治头痛症有神奇效果

主治：头疼。

配方及用法：千年健、透骨草、追地风、一枝蒿各6克，用纱布包好，水熬数沸洗头。

疗效：当时即见效，数次即愈。

荐方人：河北保定市　樊庆彬

引自：广西医学情报研究所《医学文选》

祖传四代秘方治头痛与牙痛病399例疗效尤佳

主治：头痛、偏头痛、眉棱骨痛、牙痛等。

配方及用法：香白芷30克，细辛6克，冰片0.6克，茶子壳6克。牙痛者加荜拨3克，眉棱骨痛者加蔓荆子9克。上药共研极细末，贮瓶备用，勿泄气。每取本散少许，若头痛，交替吹入两鼻孔中；若偏头痛、牙痛、眉棱骨痛，左边痛吹右鼻，右边痛吹左鼻。每日吹3次。

疗效：治验颇多，曾治头痛310例，眉棱骨痛5～7例，牙痛89例，总有效率达95.8%，其中，痊愈率为87.5%。对寒凝及寒郁化热之证，疗效尤佳。

引自：《中药鼻脐疗法》

我用通气散加味治各种头痛症很有效

配方及用法：以川芎40克为基础，加荜拨、柴胡、白芷、土鳖虫各20克，葛根50克，川羌活15克，蔓荆子、香附各25克，全蝎10克。水煎服，每日2次，分早、晚服。服药期间，不加用西药。病重者川芎加至50克。

疗效：此方出于王清任《医林改错》，系用于治疗耳聋专方。取其通关开窍行气解郁之用，治头痛150例，治愈113例（头痛及伴随症状完全消失，半年以上不复发者），好转33例（头痛减轻，发作次数减少），无效4例（服 药20剂头痛不减，诸症如前）。

百姓验证：内蒙古包头市东河区回民卫生院徐升明说："读了1988年第1期《新中医》'通气散加味治疗头痛疗效好'一文后，照文中方治愈1例头痛患者。郭某某，女，37岁，农民，于1988年7月20日初诊。患者自诉3个月前与人发生口角，并被人打伤头部，随后便头痛头晕，伴肢体麻木，经当地卫生院治疗，效果不好，又赴当地县医院治疗，诊为轻度脑震荡。证见：面色白、神疲，舌苔薄白，脉沉细无力。予通气散加味。处方：川芎40克，土鳖、白芷、荜拨、柴胡各20克，葛根50克，川羌活15克，香附、蔓荆子各25克，全蝎10克。水煎服，每日1剂，3日后复诊，诸症大减，原方再进2剂，后随访已痊愈。”（1989年第9期《新中医》刊载）

荐方人：内蒙古呼伦贝尔医院中医科　于宝锋

本方治头痛十分灵验

头痛虽然不算大病，但痛起来也要人命。如果头痛时，取来一杯冷开水，再取一只柠檬，将其皮剥去，挤少许柠檬汁放入水杯，再取苏打半匙，放入杯中，搅拌均匀后，饮用之，治头痛极为有效。

引自：陕西人民教育出版社《中国秘术大观》

偏痛散治偏头痛有满意效果

偏头痛的部位以额前耳上最多，也有发生在额上和额部，痛的性质为周期性发作，痛的时间由几分钟到数日不等。常伴有焦虑、不安、恶心、便秘等症，发作之前面颊潮红、头晕，来时凶猛。不过一般无生命危险，治疗也较容易。

配方及用法：川芎40克，柴胡10克，香附10克，牛膝10克，白芥子6克，白芷6克，郁李仁10克，白芍10克，甘草6克，荆芥穗12克。每日服1剂，水煎分2次服。

疗效：曾用偏痛散治疗偏头痛35例取得满意效果。一般服10剂头痛停止。其中，完全消除疼痛者占13例，服药15剂以内头痛发作缓解者占16例，服药15剂偏头痛仍反复发作占6例。

按语：本方在山西省吕梁山区传播广泛，经大宁一名医师明理老先生验证所传，他讲到本方演变于明、清孟文瑞所著的《青脚集》一书，叫“散偏汤”，后来在此方基础上进行加减。因为有效，才传播下来，它最早是从病人手中得到的。他还讲到此方止偏头痛得心应手，关键在于用川芎必须量大，白芷量小，川芎和白芷比例应为6:1，川芎和牛膝的比例应为4:1，此方通上通下，调和升降，平肝清目，通经止痛。

引自：《偏方治大病》

各部位麻木

麻木，指身体某部分感觉发麻甚至丧失感觉。西方医学解释为“肌肤感觉障碍”。本病多是由于脑血栓、中风偏瘫，糖尿病及并发症，神经炎以及风湿骨病，脉管炎等疾病而引起的。麻木，既是一种疾病，同时也是脑血栓、脑出血、脑梗塞、中风偏瘫、坏疽、截肢等大病的前兆，所以，一旦出现手麻、脚麻等肢体麻木一定要及时治疗。

我家的祖传秘方治手脚麻木症数日见奇效

我祖辈有一治手脚麻木秘方，经多人使用，疗效甚佳，愿献给广大读者。

方法：采秋后霜打过的桑叶，晾晒干后，用砂锅煮沸，然后捞出叶子，待水不烫时，用此水浸洗手脚。每天2次，数日内可见奇效。

百姓验证：山西襄汾纺织厂吴信书，男，43岁，工人。他来信说：“山西霍州的葛枝瑞患多发性大动脉炎，双上肢没有脉搏和血压，犯病时双手麻痛，着急时用玻璃片狠刮皮肤，有5个老中医都不敢给予治疗。我得知后，用本条方并结合醋蛋液疗法为其试治，共花去100多元，病情得到了有效的控制，现在双手麻木、疼痛现象均很少发生了。”

荐方人：河北鹿泉市获鹿镇　梁纯英

引自：1997年10月15日《辽宁老年报》

坐骨神经痛

坐骨神经痛是指沿着坐骨神经通路及其分布区内的疼痛综合征。中医归属于“痹证”范畴。

表现为放射痛，疼痛可自腰、臀部直达大腿、小腿后外侧及外踝处。牵拉痛，凡体位改变牵拉坐骨神经时皆可诱发或使疼痛加剧，如直腿抬高试验。坐骨神经支配区域内不同程度的运动、感觉、反射和植物神经障碍，常见跟腱反射减低或消失。常见压痛点：腰椎旁、坐骨切迹、臀中点、腘窝点、腓点、踝点。腰椎X线片常见腰椎间隙变窄等。

我用此祖传秘方治坐骨神经痛很有效

配方及用法：生川乌、生草乌、川木瓜、密二花、川牛膝、当归、防风、乌梅、秦艽、全蝎各9克，白术、杜仲各13克，蜈蚣3条，白糖180克，白酒1500毫升。找一个能装水2500毫升左右、里外有釉的坛子，并按坛子大小在室内阴凉处挖个坑，准备埋藏坛子。药全部装入坛子后倒入白酒，用干净布封住坛口，然后坛口向上放入锅内，在锅里添水浸没大半个坛子，煮1小时后将坛子取出，立即放入挖好的坑内，用一只碗口朝上盖住坛子，再用土埋好，踩实。埋24小时将坛子取出即成。每日3次，成人每次喝3小盅。一般患者喝6天见轻，一料药酒喝完病就好了。

注：①生川乌、生草乌、蜈蚣、全蝎这4味药有毒，只要患者按此方说的量服用，不会出现问题。已有许多患者用过，没有一人发生中毒事故。3条蜈蚣用一般个头的，不要过大或过小。②密二花就是河南密县产的二花，如患者买不到密县产的二花，买其他地方产的也可以，但要放到锅里用蜂蜜炒制后再用。③蜈蚣、全蝎都是用死的，这2味药都是药店加工处理后才出售的，买到即可使用。④白酒要用粮食制作的烧酒，一般都在45度左右。⑤在煮制药酒时，锅内的水以添到坛子大半腰为宜；坛口向上，

不要让坛子滚动，以免碰坏坛子与锅；坛子不用加盖，要固定死，不要让水灌入坛内。⑥从点火算起，用文火煮1小时即可。煮好后，坛子里的药渣不要捞出来，放在酒内泡着，这样能充分发挥药的效力。药酒随服随倒。⑦此药每日3次，均在饭后服用。⑧喝不完的药酒可长期存放，存放时要去渣后装入瓶内，并封闭好。

百姓验证：广西贵港市邮局李素玲来信说："我用本条方治好5名坐骨神经痛患者。他们患病时间长的达3年，短者1年余，均经市县医院治疗过，有的治疗2年，有的治疗半年，花费少者有500多元，多者1000元以上，治疗效果均不显著，且反复发作。我用本条方为他们治疗，均未超过2个月就得到治愈或好转，花费还不足100元。"

荐方人：河北故城县　乔海滨

河南虞城县　张广友

用"舒筋活络汤"治单纯性坐骨神经痛效果显著

坐骨神经痛属中医痹证中筋痹范畴，内因肝肾亏虚，外因风寒湿邪侵袭下肢经络，闭阻经脉，以致气血瘀滞，不通则痛。我自拟"舒筋活络汤"治疗原发性坐骨神经痛及腰椎骨质增生等引起的继发性坐骨神经痛38例，效果显著，不妨一试。

配方及用法：制乳香12克，制没药12克，当归20克，川芎15克，丹参30克，玄胡15克，杜仲15克，川断15克，鸡血藤30克，独活12克，威灵仙15克，川牛膝15克，地龙15克，甘草10克。每日1剂，水煎两遍混匀，早、晚分服。

值得注意的是，坐骨神经痛经过治疗不见减轻，甚至反而加重的老年人，尤其是发生不能忍耐的夜间剧痛时，应当马上去医院就诊，作进一步的病因诊断，以断定是否有椎间盘脱出以及肿瘤压迫神经等情况，以便采取正确的治疗措施。

荐方人：山东东平县梯门卫生院　梁兆松

引自：1995年11期《中国保健》

我用"牛膝五虫去痛散"治坐骨神经痛疗效很好

坐骨神经痛属中医痹证范畴。多年来，我在应用民间验方"蛇蝎散"

基础上适当加减成名为“牛膝五虫祛痛散”的验方。用此方治疗86例坐骨神经痛患者，经1个疗程治愈22例，经2个疗程治愈41例，好转20例，无效（服药1个疗程无明显效果）3例。

配方及用法：祁蛇20克，全虫20克，蜈蚣20克，炮山甲20克，土元（地鳖虫）20克，牛膝40克。上述药物焙干研成细粉，共分成16包密闭贮存。每晚睡前用白开水送服1包（黄酒为引），16日为1个疗程。

注意：①严格按照上述剂量服用，不得加量，孕妇禁服。②服药后部分患者出现肢体疼痛加重、出汗，此时不要停药，这是病情好转的先兆，这种症状出现愈早，痊愈也就愈快。③服药期间忌食腥、凉等食物。

百姓验证：山东庆云县庆云镇王学庆，男，主治医师。他来信说：“本乡西南马村孙之祥的妻子患坐骨神经痛多年，中西药没少用，就是治不好。每日以消炎药、止痛药为伴，疼痛症状只能暂时减轻些，不能根治。后来，我用本条方为其治疗10天，她的病逐渐好转，最终痊愈。”

引自：1995年2月18日《中医药信息报》

我7年的坐骨神经痛用本方治愈

我是多年的坐骨神经痛患者，患病期间四处求医问药，仍是没有一点好转，精神与肉体深受病痛的折磨长达7年之久。1986年一次偶然机会得一良方，试服3剂即有好转，再服5剂即愈，又服3剂加固，至今一直没有复发。十几位亲友同事患有此病，均用本方治愈。有一同事陈某患病卧床近月，打针、针灸、吃西药未见一点好转。后来转用此方治疗，服药3剂就可以下地活动，又服5剂即可干活，现已1年多未见复发。

配方及用法：制附子10克（另包），麻黄10克，桂枝9克，白芥子15克，威灵仙20克，桑寄生40克，木瓜15克，独活15克，鹿角霜50克，桃仁15克，川芎20克，香附15克，牛膝15克，防风10克，地龙20克，甘草10克。每日煎煮1剂，早、晚分服，连服8剂。

注意：①服药后口渴便秘者去附子加泽泻10克。②肢体麻痹者加蛤蚧10克，蜈蚣2条。③高血压、心脏病、多汗失眠者去麻黄或减至2~3克，桂枝减至5克。④用鸡汤、猪蹄汤当药引效果更佳。⑤服药期间忌食酸、冷、

鱼虾荤腥食物，停药3天后可正常饮食。

百姓验证：云南彝良县牛街镇李连禹，男，35岁。他来信说："本镇马顺患坐骨神经痛2年余，经多家医院治疗，花费1000余元收效甚微。后来病情加重，疼痛自臀部沿大腿后面小腿后外侧向远端放射，右腿肌肉已萎缩，酸痛无力。我采用本条方为他治疗，服了10剂药，治疗40天，已能下地劳动，肌肉已基本恢复正常了，才花了150元。"

荐方人：福建永安市安砂农技站　郑其发

引自：广西科技情报研究所《老病号治病绝招》

我用本方治愈了11个人的坐骨神经痛

配方及用法：黑、白丑120克，穿山甲（穿山甲为重点保护动物，禁止猎捕药用，可用其他药代替）30克，西红花30克，补骨脂30克，大芸（肉苁蓉）30克，川乌12克，草乌12克。以上药研成细面和蜜为丸如楝子大。早、晚各服4～6粒。服一半见轻，1剂服完痊愈。

疗效：此方经我手治愈11个人。

注意：男性患者服药期间节制性生活；如买不到西红花，用土红花，改为50克；穿山甲用沙子炒后研面。

荐方人：河南省开封　曾广志

本方治疗原发性坐骨神经痛疗效颇佳

主治：原发性坐骨神经痛。

配方及用法：苍术10克，黄柏10克，川牛膝15克，苡米20克，当归15克，川芎5克，赤芍10克，生地15克，红花5克，地龙10克。上药每日1剂，水煎服，或加少许水酒对服。如发热者，重用生地、黄柏20克；如大便秘结者，加大黄10～15克。

疗效：治疗86例，治愈78例（用药10天以内，临床症状消失），好转8例（用药10天以上，临床症状改善，仍有疼痛感觉者）。

荐方人：湖南省耒阳市中医院主治医师　廖秋元

引自：《当代中医师灵验奇方真传》

本方治坐骨神经痛疗效确切

主治：坐骨神经痛、跌打损伤。

配方及用法：红桂300克，红茯苓150克，红花丹、生草乌（去皮）、生三七各80克，花椒、芦子各50克。共碾粉，过80目筛，混匀，装入零号空心胶囊，每粒0.5克。每次用温开水或粮食酒送服1~2粒，每日服3次。

疗效：治坐骨神经痛100例，跌打损伤56例，有效率90%以上。

按语：此方是我在卫校12年实践中摸索出来的经验方。忌食冷水、冷食，不得超3粒。

荐方人：云南省通海县药品检验所所长　岳邦涛

引自：《当代中医师灵验奇方真传》

本方治坐骨神经痛一般15天即愈

配方及用法：麻黄、桂枝、牛膝、木瓜各30克，生姜100克，糊盐30克，全鸡1只。将麻黄、桂枝、牛膝、木瓜水浸，将鸡放入药水中，水量以淹过鸡为界，将鸡煮脱骨后加生姜100克，糊盐30克。服时去渣吃肉喝汤，每日2次，连服7天为1疗程。

疗效：一般服2疗程即愈。

引自：《实用民间土单验秘方一千首》

著名老军医特献治疗坐骨神经痛经验方

配方及用法：当归、川芎、地龙各6克，木瓜5克，川乌9克，千年健、地风各6克，肉桂3克，海桐皮3克，生地6克，桂枝、羌活、麻黄各3克，红花2克，红糖60克。上药共研为细末。大曲酒一瓶，倒出100克，将药末和糖一并装入瓶内浸泡7日（避光）。服用时摇匀，每次服50克，每日2次，2剂根除。

注意：各味药缺一不可，勿用相近药代替，否则无效。

荐方人：山东菏泽市一中前街处　王军峰

面神经麻痹

面神经麻痹是由茎乳孔内面神经非特异性炎症所致的周围性面瘫。属祖国医学“面瘫”范畴，亦称“口僻”。

面神经麻痹一般症状是口眼歪斜。它是一种常见病、多发病，它不受年龄限制。患者面部往往连最基本的抬眉、闭眼、鼓嘴等动作都无法完成。

传300余年的治面神经麻痹特效方

我曾从父亲处得陆氏歪嘴方，系江南名医陆银华先生传300多年的秘方，运用于临床，无不得心应手，现介绍如下。

内服配方: 羌活、防风、藁木、荆芥穗各9克，川芎、天麻各12克，白僵蚕、白附子、露蜂房各6克，蝉衣30克，水煎服，每日1剂，分2次服用。

外敷配方: 斑蝥1只炒干研末，紫皮大蒜3瓣，去外壳共捣烂制成2个小药饼。用时取1个药饼敷于患侧颊车穴上，外以纱布、橡皮胶固定，待贴药处有瘙痒感即可拿去。注意撕胶布要轻些，以免碰破敷药处的水疱。水疱不能刺破，任其自行消失。如不慎溃破，可外涂龙胆紫液，以免感染发炎。如患侧眼睛不能自由闭合，则在患侧太阳穴上敷一药饼，使用方法及注意事项同上。

绝大多数病例用药1次即可见效或痊愈。少数病例症状消失后患部仍有麻木及不灵活之感，内服中药补阳还五汤1~3剂即可。

百姓验证: 广西兴业县城隍镇黄观成来信说：“本镇有位老人叫杨木青，患面瘫，用本条方1剂药就治好了。”

引自:《当代农村百事通》、《农村家庭常见病防治》

面瘫嘴歪用6味草药能治愈

十几年前，我因受风致面瘫嘴歪，经人介绍用如下的民间验（偏）方熏洗，配合针灸治好了。十几年来，不少患此病者依方试用后均已治好。今献给广大患者，以除病痛。

配方及用法： 透骨草、桑枝、小茴香、红花、樟木皮、苍耳子各9克，以上6味草药，多添些水煎沸，趁热气熏洗麻痹的一面，最好头蒙上毛巾拢住热气，边沸边洗15~20分钟。每隔4~5小时洗1次，每剂药（每日）洗用3次，最多不能超过5次。（尹凤林）

面瘫膏治疗外周性面瘫症有神奇疗效

配方及用法： 细辛15克，制马前子6克，白芥子9克，生草乌9克，凡士林膏50克，松节油20毫升。先将草药研细末，加凡士林、松节油，制成软膏备用。贴药要按穴位，右歪取左边穴，左歪取右边穴。

常用穴位： ①四白、阳白、地仓；②鱼腰、颧骨、颊车；③阳白、面瘫穴。三组穴位轮换贴敷。将药膏摊在小塑料布上贴敷穴位处，用胶布固定，隔日一换药。

疗效： 治疗面神经麻痹证35例，病程最长者5个月，最短者2天，治愈天数10~32天，个别患者贴药后有局部红热微痛感觉，可更换穴位再贴。

引自：《偏方治大病》

眉棱骨痛

眉棱骨痛，中医病名。是因经气不通致眉棱骨部或兼眼眶深部胀痛的眼病。本病可单侧出现，亦可双侧发生。多见于成年人，女性多于男性。本病类似于西医学之眶上神经痛。

表现为眉棱骨部疼痛，白天较轻，晚间疼痛明显。攒竹穴处(眶上切迹)压痛。视力疲劳，畏光羞明，常欲闭目。

我用祖传秘方地谷散治眉棱骨痛31例全部治愈

主治： 眉棱骨痛及头风脑痛。

配方及用法：谷精草6克，干地龙9克，乳香3克，共研极细末，贮瓶备用，勿泄气。取本散1.5克，摊于卷烟纸上，搓成烟条状，点燃一端，待烟雾冒出后，对准患者鼻孔，交替熏之，先熏后吸，每次1～3分钟，每日1～3次。

疗效：曾用本方治疗眉棱骨痛31例，均在用药1～3日内告愈，治愈率100%。

百姓验证：湖南隆回县经济发展局宋秋元，男，59岁，主任科员。他来信说："我爱人患了多年的眉棱骨痛，我用本条方一次为她治愈。"

引自：《中药鼻脐治法》

失 眠

失眠指的入睡困难、睡眠中间易醒及早醒、睡眠质量低下、睡眠时间明显减少，严重的患者彻夜不眠等。

主要表现为睡眠时间、深度的不足以及不能消除疲劳、恢复体力与精力，轻者入睡困难，或寐而不酣，时寐时醒，或醒后不能再寐，重则彻夜不寐。长期失眠易引起心烦易乱、疲乏无力，甚至头痛、多梦、多汗、记忆力减退，还可引起一系列临床症状，并诱发一些心身性疾病。

本方治严重性失眠症有特效

配方及用法：淮小麦、石决明、夜交藤、珍珠母各30克，赤芍、合欢皮各15克，黄芩、柏子仁、丹参、麦冬各8克，沙参12克。水煎服，每日1剂。本方对过于兴奋、肝阳火旺、心神不宁的严重失眠症疗效特好。

荐方人：江苏宝应县城郊乡政府　沈宝元

引自：广西科技情报研究所《老病号治病绝招》

服健脑安神膏治失眠6剂而愈

配方及用法：生地、熟地、泽泻、当归、合欢皮、龙眼肉、炒柏子仁各9克，杭白芍、西洋参、炙远志各6克，枸杞10克，百合、菊花各12克，炒枣仁、黄精各15克，琥珀粉1克。上药共研末，选优质蜂蜜120毫升制成膏剂，装瓶冷藏备用。每次服30毫升，每天早、晚各服1次。

疗效：此方治疗失眠42例，显例28例，有效14例，有效率100%。

百姓验证：一位姓赵的妇女，45岁，失眠病史10余年。证见精神萎靡，面色少华，气短乏力，心烦易怒，心悸健忘，头痛头晕，腰酸腿软，每晚睡眠2小时左右。服本方6剂后诸症消失，每晚能安睡8小时。继服5剂以巩固疗效，已恢复正常工作。

引自：《山东中医杂志》（1990年第6期）、《单方偏方精选》

我用丹参安神汤治顽固性失眠26例全部有效

主治：神经衰弱顽固性失眠。

配方及用法：丹参60～90克，夜交藤50～60克，生地、百合各30克，五味子15克。将两次煎液掺和后分成2份，午睡前服1份，晚睡前1小时再服1份。头晕加珍珠母50克，钩藤20克；心悸加磁石50克，钩藤20～30克；食欲不振加陈皮、香谷芽各15克；精神萎靡加太子参15克，党参20克。

疗效：治疗26例，治愈（睡眠完全恢复正常）23例，好转（一夜入睡4～6小时）3例。服药最少2剂，最多9剂。

百姓验证：山东青岛市市南区费县路7号公茂成，男，64岁，教师。他来信说："我儿子患失眠，经市人民医院治疗，吃西药和中药均无效。后来按本条方服药9剂痊愈。"

荐方人：黑龙江牡丹江市橡胶厂　洪松

引自：《当代中医师灵验奇方真传》

盗　汗

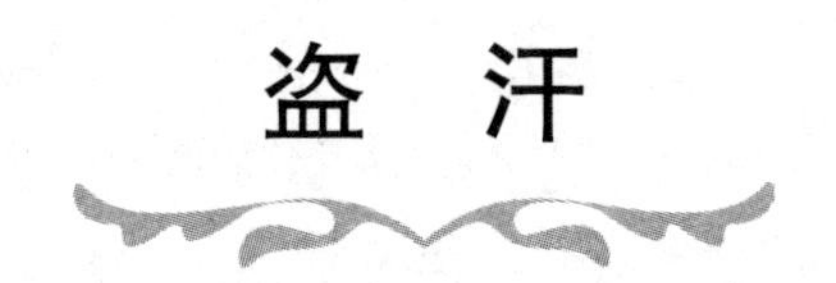

盗汗是以入睡后汗出异常，醒后汗泄即止为特征的一种病征。

根据盗汗病人的临床表现，可分为轻型、中型和重型三种。轻型与中型盗汗，对身体损伤不会太大，但重型盗汗病人，时间久了常会使病情恶化，向“脱症”发展，严重威胁着患者的健康与生命安全。

我的家传秘方五倍子治盗汗有奇效

配方及用法： 五倍子10克，研末，加水少许搅成糊剂，睡前置患者肚脐中心，外用纱布固定。

疗效： 有效率100%，一般用1次即愈。

百姓验证： 河北滦南县柏各庄镇石各村赵信艳来信说：“本村刘平有五六年的盗汗史，每到夜晚睡觉时，必汗流如洗，痛苦不堪。曾在县中医院用草药和谷维素、刺五加、人参生脉饮等治疗，效果不佳，花去药费几百元。后来用本条方治疗，只外贴1次，花了5角钱，当晚就明显见效；连贴3次盗汗症状全无，且至今未复发。”

荐方人： 福建龙岩县　张金鹿

引自： 广西医学情报研究所《医学文选》

五蛎散贴脐治自汗盗汗 55 例全部治愈

配方及用法： 五倍子15克，牡蛎9克，辰砂1.5克。共研细末，贮瓶备用。用时取本散适量，于临睡前用食醋调和敷脐中，外以消毒纱布覆盖，胶布固定，第二天早晨起床时除去，每晚1次。

疗效： 治疗盗汗55例（其中小儿21例），连敷2~5次，均痊愈。半年后3例复发，用同样方法治疗又愈。

引自：《中药鼻脐疗法》

癫　痫

癫痫是一种大脑皮层局部异常放电引起的突发短暂意识丧失性疾病。中医属“痫证”范畴。俗称“羊角风”。

以反复发作性抽搐，意识障碍，感觉、精神及植物神经功能异常为主症，发作间歇期无任何不适。常在过劳、惊恐、暴饮暴食、感染、过度换气和月经来潮等情况下诱发。

本祖传五代秘方治癫痫病连服 7 次即愈

配方及用法： 将胎儿（男孩）脐带剪断后，把血流在馒头上，吞食之，隔3日1次，连服六七次，此病即愈，定不再犯。

荐方人： 河北故城县李老太婆五代秘传方

引自： 广西医学情报研究所《医学文选》

祖传秘方治少年癫痫症确实有效

配方及用法： 薄荷2克，防风3克，黄连3克，荆芥3克，胆南星3克，清半夏3克，金银花6克，巴豆2粒（去壳去油）。将上药共研极细面，再合白面360克，芝麻125克，烙成焦饼。发病前每日早、午、晚3次服完。服后如病愈，则病人不想再吃；如不愈则仍爱吃，可以续服。

疗效： 经多次使用证明，本方对少年儿童羊角风症确实有效。方中巴豆，必须去油。每次服药以后，若有泄泻现象，且泻出痰样黏液，便是对症。

引自： 广西医学情报研究所《医学文选》

我利用本祖传方治惊风和羊羔风收到了特别好的效果

惊风方： 乌鸦翎（翅膀上的长羽）7根，干柳条（柳树下寻找自落的）7

根，葱胡头（吃大葱时切下的带根部分）7个，生姜（干、鲜均可）7片。与一般草药一样用水煎，煎好时用该药水（汁）冲适量红糖，并趁热服1~2片安乃近（根据年龄大小），然后立即睡下，加厚被褥，使全身都发透大汗，到汗如雨淋为止（发透汗是关键）。隔天服1次，连服3次后看效果。

煎药用水多少可根据患者年龄大小，以能一次服完为限。

羊羔风方：活蜥蜴（蜥蜴是爬行动物，俗名叫“四脚蛇”，身体像蛇，但有四肢和脚爪，大小如壁虎，生活在野外，有的地区叫“马蛇子”）7条，鸡蛋7个。把鸡蛋破一个小口，每个蛋装入1条活蜥蜴，用白面糊封好口，再用白纸蘸湿将蛋分别包好，放在炉火旁慢慢烤。等完全熟透后，剥掉蛋皮，其余全部吃掉。每次吃7个，同时用热红糖水送服镇痛片和安乃近各1片，之后睡下发大汗。隔天吃1次，连吃3次后停下看效果。

如羊羔风病较严重，每次再用1个地鳖虫，水煎后把水喝下。地鳖虫中药店有售，自己也可以找。

注意：①方的关键都在于发大汗，所以最好在晚上入睡前服药发汗。②出大汗以后要逐渐减少所盖棉被，意在使汗慢慢消退，以防止受凉感冒。

说明：凡抽风者都照惊风方医治，一般用药3次即愈，若不愈则属羊羔风。个别也有照惊风方医治虽然不愈却见效的，即发作间隔时间比原来要长，似此，仍属惊风，未愈只是因为病期较长，或是病情特别严重。对此，应照原方继续医治。只有照惊风方治疗既不愈也无效者，才需另按羊羔风方治疗。

嘱告：在治愈前，切记勿生气和过度劳累。小儿服惊风药汁时，使其喝够为止，不需忌口。

百姓验证：湖北枝江县箫亭虎牙滩长江葛洲坝工程局熊祖松来信说：“我用此方治好了本厂女工的惊风病。这位女工已患病10多年了，平常发病频繁，而且都是大发作，吃中西药都不见效果。用此方3天后，奇迹就出现了，半个月只发作一次，而且一刹那间就过去了。又连服3天，病魔就彻底被消灭了，直到现在未见复发。”

荐方人：河北省大名县金滩镇　杨英林

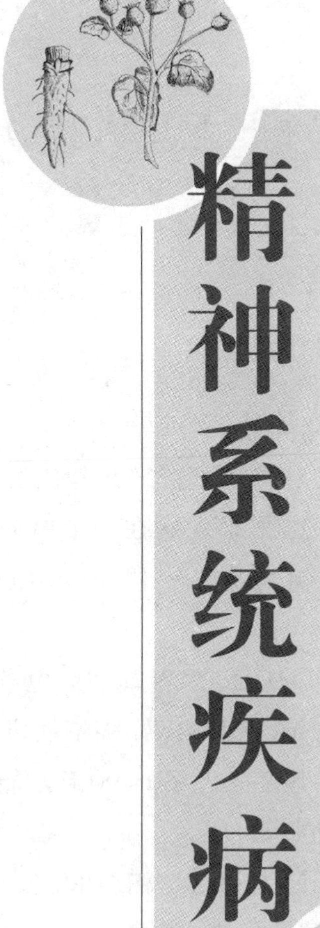

精神系统疾病

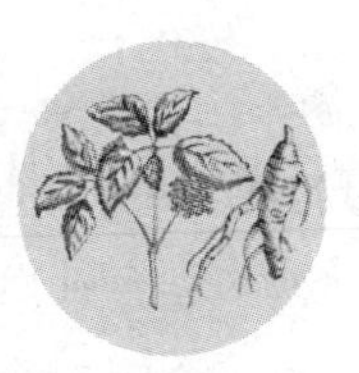

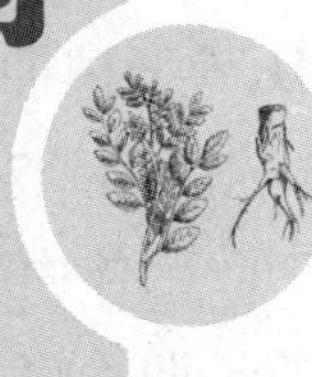

精神分裂症

精神分裂症是一种常见而原因不明的精神病。在中医学中属于"癫狂"范畴。

患者有思维、情感、意志活动障碍的表现。特别是有精神活动不协调和与现实脱离的特征。

祖传秘方治精神病堪称神效

我用祖传秘方医治狂躁型精神病患者（半年内的新患者），日服4克，早晚各服2克，15~40天可治愈。如果发病在一个星期左右，可在3~5天治愈。用药法与用药量和患病半年的方法一样。半年以上的病患者，用药量稍增加，每日所服次数相同。

忧郁型精神病（即慢性精神病），患者往往面色苍白，并呈粉灰色，身体虚弱，往往无事也会独自行走，自言自语，夜不能寐，昼夜不分。这种病程在5年以内者，日服8克，早、晚各4克，60~90天方能治愈。患病在5年以上者，服用此药，用法用量相同，百日见效。

需要说明的是，世界上任何事物总是相对的，没有绝对的。服用本祖传医治精神病的药，狂躁型精神病患者治愈率可达95%以上；医治忧郁型精神病患者，治愈率只能达到70%左右。而对那些长久住精神病医院治疗的人，中西医药用多了，人体内产生抗药性，病情改善慢，治疗效果不太佳。但住进精神病医院长期治疗无效者，也不是一概不能医治，还是有很大一部分服用这副祖传的调治精神镇静推疯丸能够康复的。用这副药治疗精神病患者，复发率低，只占治愈者的3%~5%。如果再复发用此药，即可根除。精神病患者治愈后，不会有明显的智力下降。

配方及用法：马蹄莲花1克，乌头红花根（又名乌豆）10克，乔木叶青

（摘青叶面）30克，动物骨15克，动物甲壳10克，谷灵15克，子香15克，麝香0.5克。将药烤干，碾磨成粉，加少许水，捏制成丸，裹上蜡皮，每日2次，每次2丸，能迅速平稳精神，使神经系统恢复正常。

功能：主要抑制神经系统血液循环，抑制神经不再产生高压离变。如果血压高者，亦可逐渐降压，促进神经分离细胞恢复正常健康状态，降低脑压，通筋活络。24～48小时见效，减轻或解除患者症状。

注意：半年内精神病患者，早、晚各1次，每次2克，15～40日治愈。5年以内精神病患者，早、晚各1次，每次4克，60～90日治愈。5年以上精神病患者，百日见效。（允佐）

荐方人：云南民族医药研究所精神病专科　黄子全

此祖传治精神病秘方治病疗效较佳

（1）万病散配方及用法：生黑、白丑各30克，熟黑、白丑（醋制）各70克，香附（醋制）50克，臭芜荑2克。上药分别炮制后，共研细末备用。隔日1次，每次15～25克，早晨空腹服。

主治：各型精神病伴有心脏疾患（如心脏病）、肺结核、胃肠道病和一般身体虚弱者。

注意：①病人服药2小时出现一般腹泻症状，不要急于用药止泻。随着药物作用的消失，腹泻会逐渐自愈。②经服药精神病好转后改用（7）方或（8）方。

（2）白面散配方及用法：滑石70克，巴豆30克。巴豆除去外皮和内脂膜后，炒至黄色，放入石臼内捣烂，滑石分为3次加入石臼内共捣，最后制成白色粉剂备用。隔日1次，每次0.5～1克，早晨温开水冲服或混入食物中服下。

主治：①各种因素所致的精神病，如打人、骂人、乱跑等重症。②高热所致一切神经症状，如惊风、抽搐、谵语。③精神病患者中的一般身体健壮者。

注意：①体弱、肺结核、内出血的精神病患者及乳妇忌服。②禁用凉开水或凉水服药。③用药后出现腹泻症状为正常药物作用，不需服止泻药，但在腹泻期间，须大量饮温开水，多喝稀面糊类食物。④对不吃不喝

的病人，一次用量不得超过0.5克。同时应多做思想工作，动员病人饮水用饭。⑤为了加强药效，服药后5小时，还可用冬眠灵50~100毫克辅助治疗。⑥服至病人精神好转时，改用（7）方或（8）方。

（3）红彤丹配方及用法：姜黄、郁金、蝉蜕、明雄黄、槟榔各30克，巴豆（去外皮和内皮脂膜炒黄）、大枫子（去外皮炒黄）各60克，分6次配制。先用石臼将巴豆、大枫子各10克共捣烂，再加其余5味药粉各5克，放入石臼内捣至红色，加入适量面、醋制成硬糊。以上法操作5次后与第一次的硬糊混匀，制成梧桐籽大小的丸剂，晒干备用。隔日1次，每次服3~18丸（极量为25~35丸），早晨空腹温开水送服。

主治：①狂躁型精神病（精神分裂症）。②忧郁型精神病、神经官能症、癔病。③小儿高热抽搐、惊风。

注意：①孕妇及严重心脏病、体质虚弱、肺结核、内出血的精神病患者禁用。②用药后出现腹泻症状为药性正常反应，不需治疗，应鼓励病人多进食。③可配用冬眠灵辅助治疗。④服至症状好转时，改用（7）方或（8）方。⑤禁用冷水或冷开水服药。

（4）万红散配方及用法：万病散、红彤粉各0.5克，两包合成1克。隔日1次，每次0.5~1克，空腹温开水送服。一般服用1~3次后，改用（7）方或（8）方。

主治：因生气所致各型精神病（精神忧郁受刺激病人）。

（5）甘香汤配方及用法：大黄、二丑各21克，元明粉、芫荑、葶苈子各15克，生甘草4.5克，毛橘红、柴胡、银花（上等）、杭菊花各9克，姜黄、酒黄芩、川木香各6克，薄荷、竹茹各3克，水煎服。重症可配用冬眠灵辅助治疗。精神症状减轻者改用（7）方或（8）方。

主治：有自杀行为的精神病和不愿服散剂者。

（6）母仁汤配方及用法：贝母、川芎、当归身、黄芪、艾叶、枳壳各6克，陈皮、菟丝子、焦麦穗各4.5克，杜仲、麦芽、厚朴、生姜（为引）各9克，山楂、神曲各15克，炒枣仁21克，水煎，早晨空腹服。晚上用冬眠灵50~100毫克，口服。第二天、第三天续用，第四天加服母仁汤2剂，等精神好转后则停药。

主治：孕妇精神病患者。

注意：1剂汤药煎3次，服3个早晨，每晚服冬眠灵。

（7）补神散配方及用法：何首乌（制）100克，石菖蒲、猪苓、车前子、莲子肉各10克，炒淮山、炒枣仁各15克。上药焙干研细末，每日早晨各服10～15克，直至痊愈。

主治：各型精神病恢复期患者。

（8）赤红汤配方及用法：赤芍、枳壳各6克，红花、当归、生地、银花、杭菊花、川牛膝各9克，桃仁12克，甘草3克，炒枣仁15克，川芎4.5克，水煎服。

主治：各型精神病恢复期患者。

注意：孕妇忌服，睡眠不佳者慎用此方。

疗效：以上各方共治患者3000余例，疗效令人满意，复发率约11.2%，追访28例已痊愈者均能参加劳动。

引自：《新中医杂志》、《中国名老中医验方选集》

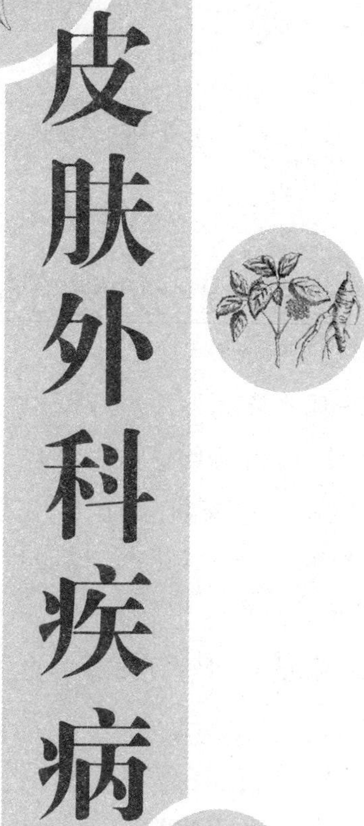

皮肤外科疾病

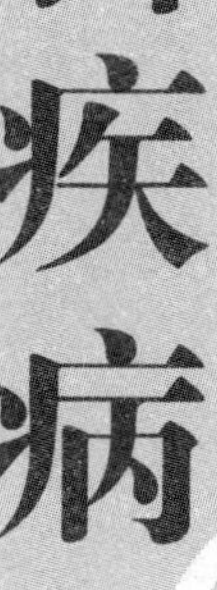

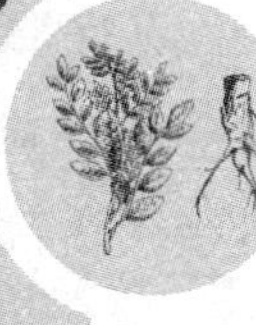

皮肤瘙痒

皮肤瘙痒病是一种有皮肤瘙痒感而无原发皮损为特征的疾病，属于祖 国医学“风瘙痒 ”范畴 。

初期表现为，仅有皮肤瘙痒，无任何原发皮疹；病久，皮肤可见抓痕、血痂、色素沉着等继发损害；排除因其他皮肤病或糖尿病、肝肾功能障碍等内脏疾病所致瘙痒者。

此祖传秘方已治顽固性皮肤瘙痒数百人，治愈率100%

主治：顽固性皮肤瘙痒。

配方及用法：用密陀僧（又名丹底）放炉火中烧红后，立即投入醋中，待冷后，将药捞起，再行烧红，如法淬制，这样反复7次，然后把它研成细末备用。取末适量略加白茶油调匀，涂患处。

疗效：治疗数百人，无不获愈，疗效极佳。

荐方人：福建　王春惠

引自：广西医学情报研究所《医学文选》

我以鲜艾汤治掌痒46例全部有效

主治：手掌皮下小红点痒痛。

配方及用法：鲜艾全草约200克切段，煎20分钟取汁200毫升，将手放入热汤（以能忍受且不烫伤皮肤为度）中浸泡至冷，每天2次。原汤可再利用，次日另做。

疗效：采用本法一般4次可愈。方法简便，无副作用，不花钱，疗程短，见效快，经验证25年未有复发病例。

百姓验证：福建福清市南门深巷64号李金祥，男，63岁，教师。他来信说：“我的学生谢明英今年初两手十指肿胀，而且长了许多的小粒子，很可怕。到医院治疗未见效果，后来求助于我。我让她用本条方治疗，几天后，两手就消肿了，现在已完全好了。”

荐方人：广东省饶平县工商所　陈超群

引自：《当代中医师灵验奇方真传》

我以苍耳子洗患处治皮肤瘙痒有特效

方法：取苍耳子（胡苍子）250克，放入水中熬煮，烧三四个开锅后，将水倒入盆中（除去苍耳子），趁热洗患处，连洗4~5次，对治疗皮肤瘙痒症有特效。（常祖光）

百姓验证：辽宁盘锦市辽河油田运输公司吴顺希来信说：“我同事的父亲患皮肤瘙痒多年，经多方医治就是治不好，后来我让他用本条方治疗，仅治几次就不痒了。”

引自：1995年12月16日《中医药信息报》

带状疱疹

带状疱疹是一种常见的急性疱疹性皮肤病。属中医“缠腰火丹”、“蛇串疮”等范畴。

表现为皮损常发生在身体的一侧，沿某一周围神经呈带状排列，先出现红斑，继而出现成簇的粟粒至绿豆大小的丘疹、丘疱疹、水疱，各水疱群间皮肤正常数日后水疱干涸、结痂。痂皮脱落后遗留暂时性色素沉着斑。病程在 2~4周。自觉疼痛，即神经痛。有时十分剧烈，疼痛常在皮损前数日先期出现，有时在皮损愈合后尚持续数周或数月，称疱疹后神经痛。

用此祖传秘方治带状疱疹效果好

为了解除病人痛苦，现将祖传秘方献上。此方不花一文钱，便可手到病除。

在疱疹初起时，即用旱烟袋的烟油涂抹。涂抹前先用消毒针头在疱疹的两个源头前的未感染的皮肤上轻刺几下，并立即涂上烟袋油，这样就可以马上控制疱疹蔓延。半小时再将针刺部位和疱疹病区涂烟油1次，一般两三天就可痊愈。

如果起在脸上或其他部位的疱疹，疱疹较集中，则取人的头发一撮，蘸麻油烧着吹灭后，迅速烫病灶多次（以不痒为宜），一般3次见效。用以上两种方法治疗时可适量服一些维生素B_1、B_2。

此方为本人和家人多次临床应用，效果特好。

荐方人：安徽滁州市东大街19号南谯区　汤其乐

龙胆当归散、王不留行散治带状疱疹56例全部治愈

主治：带状疱疹。

配方及用法：取龙胆草、当归各等量，粉碎后过120目筛，制成龙胆当归散。取王不留行适量，炒黄后研细末，制成王不留行散。龙胆当归散口服，每次5克，日服3次；王不留行散外敷，用麻油调涂患处，每日3次。

疗效：治疗56例患者，均获痊愈。疼痛消失最早1天，最晚4天，平均3天；皮疹消退最早3天，最晚6天，平均5天。

荐方人：山东省泰安市罐头食品厂卫生所主治医师　周庆铎

引自：《当代中医师灵验奇方真传》

祖传百年秘方治带状疱疹85例全部见效

主治：带状疱疹（俗称“过腰龙”）。

配方及用法：雄黄6克，活鸡1只宰之，取出鸡肠去粪，然后将肠黏液盛于杯内，加入雄黄混合成稀糊状涂于患处。

疗效：本方治疗带状疱疹85例，一经涂治疱消痛止，临床症状全部消失。

按语：方中雄黄有解疮毒之功效。本方系家传秘方，已有百余年历史，几代人用于治疗带状疱疹，立竿见影，屡用屡效。

荐方人： 海南琼海市人民医院主任医师　梁燕栖

引自：《当代中医师灵验奇方真传》

祖传秘方蕲蛇散治带状疱疹很有效

配方及用法： 雄黄15克，黑木耳炭15克，冰片2~3克，上药研细后混匀装瓶备用。治疗时，将上药外敷患处，湿者干面敷，干者香油调敷。按疮面大小均匀外敷一薄层即可。治疗期间忌食辛辣等刺激食物。

百姓验证： 宋某，男，38岁，1996年10月23日初诊。自述右腰肋间出现很多小丘疹，时有火烧样痛感。诊见右胸腋下第5~6肋间处成簇密集疱疹，呈带状沿肋间分布，疱疹基底皮肤潮红，舌质红，脉弦滑数。用上方外敷3日后疮面结痂，7日皮疹结痂全部脱落而告愈，月余后随访未见复发。

按语： 蕲蛇散乃我家传秘方，已沿用50余年，用之有效。我于1994年1月至1997年1月应用本方治疗10例带状疱疹，最短5天，最长10天全部治愈。

荐方人： 黑龙江五大连池市人民银行　韩先锋

引自： 1997年第3期《中国民间疗法》

用三黄液配合刺络拔罐治疗带状疱疹疗效颇佳

方法： 在病变处皮肤常规消毒，然后用梅花针中度叩刺，以疹内液水流出，周围皮肤微渗血为度，始拔罐，留罐10分钟左右，拭去吸出物。如还有不溃破的疱疹可用三棱针或针灸针挑破，外涂三黄液，再用TDP灯照射20分钟，照射中可连续涂擦液数次。第一次未愈，第二天可用庆大霉素注射液擦洗患处后，再拔罐，余同上。

三黄液制法： 藤黄6克，雄黄10克，冰片6克，大黄解毒片10片，黄连素6片，将上药研极细末，置消毒容器中，再加藿香与蒸馏水150毫升左右，摇匀后放入消毒棉球即可备用。

荐方人： 新疆乌鲁木齐市水区36178部队卫生队　李富军

引自： 1997年第2期《特医内刊》

荨麻疹

荨麻疹是一种常见的变态反应性皮肤病。又有“风疹”、“瘾疹”、“风疹块”等名称。

表现为突然发作，皮损为大小不等，形状不一的水肿性斑块，境界清楚；皮疹时起时落，剧烈瘙痒，发无定处，过后不留痕迹；部分病例可有腹痛腹泻，或有发热、关节痛等症，严重者可有呼吸困难，甚至引起窒息；皮肤划痕试验阳性。病程持续 2个月以上者为慢性荨麻疹。

我以地肤子煎服治荨麻疹都有效

配方及用法：地肤子30克，加水500毫升，煎至250毫升，加红糖50克热服，盖被发汗，每天早、晚各1次。

疗效：治疗荨麻疹患者100余例，一般用药1~3剂即愈。

百姓验证：吉林省吉林市电信局收发室孙俊久，男，71岁，退休。他来信说：“隋珍凤，女，58岁。患荨麻疹10余年，经医院治疗和服用多种偏方，花费500多元未愈，犯病时奇痒，难以入睡。后来我用本条方为其治疗，服药7天痊愈。”

引自：《常见病特效疗法荟萃》

神效奇方桂芪鳗鱼汤治急慢性荨麻疹屡收良效

主治：急慢性荨麻疹。

配方及用法：桂枝15克，黄芪30克，杭芍15克，野生鳗鱼150克，生姜、食盐、老酒各少许调味，水适量，炖服。

疗效：治疗162例，痊愈140例，好转20例，无效2例。总有效率98.8%。

按语：本方系国家级著名老中医专家吴光烈之神效奇方。我用于临床，屡收良效。

荐方人：福建南安市中医院　吴盛劳

引自：《当代中医师灵验奇方真传》

白癜风

白癜风是一种常见多发的色素性皮肤病。该病以局部或泛发性色素脱失形成白斑为特征，是一种获得性局限性或泛发性皮肤色素脱失症，中医学称之为“白癜风”或“白驳风”。

表现为皮损颜色变白，或斑或点，形状不一，无痛痒。可发生在身体各处，以四肢、头面多见。组织病理检查示表皮明显缺少黑素细胞及黑素颗粒。基底层往往完全缺乏多巴染色阳性的黑素细胞。

祖传秘方猪肝沙苑蒺藜治白癜风4剂即可痊愈

配方及用法：猪肝一具（煮熟），炒沙苑蒺藜62克研面。熟猪肝切小片蘸药面吃，1日服完。轻者1~2料，重者2~4料，屡治屡验。

荐方人：河北张家口　岑效儒

引自：广西医学情报研究所《医学文选》

用此中药治白癜风一般2个月可恢复正常

我多年来以益气补血通络，滋补肝肾为主要法则，采取内外两治法治白癜风，取得了明显疗效。

黄芪首乌汤（内服）配方及用法：黄芪30克，何首乌20克，当归15克，川芎10克，赤芍10克，熟地20克，党参15克，茯苓、桃仁、红花、乌梅、紫草各10克，水煎两次，每日1剂，早晚分服。

消白液（外用）配方及用法：女贞子、片姜黄、旱莲草、补骨脂各30克，上药浸泡在500毫升75%酒精内1周左右。取此液涂擦患处，早晚各1次。

涂擦前最好将患处拍打几下，以患处发红充血为宜，然后再擦涂药液。按上法治疗白癜风，1个月为1疗程，一般2个疗程即愈。

荐方人：河北吴桥县桑园蛋厂医务室　郭玉波

用此方治顽固性白癜风 20 例，18 例获良效

配方及用法：①内服：补骨脂30克，白蒺藜30克，生姜20克，何首乌20克。上药煎服，每剂3次。②外用：补骨脂30克，姜汁10毫升。将补骨脂研末后浸入75%酒精250毫升中，5日后加入鲜姜汁，不弃药渣，使用时摇匀外擦（鲜姜切片蘸药汁用之），每日数次，用后日晒，1月为1疗程。

按语：我共用此方治疗白癜风20例，病变直径1~5厘米以内10例，6~10厘米以内5例，其中全身散在者5例。病程3个月以内者10例，4~12个月以内者8例，1年以内者2例，全部病例均为经本地、外地等治疗而效果欠佳者。服药2个月以内治愈10例，6个月以内治愈5例，有效3例，正在继续治者2例。

荐方人：青海民和人民医院中医科　吕建辉

本方治白癜风 34 例全部有效

配方及用法：白芷、白附子各16克，密陀僧10克，雄黄3.5克。上药研细后筛去粗末，用切为平面的黄瓜尾（趁液汁未干）蘸药末用力擦患处，每天擦2次。

疗效：此方治疗白癜风34例，痊愈29例，好转5例。

引自：《山东中医杂志》（1985年第3期）、《单方偏方精选》

此方治白癜风 1 个月可痊愈

配方及用法：硫黄、雄黄、密陀僧、蛇床子各60克，冰片20克。上药共为极细末，用凡士林调擦患处，每日2次。

疗效：20~30天痊愈。

引自：《实用民间土单验秘方一千首》

银屑病（牛皮癣）

银屑病又名牛皮癣，是一种常见多发的慢性炎症性皮肤病。中医学称本病为“白疕”、“干癣”、“松皮癣”。

皮损初为针尖至扁豆大的炎性红色丘疹，常呈点滴状分布，迅速增大，表面覆盖银白色多层性鳞屑，状如云母。鳞屑剥离后，可见薄膜现象及筛状出血，基底浸润，可有同形反应。陈旧皮疹可呈钱币状、盘状、地图状等。好发于头皮、四肢伸侧，以肘关节面多见，常泛发于全身。部分病人可见指甲病，轻者呈点状 凹陷，重者甲板增厚，光泽消失。或可见于口腔、阴部黏膜。发于头皮者可见束状毛发。起病缓慢，易于复发。有明显季节性，一般冬重夏轻。

我用本方治牛皮癣33例，治愈率100%

配方及用法：可的松针液35%，硫黄软膏35%，十滴水30%，混合调匀备用。取调好的药直接涂在患处出现渗透液或血点处，不必包扎，每天3～5次，2～3天可愈；愈后再用药3周巩固疗效。用药期间忌服魔芋、豆腐。初次用药有刺激性痛感，1～2分钟后消退。

注意：药不能入口。

百姓验证：江西大余县南安镇北门107号赖和明，男，54岁，医生。他来信说：“村民谢瑞娇，左小腿前部生一大片癣，此处皮肤粗糙，奇痒难忍，用了几种药治疗都没有效果。后来用本条方治疗，用药2天后痒止痊愈，至今未复发。”

荐方人：云南师宗县五龙卫生所　熊贵林

奇方治银屑病130余例，有效率100%

主治：银屑病、鹅掌风、顽癣、疥疮、湿疹、脚气等各种类型的皮

肤病。

配方及用法：土茯苓100克，石菖蒲、苦参、蛇床子、苦楝皮、陈艾、白蒺藜、地肤子各50克，芦荟30克，猪苦胆5个。上药除猪苦胆、芦荟之外，将其余加水2.5千克，煎至1.5千克滤出；再将药渣加水1.5千克，煎至0.5千克滤出。将两次药液对在一起，把5个猪苦胆汁加入药液中煎30分钟，最后把芦荟切成细末，放入药液中搅拌，待全部溶化后，即可装瓶备用。外擦患处，每日早晚各擦1次，直至痊愈。

疗效：临床对130余例患者治疗观察，对各类皮肤病总有效率达100%。

荐方人：黑龙江嫩江县伊拉哈医院主治医师　张维国

引自：《当代中医师灵验奇方真传》

用本方内外合治牛皮癣35例全部有效

主治：急慢性牛皮癣。

配方及用法：

口服方：桑白皮10克，白藓皮12克，地骨皮10克，蝉蜕（后入）10克，浮萍草10克，荆芥6克，金银花12克，防风6克，当归6克，生姜皮（后入）10克，茯苓皮10克，陈皮10克。

洗浴方：蛇床子50克，地肤子50克，百部20克，枯矾（后入）10克，艾叶50克，花椒6克。

口服方煎15分钟，再入蝉蜕、生姜皮煎5分钟，取汁约300毫升温服，每日服2次，连服25～30剂。洗浴方煎20分钟，再加入枯矾煎5分钟，取汁5000～10000毫升，趁热洗患部或周身30～60分钟。每日1次，连洗10～20次为1疗程。轻者1个疗程，重者2个疗程。

注意：服药期间忌食辛辣和刺激性食物。

疗效：治疗35例患者，经1～2个疗程，痊愈32例，好转3例，总有效率100%。痊愈者跟踪随访5～9年未曾复发过。

荐方人：内蒙古乌审旗计划生育技术服务站站长　高翔

引自：《当代中医师灵验奇方真传》

花斑癣(汗癣　汗斑)

花斑癣又称汗斑，为轻微的、通常无症状的慢性皮肤角质层真菌感染。皮损有糠秕样鳞屑，色素减退或增加。

皮损最常见于胸、背、臂和颈部。其他有面部、腹部、臀部、腋窝、腹股沟、头皮、枕部等。常夏秋加重，冬季减轻或消退。开始为细小斑点。患者常不自觉，渐成粟米、黄豆至蚕豆大小圆形或类圆形斑疹。边缘清楚，与皮肤持平或微微高起。表面覆以极薄糠秕样鳞屑，有光泽，尤其是对光侧看时，皮损表面反光性强。新皮损色深，呈灰色、黄色、棕色、淡褐色或褐色。老皮损色淡发白。新老皮损同存时，黑白间杂呈花斑状，颇具特征性，为花斑癣的典型表现。当除去鳞屑或皮损痊愈时，遗有暂时性的色素减退斑，患者常误认为患有白癜风而前来就医。

祖传秘方柚皮硫黄治花斑癣2次可愈

配方及用法：将普通食用的柚皮（或尚未成熟的小柚）切开，取其切开面沾硫黄涂擦患部。

疗效：轻者只擦1次可愈，重者于3～4天后再擦第二次可愈。

荐方人：福建厦门市　许进光

引自：广西医学情报研究所《医学文选》

用本方治汗斑千余例，均在一两周内全部治愈

配方及用法：密陀僧32克，乌贼骨32克，硫黄16克，川椒16克。上药共研成极细末，过120目筛，装入瓶内备用。用时取生姜一块，斜行切断，以断面沾药粉少许擦患处（无痛，对正常皮肤无损害），擦至汗斑变成淡红色即可。每天早晚各擦1次，擦后勿用水洗（晚上洗澡后才擦）。一般用药1~2周，自觉症状、皮肤损害即消失。

1969年以来，使用这种药粉为一千多名汗斑患者进行治疗，全部治愈，无任何副作用。

引自： 1995年2月28日《老人报》

各部位癣症

癣症也叫浅部真菌症，是指由一组皮肤癣菌，主要由毛发癣菌属、小孢子菌属和表皮癣菌属引起的毛发、皮肤及指甲感染。常见的癣症有手癣、足癣、体癣、股癣、花斑癣、头癣等。中医分属于“肥疮”、“脚湿气”、“鹅掌风”、“铜钱癣”。

头癣：头皮结黄痂，有鼠尿臭味，发变枯黄折断，遗留永久性秃头。病程可延至数十年，多在儿童期发病，有与患者密切接触史。

足癣：趾间浸渍，覆以白皮，常伴恶臭，或有水疱，干燥、肥厚、自觉剧痒，夏季尤甚。

体癣：皮损圆形或不规则形，边缘有炎性丘疹，逐渐扩展，表面有细碎鳞屑，瘙痒明显。好发于颜面、颈、腋等多汗部位，多见于肥胖者，常发生在夏天多雨季节。

手癣：手掌局部有境界明显的红斑脱屑，皮肤干燥，甚或粗糙、皲裂，亦可有水疱或糜烂。瘙痒明显或不明显。

家传六代秘方治头癣200例，痊愈196例

配方及用法： ①雄黄10克，大枫子12克，土槿皮20克，轻粉15克，花椒（或川椒）16克，冰片20克，狼毒12克，美登木20克，共研极细末，炼猪板油调膏，每日涂2~3次。②白鲜皮20克，蛇床子30克，防风15克，土槿皮30克，荆芥12克，艾叶25克，硫黄20克，水煎外洗患部30分钟。每日1次，洗后外涂膏药。外洗外涂使疗程大大缩短，起到了相辅相成作用。

疗效：共治疗200例，其中186例患者局部外洗外涂1~2周治愈，1个月后治愈196例，显效3例，无效1例，总有效率为99.5%。

荐方人：河南省许昌县中医皮肤病研治所　卢明义

清甲汤治甲癣30例全部治愈

主治：甲癣（鹅掌风、灰指甲）。

配方及用法：鲜猪胆1个，滑石、30%冰醋酸各适量。患指（趾）洗净后，将猪胆戴在患指（趾）上，1周取下，隔2天后，用滑石（研面）、30%冰醋酸（适量）调拌成糊状，稠稀适当，然后将糊直接涂于患指（趾）上，外用塑料薄膜覆盖，再用绷带包扎固定，24小时后有疼痛感。

疗效：治疗30例，1~3年9例，3~5年10例，5~10年6例，10年以上5例。均用药1次，2个月后痊愈。有2例2个月后长出指甲，有光泽，薄厚正常，但高低不平，3个月后，未经任何治疗长出正常指甲。

荐方人：内蒙古土默特右旗医院中医科主治医师　王利君

引自：《当代中医师灵验奇方真传》

酒精浸泡黄精治手足癣67例全部有效

配方及用法：黄精100克，75%酒精250毫升。将黄精切薄片置于容器内，加入酒精，密封浸泡15天。用4层纱布过滤，挤尽药汁后再加普通米醋150毫升和匀即可。将患处用水洗净擦干，用棉签蘸药液涂擦患处，每天3次。

疗效：此方治疗手足癣67例，痊愈55例，好转12例。

引自：《山东中医杂志》（1986年第5期）、《单方偏方精选》

苦参干姜治脚癣真灵

我先后将本方介绍给5位脚癣患者使用，治疗效果都很好。

配方及用法：苦参20克，干姜4~6片。用水煎熬30分钟后，将煎好的药汁去渣倒入盆内，并加适量的开水，以覆盖脚背为宜。每晚浸泡双脚15分钟左右，一般4~7天可愈，不易复发。

荐方人：河南虞城县商业局　蔡中海

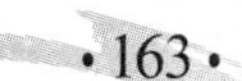

引自：1998年6月2日《老年报》

用本方治脚臭腋臭均有效

配方及用法：明矾30～50克，薄荷10克，荆芥10克，加沸开水500毫升左右，待不烫时浸泡汗脚30～60分钟（中途水凉可再加沸开水）。浸泡完毕，把刚脱掉的袜子及鞋垫放在药液中浸泡5～10分钟。经用此法一般5～7天即愈，腋臭用此方亦很见效。

荐方人：四川达川地区中西医结合医院　刘长生

灰指甲

灰指甲是由皮肤癣菌、酵母菌和非皮肤癣菌性丝状真菌(霉菌)引起的指(趾)甲感染。仅由皮肤癣菌感染甲板引起的甲病称为甲癣。趾甲癣大多由足癣直接传播，指甲癣则可能由手癣传播或因搔抓身体其他部位的癣病而直接接触感染。中医称为鸡爪风、油灰指甲等，多为手足癣日久蔓延，以致日不荣甲所致。

可导致指甲变形、增厚，容易脱落，分离，常由一个导致多个指甲被传染。

用本方治灰指甲百治百效

配方及用法：①中药浸泡：枯矾、白矾各30克，地骨皮60克，猪牙皂、侧柏叶、川椒、雄黄各15克，冰醋酸（或米醋50毫升）10毫升。先将猪牙皂、地骨皮、侧柏叶、川椒加水1000毫升，煎至600毫升，滤液取渣，再取400毫升，将2次滤液加热投入枯矾、白矾、雄黄、冰醋酸搅溶。待温浸泡患指20～30分钟。②病甲经中药浸泡后软化，继而用5%碘酊涂病甲。以消毒刀片削除肥厚病甲至甲床，再涂复方克霉唑软膏（克霉唑10克，去炎松0.1克，尿素10克，凡士林加至100克），以指甲大小双层纱布覆盖。③整形固定涂药及纱布覆盖后，继以塑形指甲塑料片外加胶布固定。

疗效：共治100例，治愈96例，好转3例，中断治疗1例。

引自：《外科与皮肤疾病千首妙方》

甲沟炎

甲沟炎即指甲板两侧与皮肤皱褶结合部的化脓性感染，是临床常见的指(趾)部感染性疾病之一。致病菌为皮肤表面的金黄葡萄球菌。可发生于各种轻伤后。

初起时一侧甲沟发生红肿、疼痛，短时间内可化脓，感染可扩散至指甲根部和对侧甲沟，形成指甲周围炎，也可扩散至甲下，形成甲下脓肿。此时疼痛加剧，肿胀明显，在指甲下方可见到黄白色脓液，将指甲漂起，如不及时处置，可发展成脓性指头炎，甚至引起指骨骨髓炎，也可变为慢性甲沟炎，经久不愈。甲沟炎或甲下脓肿，因感染较表浅，故全身症状往往不明显。

本方治甲沟炎14例全部治愈

配方及用法：取生大黄适量，烘干，研末备用。用时以醋调匀，外敷患处，每日或隔日清洗后更换。

疗效：应用此法治疗15例，其中1周内治愈7例，2周内治愈5例，3周内治愈2例，另1例因病程长，嵌甲，应患者要求而拔甲。

按语：大黄粉调醋外敷，具有活血祛瘀、抑菌消炎、收敛和消除局部炎性水肿的作用。对治疗甲沟炎有一定作用，但对嵌甲较重或并发甲下积脓者，尚需结合手术拔甲治疗。

荐方人：江苏连云港市　李国仁

引自：《中国当代名医秘验方精粹》

本方治蛇头疖与甲沟炎达数万人次效果极好

主治：蛇头疖、甲沟炎、急性化脓性腱鞘炎等。

配方及用法：半边莲、白酒、雄黄。取半边莲鲜全草100千克切碎，雄黄1千克，倒入白酒若干，其量以刚浸没鲜草为宜，然后拌匀压实贮藏备用（1个月后即可取用）。用时取本药适量捣烂，敷患处，外盖塑料薄膜包扎，每8~12小时换药1次。一般2~8天痊愈。

注意：蛇头疖已发生骨髓炎和指骨坏死的用该药效果不佳，应采取其他治疗措施。敷时，禁食海鲜、糯米、猪油、酒、山芋等。

疗效：本方用于治疗蛇头疖、甲沟炎至今已有40多年，就诊病人达数万人次，有效率96%，用药后6~12小时起效，2~8天痊愈。

百姓验证：患者，女，30岁，因右食指被虾刺刺伤后，出现肿痛，皮肤变得苍白已有8天时间。检查：体温正常，手指疼痛剧烈，脓已形成。按上法治疗，敷药12小时后疼痛减轻，7天痊愈。

荐方人：浙江洞头县人民医院护士　郑丽丽

引自：《亲献中药外治偏方秘方》

指头炎

指头炎是指末节的皮下化脓性感染，除了可由甲沟炎加重所致，还可发生于指尖或指末节皮肤受伤后。

发病初，指头轻度肿胀、发红、刺痛。继而指头肿胀加重。有剧烈的跳痛，并有恶寒发热、全身不适等症状。感染更加重时，指头疼痛反而减轻，皮色由红转白，反映局部组织趋于坏死。

我应用本方治化脓性指头炎屡用屡效

配方及用法：生油葱7条，茶麸100克，浸水老石灰100克，共捣盛于杯内，将患指浸入药中，疼痛立止。如肿则用药渣外敷患处。

疗效：屡用屡效。

百姓验证：辽宁清原县湾甸子镇二道湾村王安才，男，53岁，农民。他用本方为别人治好化脓性指头炎，认为本方非常有效。

荐方人：辽宁　卢清光

我用单味蒲公英粉可迅速治愈指头炎

一位姓赵的女青年，20岁，招待所服务员。患右侧食指化脓性指头炎，局部青紫发热剧痛，即将干蒲公英粉用甘油与75%酒精（甘油与酒精的体积比为1∶3）调成糊剂外敷，当日肿痛减轻，2日痛止肿消，4日疮面干燥痊愈。

百姓验证：新疆阿克苏水利局邢源恺来信说："我爱人下乡工作，因走路太多，磨破了脚指，化脓发炎，我用此条方为她治愈。"

引自：《河北中医》（1994年第4期）、《中医单药奇效真传》

腱鞘炎

腱鞘炎是人体腱鞘因劳损导致的炎性病变。本病属于中医学的"筋痹"范围。

患者屈指不便，尤以早晨最为明显，但活动几下即见有好转；局部有压痛和硬结；严重时可产生弹响，患指屈而难伸或伸而不能屈。在桡骨茎突处有疼痛、压痛和局部性肿胀，有时可触及硬块。指活动困难，以早晨较为明显，偶尔有弹响。

我应用祖传四世秘方已治愈300多例腱鞘炎患者

配方及用法：木耳30克，当归、半夏各10克，桂皮、佛手、川牛膝、木瓜各6克，桂枝5克。上药混合为细末，分成12包，成人每天服1次，每次1包，儿童酌减。发于手者晚饭后服，发于足者饭前服，白开水送下。

禁忌：服药期间忌食猪肉。

疗效：治愈率达95%，已治愈300多人。

百姓验证：四川资阳市水利局丁光文来信说："有一年我脚脖子突然疼痛，在医院确诊为腱鞘炎。我用本条方治疗，同时外敷仙人掌，结果服药1剂就痊愈了。"

荐方人：河北　焦玉岭

引自：广西医学情报研究所《医学文选》

桂麻伸透汤治腱鞘炎52例全部治愈

主治：伸腕肌腱鞘炎。以前臂下段背侧呈斜条状隆起，有压痛，扪及有捻发音为主要体征。

配方及用法：桂枝、紫苏叶各15克，麻黄8克，伸筋草20克，红花8克，鲜桑枝、透骨草各30克。上药用水煎至2000～3000毫升，倒入脸盆中，患部放在盆口上，上面覆盖毛巾熏蒸浸洗，每次熏洗30分钟左右，1日2次。熏洗后用纱布绷带和瓦楞形硬纸壳固定。

疗效：治疗52例，全部治愈，平均治愈时间为5天，有效率100%。

引自：《四川中医》（1985年第11期）、《实用专病专方临床大全》

头皮屑

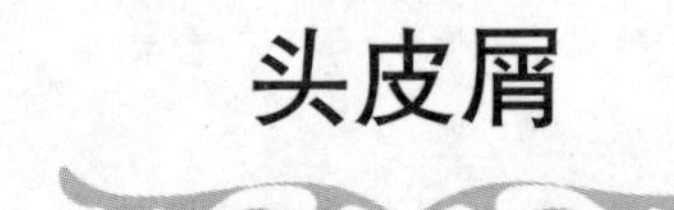

头皮屑是头皮异常病变时才会出现的白色或灰色鳞屑，由真菌感染引起，属于皮肤疾病范畴。这种鳞屑颗粒较大，附着在头皮表层或头发上，梳头或搔抓时极易脱落到肩部衣服上。

用鲜侧柏水洗头治头屑有奇效

如果头上头屑太多，则可用鲜侧柏一把，将其切成三寸左右的段，加入一碗水之后，煎至还剩十之七八，等其稍微冷却再用来洗头。此法去除头屑有奇特效果。

引自： 陕西人民教育出版社《中国秘术大观》

我用啤酒洗头法治头皮屑5天即愈

方法： 用啤酒将头弄湿，保持15分钟或更长一点时间，然后用温水冲洗，再用普通洗头膏洗净。每日2次，4～5天即可治愈。（林连浪）

百姓验证： 辽宁沈阳汽车车桥厂张伟，男，26岁，工人。他来信说："我用本条方治好郝某的头屑病。"

引自： 1997年7月2日《晚晴报》

手足干裂（皲裂）

手足干裂是指由各种原因引起的手足部皮肤干燥和裂纹，伴有疼痛，严重者可影响日常生活和工作。本病既是一些皮肤病的伴随症状，也是一种独立的皮肤病。

手足皲裂好发于秋冬季节。皮疹分布于指屈侧、手掌、足跟、足跖外侧等角质层增厚或经常摩擦的部位，临床表现为沿皮纹发展的深浅、长短不一的裂隙，皮损可从无任何感觉到有轻度刺痛或中度触痛，乃至灼痛并伴有出血。

本方治手掌皲裂症（足裂）30例全部治愈

配方及用法： 甘草75克，75%酒精、甘油、蒸馏水各250毫升。将甘草泡于酒精内24小时后，取浸液与甘油、蒸馏水混匀贮瓶备用。用时将患部洗净后，用药涂抹患处，然后搓数下。每日洗3～4次，一般3天见效，10天痊愈。

疗效： 用此方治疗患此症者30多例均痊愈，无复发。

荐方人： 吉林省龙井市看守所　乔福胜

引自:《当代中医师灵验奇方真传》

此方治手足皲裂千余例无不应验

配方及用法: 糯米1500克,明矾(研末)62克,樟脑15克,青黛31克。先将糯米洗净滤干,入石碓冲成细粉,筛去粗粒杂质,置盛有1000~1500毫升沸水的锅内,像熬糨糊一样,用文火熬成糊状,再入明矾末、樟脑、青黛,和匀即成,贮入药罐待用。将药膏涂于薄布条上,贴皲裂处。

疗效: 治疗千余例,无不应验。

荐方人: 熊振敏

引自: 广西医学情报研究所《医学文选》

白 发

白发症指头发全部或部分变白,可分为先天性和后天性两种。先天性白发往往有家族史,以局限性白发较常见,多见于前头发际部。后天性白发有老年性白发和少年白发两种。有的年迈体弱而白发很少,少年白发发生于儿童及青少年,常有家族史,除白发增多外,不影响身体健康。青春时期骤然发生的白发,有的与营养障碍有关。精神因素可影响头发,使头发变白。白发可以是某些疾病的一个症状,如早老症、白癜风等。

我将此方告知数人治少年白发均有良效

我读初中时,头发已白约1/5(主要在后脑勺部位)。参军后,经友人介绍,用首乌、熟地、甘草各适量,以开水浸泡当茶饮(1剂药可连用2天),连服约半年,头发全部转黑。我曾告知数位熟人用此法治少年白发,均效。如今我已年近60岁,也只有少量白发。

此方治白发多例均获痊愈

配方及用法：桑葚子300克，熟地黄250克，旱莲草、制首乌各200克，北枸杞150克，菟丝子、当归、丹参各100克，蜂蜜适量。按中药蜜丸配制，每日早晚各服1次，每次9克。

疗效：治疗多例，均获痊愈。

引自：《实用民间土单验秘方一千首》

脱　发

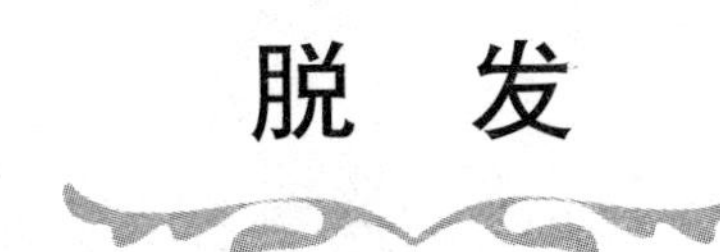

脱发是头发脱落的现象，有生理性及病理性之分。生理性脱发指头发正常的脱落，病理性脱发是指头发异常或过度的脱落。随着社会压力不断增大和生活节奏的加快，环境的不断恶化，以及不良的饮食习惯，伴随我们的非健康、亚健康也与日俱增，中国的脱发患者越来越多。

此师传秘方治脱发 20 天可痊愈

配方及用法：生代赭石124克，研末，每次服3克，每日服2次，早饭前1小时服1次，晚饭后1小时服1次，用温开水送服。

禁忌：孕妇忌服。

疗效：一般20天治愈，有效率100%。

荐方人：黑龙江哈尔滨市　宇忠厚

引自：广西医学情报研究所《医学文选》

我用本方已治愈数十名脱发患者

配方及用法：鲜柏叶50克，红辣椒10个，75%酒精500毫升，一并装入瓶内，盖紧盖子，泡半月可涂擦患处。每天擦5～7次，10天后头发就能出齐。

百姓验证：山东济南市历城区纸房村王庆兴用此方治疗他女儿、女婿的脱发，7天就生出微黄毛发，而且逐渐变黑。后来又治愈了几位脱发患者。

荐方人：河南沈丘县　马培远

斑　秃

斑秃是一种骤然发生的斑状秃发。在中医学中属于"油风"范畴，俗称"鬼剃头"。

表现为发病突然，可自愈亦可复发；头发成片脱落，脱发区成圆形或不规则形，数目不定，无断发，严重时眉毛、腋毛、阴毛均可脱落；脱发区皮肤正常。

本方治斑秃 17 例全部有效

配方及用法：雄黄、硫黄、凤凰衣各15克，穿山甲（制）9克，滑石粉、猪板油各30克，猪胆1个。上药共为细末，用猪油和猪胆调和药末如泥，用纱布包擦患处，每日2~3次，连用1~2周。

疗效：治疗17例，痊愈16例，好转1例。

引自：1974年第1期《新医药学杂志》、1981年广西中医学院《广西中医药》增刊

我应用此方治斑秃总能迅速见效

配方及用法：蛇床子500克，百部250克，黄柏100克，青矾20克，用75%酒精3000~4000毫升浸泡1~2周，去渣，每100毫升加甘油20毫升后擦患处。（冬季用酒精1000~2000毫升泡药）

百姓验证：石某，男，54岁，1980年6月就诊。查头部右侧头发呈现约10厘米×7厘米圆形脱落两处，经用上方治疗一星期后，毛发脱落处出现

米黄色细弱毛发，1个月后转黑变粗，恢复正常，观察2年余未见复发。

按语：此方系潼南县蔡文远先生根据其家传方改进制作方法而成。

荐方人：四川潼南县　蔡文远

引自：《四川中医》

单味茯苓治发秃3个月发可重生

徐某，男，21岁，于1974年7月6日初诊。患者系发秃症，头顶上如胡桃大圆圈，连结成片，渐成光秃。见者多说此症难愈。患者心情懊丧，忧郁的很。切其脉数，苔稍白，无其他痛苦。投以一味茯苓500～1000克，为细末，每服6克，白开水冲服，1日2次，坚持服较长时间，以发根生出为度。服药2月余，来复诊，发已丛生，基本痊愈。

另治一10余岁小儿，亦患发秃，脱去三五片，即投以一味茯苓饮，3个月后发生。

引自：《名中医治病绝招续编》、《中医单药奇效真传》

黄褐斑

黄褐斑又名蝴蝶斑，是一种常见的发生于面部的后天性色素过度沉着性皮肤病。在祖国医学中又称“面上杂病”、“面尘”、“黧黑斑”、“肝斑”。

面部有淡褐色至深褐色界限清楚的斑片，通常对称分布，无炎症表现及鳞屑。

我用祖传秘方五白粉治黄褐斑1个月内消退

主治：黄褐斑。

配方及用法：白芨、白附子、白芷各6克，白蔹、白丁香（即雀粪）各4.5克，密陀僧3克。上药共研细末，每次用少许药末放入鸡蛋清或白蜜内搅调成稀膏，晚上睡前先用温水浴面，然后将此膏涂于斑处，晨起洗净。

疗效：一般1个月内斑可消退。

百姓验证：陕西宝鸡县牟掌权，男，56岁，退休。他来信说："我女儿牟海宁患黄褐斑3年，曾在市医院、县医院治疗，花钱许多却未治愈。后来我用本条方为她施治，仅3个疗程就治好了，现在她脸上很白、很光。"

荐方人：山东临朐县　吴绍伯

引自：广西医学情报研究所《医学文选》

痤疮（青春痘　酒刺　粉刺）

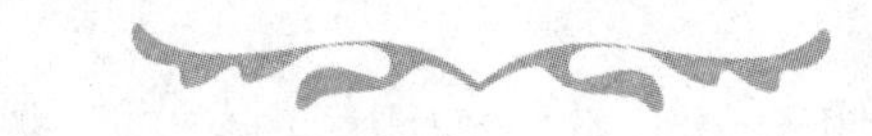

痤疮是一种毛囊、皮脂腺的慢性炎性反应。中医称为"粉刺"。

表现为初起在毛囊口，呈现小米粒大小红色丘疹，亦可演变为脓疱。此后可形成硬结样白头粉刺或黑头粉刺，严重病例可形成硬结性囊肿。

此师传方治百余人痤疮（粉刺）均获痊愈

无论男女，面部及鼻部出小红疙瘩，刺痒，长年不断者用本方均有效。

配方及用法：防风、潮脑各6克，冰片、水银各1.6克，大枫子、胡桃仁各9克。将上药捣烂，用布包上，随时擦用。严禁入口。

反应：用后感觉微痒。

疗效：共治愈百余人。

荐方人：河北保定市　肖逢春

引自：广西医学情报研究所《医学文选》

酒糟鼻

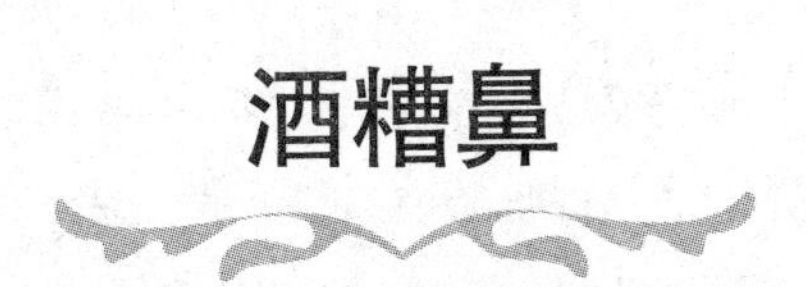

我用家传秘方“二石散”治酒糟鼻很有效

配方及用法：生石膏、生石灰各等份，研细末过筛，用乳钵研匀装瓶备用。用时先将鼻头用清水洗净，然后视患处大小取药粉适量，加烧酒调成泥糊状，外敷患处，每日1次。一般连用2~3次后可痊愈，局部皮肤破溃者禁用。

百姓验证：高某，男，25岁。患酒糟鼻3年，屡治无效，改用此方治疗3次痊愈，随访2年未见复发。

引自：《全国名老中医验方选集》

狐　臭

狐臭又称为腋臭、臭汗症等，是因患者腋窝、外阴、口角等部位的大汗腺（又叫顶浆腺）排泄的汗液，脂肪酸比普通人高，呈淡黄色，较浓稠；脂肪酸达到一定浓度，经皮肤表面的细菌，主要是葡萄球菌的分解，产生不饱和脂肪酸而发出臭味。其和狐狸肛门排出的气味相似，所以常称为狐臭。

我用李寿山秘方治狐臭 188 例，治愈率 100%

配方及用法：公丁香18克，红升丹27克，石膏45克。将丁香和石膏（石膏洗净，将所夹石块及砂质去除）粉碎，研细，红升丹研成粉末，均过7号筛。然后将三种药混研，再过7号筛。装入茶色瓶内，密封保存。用棉花团蘸着腋香粉揉动涂擦腋窝部，涂擦5遍（每遍均蘸一下腋香粉），如此为1次。每日1次，连续涂擦5次（日）判定疗效。为了巩固疗效，不论涂擦几次，腋臭消失者均再继续涂擦至10次（日）为止。

疗效：治疗腋臭188例，结果188例均获治愈，治愈率为100%。其中，用腋香粉治疗1次（日）腋臭消失者6例，2次（日）消失者19例，3次（日）消失者137例，4次（日）消失者21例，5次（日）消失者5例。经随访观察，治愈后1年内无复发者，1~2年复发者21例，3年复发者42例。

荐方人：辽宁大连市中心医院　孙迅

自配香粉治狐臭治愈率为100%

配方及用法：公丁香、小茴香各10克，红升丹、硫黄、滑石各15克，密陀僧、枯矾各25克。将上述药物粉碎研细，过细筛，然后再混研，过细筛。将混研过筛的药粉装入茶色瓶中，密封保存。治疗时，用棉花团或海绵块蘸着香粉揉动涂擦腋窝部，涂1次蘸一下香粉，涂擦5次。如此为1疗程，连续涂擦5天。为巩固疗效，不论涂擦几次，腋臭消失者均再继续涂擦14日方止。经1疗程病人多能治愈，治愈率为100%。

荐方人：广西桂林英山柴油机总厂医院　林中

鸡眼

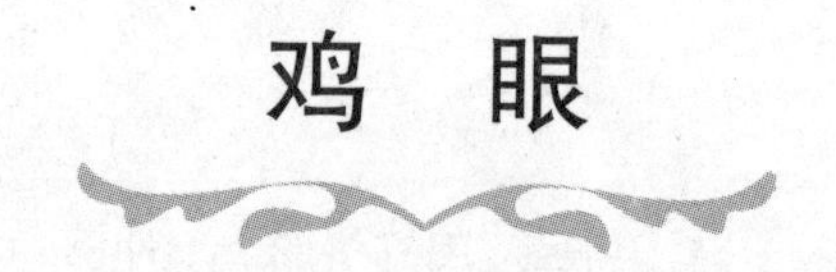

鸡眼是因长期被挤压或者摩擦而发生的圆锥形鸡眼状角质增生物。祖国医学亦称为“鸡眼”和“肉刺”。

皮损呈粟粒至豌豆大小，微黄，圆形或长椭圆形，质坚实，略低于皮面，表面光滑，有明显皮纹和压痛。好发于摩擦及受压部位，以足底、趾间等处多见，偶见于手掌及手指。鞋履不适，长时间摩擦受压，足畸形，长期步行者易发本病。

此方治鸡眼7日内治愈

配方及用法：樟脑、砂糖各1.5克，水杨酸2.5克，普鲁卡因2克，碘适量

（少用），共研末，酒精调糊。胶布中心剪洞，贴鸡眼，涂药糊（勿涂好皮肤），上面再贴以胶布，3日换1次。药需当日用，3日后用疗效差。

疗效：治1500个鸡眼，30个感染，5个复发，其余均治愈。2~3次即脱落，平均7日治愈。

引自：《常见病特效疗法荟萃》

除掉鸡眼验方一则

方法：用大白萝卜（越辣的越好）压汁，用净布蘸汁擦洗患处15分钟，再用布包一包捣烂的萝卜泥敷患处，1天2次，敷2~3天，鸡眼自行脱落。

引自：四川金堂县又新乡玉河村七社　孙诚益

扁平疣

扁平疣是由感染人类乳头瘤病毒所致的一种皮肤病。中医认为此病属“扁瘊”、“千日疣”范畴。

发病年龄多为青少年；一般无自觉症状，偶有微痒；好发于颜面、手背及前臂等处；大多骤然出现，为米粒大到绿豆大的扁平隆起丘疹，表面光滑，质硬，浅褐色或正常皮色，圆形、椭圆形或多角形，数目较多，多数密集，偶可见沿抓痕分布排列成条状；病程慢，有时突然自行消失，或持续多年不愈，愈后不留瘢痕。

鸦胆子血竭生石灰治扁平疣一次即愈不再复发

配方及用法：鸦胆子、血竭各15克，生石灰30克，共研细粉，撒于患处，揉搽1~2分钟。

疗效：1次即愈，不再复发。

引自：《实用民间土单验秘方一千首》

寻常疣（瘊子）

寻常疣是生长于体表的一种赘生物。中医又称“赘疣”“疣目”。

青少年、儿童多见，一般无自觉症状，偶有压痛。初发为单个，可自身接种而增多，多无自觉症状，病程慢；初起为针尖大的丘疹，渐渐扩大到豌豆大或更大，呈圆形或多角形，表面粗糙角化明显，触之硬固，高出皮肤。呈灰黄、污黄或褐色。继续发育呈乳头样增生，遇有摩擦或撞击容易出血。常好发于手指、手背、足缘等处。

鲜狼毒汁外搽治寻常疣500余例，治愈率100%

配方及用法：鲜狼毒1块。先将疣体用清水洗净擦干，把狼毒折断取汁涂于疣体上，每日1次，一般2～4次疣体可自行脱落。此药有大毒，严禁内服。

疗效：用狼毒汁外搽治疗寻常疣50余例，均获痊愈，治愈率100%。

引自：《四川中医》（1987年第12期）、《单味中药治病大全》

鲜半夏搽剂治寻常疣215例，有效率100%

配方及用法：鲜半夏。将疣局部用温水泡洗10～20分钟，用消毒刀片轻轻刮去表面角化层。再将7~9月采挖的鲜半夏洗净去皮，在寻常疣局部涂擦1~2分钟，每天3～4次。一般只涂擦初发疣（母瘊）即可，若继发疣较大较多时，可逐个进行涂擦，效果更好。

疗效：此方治疗寻常疣215例，痊愈率达96.74%。

引自：《山东中医杂志》（1991年第4期）、《单方偏方精选》

活斑蝥分泌物涂疣体3天可治愈

配方及用法：活斑蝥虫数只，将疣用75%酒精消毒或用肥皂水清洗后，用剪刀或锋利小刀将顶部表皮削去，见血为度。将活斑蝥1个从颈部去其头，用其水珠样分泌物涂于见血之疣体上，无须用敷料覆盖。

1个活斑蝥可涂1~2个疣，12~24小时后可见涂药的疣变成如烫伤后的水疱，48~72小时水疱可自行消失。

疗效：治疗100例寻常疣，全部治愈。

引自：《云南中医杂志》（1982年第5期）、《单味中药治病大全》

鸦胆子捣烂敷瘊上3次即掉

方法：鸦胆子（中药名）6~7粒，去壳将仁捣烂，敷在刺瘊上（敷前先用温水将刺瘊洗软，用小刀刮一刮），用布或胶布包住，1周换1次，2~3次刺瘊即掉。

荐方人：河南杞县县委宣传部　王有民

下肢溃疡（臁疮）

慢性下肢溃疡是发生于小腿下1/3 胫骨嵴两旁、踝部皮肤与肌肉之间的慢性溃疡，中医称其为“臁疮”。

多发于经久站立工作者，以及有下肢静脉曲张、血栓性静脉炎的患者。好发于小腿下1/3，踝骨上9厘米的内、外臁部位。 初起时小腿内臁或外臁瘙痒，继而焮红漫肿，后则溃烂，滋水淋漓，日久不愈。疮口边缘增厚，形如缸口，疮面肉色灰白或秽暗，流出污浊臭秽脓水，疮口周围皮肤暗红或紫黑发亮。常并发湿疹，极少数有癌变。

我采用祖传秘方外敷治臁疮腿有良效

我采用祖传秘方外敷治臁疮腿多例，均获良效。

配方及用法：鲜马齿苋、活蚯蚓等量。取上药捣烂成泥状，备用。据

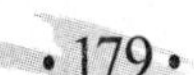

病变范围取药外敷，用纱布包扎，每日1次，3日为1疗程。症状严重者可取二药各30克，捣绞取汁口服，每日2次。

疗效：临床治疗200例，总有效率98%，治愈率88%。一般1次即可止痛，1疗程治愈。

体会：马齿苋有清热解毒、利湿、凉血止血之功，可用于治疗热毒痈肿、疮疖、丹毒。蚯蚓药称地龙，具清热平肝、平喘、活血通络、利尿之功，有解热消炎作用，可用于治疗各种炎症。二药合用能清热解毒，凉血利虚，消炎止痛，对流火有特效。（蒙志刚）

百姓验证：四川彭山县西铁分局陈上琼，女，72岁。她来信说："我老伴患臁疮腿已40多年了，用本条方治疗，20多天就完全好了，至今没有复发。"

单味地龙溃疡液治臁疮21例全部治愈

配方及用法：活地龙100克。将地龙置净水中1小时左右，让其吐尽体内泥土，洗净后放入干净广口瓶内。用白糖30克撒在地龙上，约1分钟，可见地龙体液迅速渗出。3小时左右即得渗出液约50毫升，然后用纱布过滤，装瓶内，加入适量黄连素，高压消毒后备用。用纱布条浸药液盖贴创面，每天换药1次。

疗效：此方治疗下肢溃疡21例，全部痊愈，治愈率100%。

百姓验证：有一男孩，8岁，2天前右足内踝上方皮肤被擦伤，出现感染溃烂、流脓、肿胀，行动不便。虽经治疗效果不佳。检查右足内踝上方有1.5厘米×2.3厘米大小溃疡面，肉芽组织不新鲜，并有灰白色分泌物及坏死组织附着，边缘不整齐，足及小腿轻度肿胀，诊为下肢慢性溃疡。用溃疡液纱布条盖贴创面，绷带固定，嘱其少动，休息时抬高患肢。换药6天，浮肿消失，有新肉芽组织生长；治疗18天，溃疡全部愈合。

引自：《陕西中医》（1991年第2期）、《单方偏方精选》

本方已治愈数十例臁疮病人

配方及用法：制乳香15克，制没药15克，轻粉10克，通血香10克，麝香0.4~0.9克。上药共为细末，用猪胆汁调成膏，摊在布上贴患处。

疗效：吴大夫用此方治疗数十例臁疮患者，一般轻者1次即愈，重者3次即愈。

荐方人：河南舞阳县吴城乡吴城西街诊所　吴振兴

疥　疮

疥疮系由疥螨引起的接触传染性皮肤病，易在家庭及集体中传播。

疥疮主要是疥螨与人体密切接触而传染，还可通过衣服、内衣、毛巾而传播，雌虫在离开人体后至少可存活数天，潜伏期约1个月左右，也可长达2个月。皮肤剧烈瘙痒，可能是人体对虫体所引起的获得敏感性所致。发病多从手指间开始，好发于手腕屈侧、腋前缘、乳晕、脐周、阴部及大腿内侧。幼儿和婴儿疥疮常继发湿疹样变化，分布部位不典型，可累及头、颈、掌及趾。皮损损害初发为米粒大红色丘疹、水疱、脓疱和疥虫隧道。严重者偶可伴发急性肾炎。皮损夜间奇痒，白天轻微瘙痒。损害处查到疥虫可以确诊。局部治疗原则为杀虫，止痒，处理并发症。

祖传秘方巴豆水银治疥疮擦3次即愈

配方及用法：巴豆9克，水银5滴。巴豆去壳捣烂，加入水银和匀捣泥即成。用净布将药泥包紧，蘸麻油少许在患者的两手腕部、肘弯内、腋下、两足弯等处（这些部位先用生姜擦一遍）轻轻揩擦，每日洗澡后擦1次，3次即愈。

禁忌：勿入口，沾在手上要及时洗净。

荐方人：肖俊智

引自：广西医学情报研究所《医学文选》

疥疮膏治疥疮455例，治愈率100%

配方及用法：凡士林50克，硫黄粉100克，樟脑、冰片各50克。因樟

脑、冰片是结晶体，不能直接溶于膏内，可先用少量酒精溶解后再调入膏内。将调好的膏药直接涂擦患处，用手在皮肤上轻轻摩擦，使药能直达病处，每晚1次。不需内服药。

注意：治愈后应洗接触衣物并日晒消毒，避免再接触患者及衣物。

疗效：治疗455例，治愈率100%。

引自：《辽宁中医杂志》（1991年第11期）、《实用专病专方临床大全》

本方治疥疮 319 例，治愈率 100%

配方及用法：苦参、青蒿、夜交藤、野菊花各15克，花椒12克，川芎、红花各10克。感染者，加黄柏、银花、蒲公英各10克，伴有湿疹者，加樟脑叶、荆芥各10克。加水3～4千克，旺火煎沸25分钟，每晚用药液进行全身洗浴，一次约30分钟，浴后及次日清晨外搽硫黄膏（凡士林100克，硫黄粉20克，调匀即成），连续治疗3日为1疗程。3日更换内衣、裤及被褥1次，并用沸水泡洗，烈日晒干。

疗效：本方治疗疥疮患者319例，用药1～3个疗程均治愈。（鲁达）

冻　疮

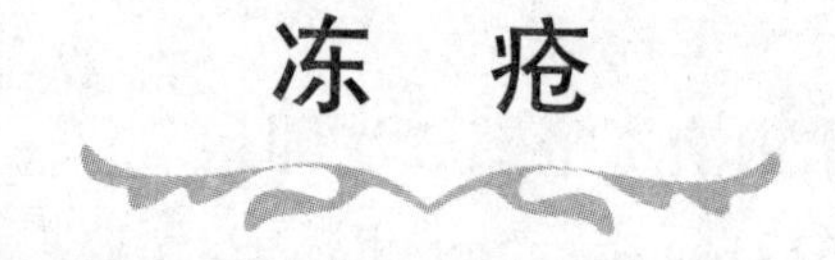

冻伤是机体受低温侵袭引起的全身或局部的损伤。冻疮是指冬季发生于手、足、耳郭等处的非冻结性冻(冷)伤。中医也称之为“冻伤”、“冻疮”。

三七大黄散治冻溃 46 例全部治愈

主治：冻溃。

配方及用法：三七、大黄等量，研极细粉；干姜、红花为3∶1。将干姜、红花按比例加水煎煮取汁擦洗患处后，将三七、大黄散撒于冻溃之处，使药粉将伤面全部盖严，外用消毒纱布，绷带包扎。每日上药2~3次。

疗效：一般10~20小时内即可结痂，痛痒基本解除。最短2日告愈，最长15天痊愈，平均9.14天治愈，无不良反应。

荐方人：陕西榆林第一人民医院副教授、药师　梁英华

引自：《当代中医师灵验奇方真传》

黄水疮

黄水疮是指脓疱疮，是一种常见的急性化脓性皮肤病。

本病多发于夏秋季节，具有接触传染和自体接种感染的特性，儿童多见，好发于头面、四肢等暴露部位，也可蔓延全身，皮损主要为浅在性脓疱和脓痂，自觉瘙痒，常在托儿所、幼儿园或家庭中传播流行。由葡萄球菌引起的脓疱多大而散在，链球菌引起的脓疱多小而群集，并易结脓痂。

用青连散治黄水疮100例，治愈率100%

配方及用法：青黛10克，黄连10克，枯矾6克，西瓜皮炭15克，共为细末，过120目筛，装瓶消毒备用。用时先用0.01%新洁尔灭清洗局部，渗出少者，取药面少许，香油调涂；渗出多者用药面外撒约0.5毫米厚，每日2次。

注意：皮损仅局限于口唇、鼻周或耳前后者，单用本方即可。若病程长，皮损延及四肢或全身者，可合用抗菌素全身治疗。

疗效：本方疗效确切，经治100余例，均在3~5日内痊愈，治愈率100%。

荐方人：山西省朔州市小峪煤矿医院家病科主任、中医师　马海

引自：《亲献中药外治偏方秘方》

我用本方治黄水疮效果非常好

配方及用法：黄柏、生大黄、苦参各30克，蒲公英、百部、银花各20克，水煎取汁。用药汁洗患处（若有脓液溢出，则先用温盐水洗净），每日3～5次。

疗效：共治60例，痊愈56例，疗程4～8天。

百姓验证：辽宁开原市城东乡大狮村冯中林，男，58岁，医生。他来信说："村民安英华患脓疱疮5年，在开原市医院确诊，中西药都用过就是不见好转。后用本条方，仅花10元钱，7天就治好了。"

荐方人：陕西洛南县　张君喜

无名肿毒

无名肿毒是骤然于体表局部发生红肿的一种证候，因无适当名称，故名。症状或痛或痒，严重者焮赤肿硬，患部附近的淋巴结肿大。可因内有郁热，或感受外邪风毒而发。无名肿毒生于意想不到之处，而其势凶恶，有生死之关，皆可以无名肿毒名之。

此秘方曾治愈很多奇毒怪疮

主治：一切阴疮和无名肿毒。

配方及用法：生南星、生半夏、生川乌、生草乌各9克，天仙子12克。上药共研细末，调天仙子和滚水敷患处。

疗效：此方有特效，曾医治很多的怪疮奇毒杂症。

荐方人：广西桂林　饶成

引自：广西医学情报研究所《医学文选》

疮疡

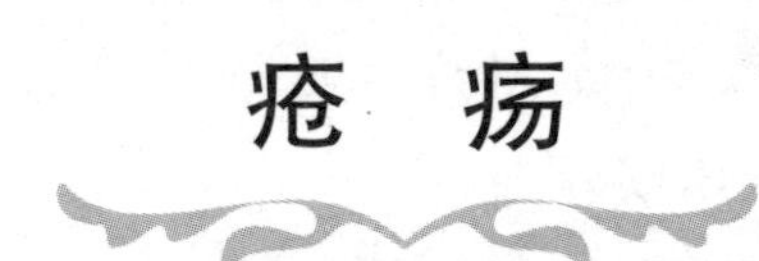

疮疡是一类常见的皮肤感染性疾病，包括疔、痈、疖等，中医归之于“痈疽疖肿”范畴。

痈肿：初起为痒痛小疙瘩，逐渐增大，肿硬、焮红、灼热，且疼痛剧烈，并伴寒战、高热、毒血症状。发展后脓腔形成较深较大，或形成多房性脓肿。

疖肿：初起为毛囊性红色小丘疹，逐渐增大为硬节，数天后中央形成脓腔和脓栓，当脓栓排出，疼痛很快减轻，红肿消退。

疔疮：该病初起状如粟粒，色或黄或紫，或起脓水疱、脓疱，根结坚硬如钉，自觉麻痒而疼痛轻微，继则红肿灼热，疼痛增剧，多有寒热。如见壮热烦躁，眩晕呕吐，神识昏愦者，为疔疮内攻之象，称为“疔疮走黄”；如发生于四肢，患处有红丝上窜的，名为“红丝疔”。

民间秘传的“疔疮白膏”治疮真有效

配方及用法：用猪苦胆加等量的红糖在锅内混熬到一定黏度后装入瓷罐内，并封口密闭埋入地下（阴凉处），埋得时间越长越好，等打开罐后就成白色药膏了。这种外敷药膏对各种无名疔疮，能提毒化瘀，生肌愈合。

百姓验证：武胜县清平镇方沟村五社陈井文用此方治好了自己的疮。

荐方人：辽宁阜新市　石明远

五代祖传神效疔毒膏治疔疮屡用屡效

主治：疔疮（已溃未溃均可）。

配方及用法：百草霜（细末）60克，松香（桑木灰煮白如玉）120克，制乳香、没药各15克，铜绿（研粉）60克，白蜡120克，芝麻香油150克。将香油放入铁锅中煮至滴水成珠，稍黄色，即依次下白蜡、乳没粉、松香粉、铜绿粉、百草霜粉，候滚透搅匀待冷成膏。用时将膏搓成条子做成小丸或小饼（重约3克），放在黑膏药中心敷疔头上。

疗效：五代祖传，屡用屡效。

按语：疔毒膏以未溃消疔，已溃拔疔，速效止痛为神奇功效；见疔疮不用刀割，将毒膏放在黑膏药上出黄水即愈为其专长。用药期间忌鱼腥发物、烈酒辣椒，若辨证内治其效更佳。

荐方人：陕西省勉县普济堂诊所　陈斌　陈兆如

引自：《当代中医师灵验奇方真传》

此祖传秘方治各种疔疮破溃红肿疼痛症有效

主治：各种疔疮破头已溃，红肿疼痛。

配方及用法：真正矾卤砂（如无，用盐卤亦可）、枯矾、轻粉、朱砂各3克。食盐放在铁刀上，放火里煅红，即成盐卤，和上药共研成细粉，密贮待用。用时，先用消毒药水，或银花、甘草各6克煎水洗后，用银针刺破疔头，用蟾酥膏贴之，日换3次。

反应：此药敷上四五分钟有剧痛。症轻者化水而愈，症重者连疔根腐溃拔出。

禁忌：油腻、辛辣等刺激之品。

荐方人：江西余干县　祖伟

引自：广西医学情报研究所《医学文选》

我家祖传单方治痈肿恶疮有特效

取棉油脚（越陈越好）或多年存放的棉油（以可调成糊状为限），再取3~5个不带毛茬的（干湿不拘）鸭子的嘴壳放在瓦上焙干，研成灰末，然后将二者放在一起调。用茶水洗一下伤口，再用药糊涂擦患处，上药不到10分钟，毒液便被此药拔出，随之流出黄色脓水，擦去脓水后再上新药，每日4~5次。坚持用药半年，即可将病治好。

荐方人：安徽省桐城县天城中学　毛国材

引自：广西科技情报研究所《老病号治病绝招》

此祖传秘方可治疮蛆溃烂腥臭之病

主治：凡疮溃烂，排出腥臭脓秽而生蛆者。

配方及用法：广木香、尖槟榔各6克，共研细末撒于疮上。桃树叶124克以水3碗煎至2碗，频频洗疮。

注：上方有杀灭疮蛆之效。

荐方人：藤县　李天萃

引自：广西医学情报研究所《医学文选》

名医家传秘方能使疮搬家治愈效果惊人

配方及用法：蜗牛4份，寸香2份，蟾酥2份，共为细末，用少许清水调之，用新笔蘸此药水将欲挪之疮圈住，再用小针将欲挪到之处的皮肤轻轻刺破，点一点此药水，再用药店里出售的拔脓毒小药膏贴住，一二日即从此处透出脓毒，其原疮处自消。此法虽简，效果惊人。

百姓验证：盖子翰，男，50余岁。因臀部患疮，破后疮口如酒杯大。在其已破之处旁离二寸许又溃一块，一处不愈，又破一处。即采用了给疮搬家的办法，把未破之疮，引向已破之口，照法行之，一夜即透过新溃之处，随之而消，又用别药医治之，不久即愈。

按语：疮生在多骨处，溃破后不易敛口，可在疮将溃之时，用此法把它搬到骨少的地方，等破了再搬则无效。应注意：向下搬挪容易，向上搬挪较难。此为疮科名医郑广泽先生家传极秘之方。

荐方人：河北石家庄　董启炎

引自：广西医学情报研究所《医学文选》

秘不传人的治痈神奇妙方

苍耳虫是生于苍耳茎内的一种昆虫的幼虫，形如小蚕。苍耳草全国各地都有分布。夏秋季节把苍耳草茎秆剥开，从中取出小虫，用麻油或茶油浸泡备用。苍耳虫具有消肿止痛，解毒散结的作用。

现在苍耳虫不仅仅用于治疗乳痈，还广泛应用于痈肿、疔毒、痔疮等疾病的治疗，并且疗效都很好。下面简单介绍几种用法：最常用的就是上述所用麻油浸泡；另外可将苍耳虫放在膏药上，贴患处，用于治疗疮疾；

还可入复方，与白僵蚕、雄黄或冰片共研细末，蜜调敷贴。

荐方人：安徽中医学院　薛松

蛇咬伤

蛇咬伤指被蛇牙咬入了肉，特别是指被通过蛇牙或在蛇牙附近分泌毒液的蛇咬后所造成的一个伤口。被无毒的蛇咬了以后，就像治疗一个针眼大小的伤口一样，而被毒蛇咬伤，可能很严重。

祖传秘方治蛇伤数百例治愈率100%

配方及用法：用蛇草（即徐长卿）数叶，切勿用水洗，必须用口嚼碎对伤处涂之，可立即止痛，经24小时后痊愈。此草涂上后不可让它掉下来，一掉下来再涂就无效了；不经口嚼也无效。如蛇咬伤厉害，用草头煎水服之即愈。

疗效：福建厦门市老中医用此祖传秘方治疗蛇伤患者几百例，无不痊愈，治愈率达100%。

百姓验证：辽宁清原县湾甸子镇二道湾村王安才，男，53岁，农民。他来信说："本村姑娘李燕被蛇咬成重伤，我用本条方为她治疗，仅用1剂药就好了。自1998年至2001年，我用此条方治好了16位被蛇咬伤者。"

荐方人：辽宁清原县湾甸子镇二道湾村　王安才

引自：广西医学情报研究所《医学文选》

用祖传秘方治蛇咬伤有起死回生之效

配方及用法：备野生半夏连根叶、乌柏树根、千层楼根。上药水煨服一二碗。

注意：服后20分钟即泻10余次，其毒由大便排出，再用水蜈蚣（草药名称）15克泡酒服，一半擦伤口，伤口自流血水，再用苍耳草敷伤口即愈，有起死回生之功。

荐方人：徐春福

引自：广西医学情报研究所《医学文选》

治毒蛇咬伤最妙秘方

取红背丝绸草药，稍加晾干后，以每31克浸泡500克50度以上白酒为佳，一般泡上3个月后使用。此为红背丝绸药酒，是治蛇伤的最妙秘方。

20世纪70年代中期，我在桂北山区插队落户。有一年，队里一人毒性攻心蔓延，脚肿得像水桶粗，裤子都脱不下，生命危在旦夕。我赶紧将下乡插队时父亲为我泡制的红背丝绸药酒带去他家。说实话，当时我也是第一次用此药，出乎我意料，当晚我仅用药棉蘸药酒，从向心处朝离心处擦搓，半小时后就开始消肿，次日他奇迹般地伤愈下地劳动了。据父辈说，红背丝绸药酒有立竿见影的疗效，而用红背丝绸草药制成的注射针剂，则有起死回生的妙用。

引自：《神医奇功秘方录》

蜈蚣咬伤

被蜈蚣咬伤后于伤处发生两个瘀点，继之周围皮肤出现肿胀，有灼热、剧痛和刺痒感，所属淋巴结和淋巴管发炎，轻者数天皮疹即可消退，重者局部皮肤发生红肿或坏死外，还可出现发热、恶心、呕吐、头晕、头痛、心悸、谵语及抽搐等全身中毒症状，尤其儿童可危及生命。

祖传秘方用锈铁水治蜈蚣咬伤立竿见影

主治：蜈蚣咬伤。

配方及用法：锈铁一块。将锈铁磨水搽伤处。

疗效：搽上即止痛消肿。

荐方人：江西　张益成

引自：广西医学情报研究所《医学文选》

蝎子蜇伤

被蝎子蜇伤处常发生大片红肿、剧痛，轻者几天后症状消失，重者可出现寒战、发热、恶心呕吐、肌肉强直、流涎、头痛、头晕、昏睡、盗汗、呼吸增快等，甚至抽搐及内脏出血、水肿等病变。儿童被蜇后，严重者可因呼吸、循环衰竭而死亡。

师传方用生烂山药治蝎蜇伤屡用屡效

主治：蝎蜇，扫虫扫。

配方及用法：生烂山药（烂的有水者佳）用布包好，拧汁擦患处。

疗效：屡用屡效。

荐方人：河北保定市　贾洪福

引自：广西医学情报研究所《医学文选》

异物入肉不出

异物入肉是指被竹、木、铁钉等异物刺伤，入肉里，竹木类往往会因为干枯易断，铁钉类会因为生锈，无法完整取出而肿痛。

祖传方用蓖麻籽、天仙子治竹木刺肉不出有特效

主治：竹木刺入肉拔之不出，伤外逐渐潮红肿痛，甚则微冷发热。

配方及用法: 蓖麻籽156克,天仙子62克共捣烂,用开水捣融如泥状。将上药敷于患处,半天即出。

疗效: 此方经本人使用多次,屡用屡效。

荐方人: 广西苍梧县　黎德贤

引自: 广西医学情报研究所《医学文选》

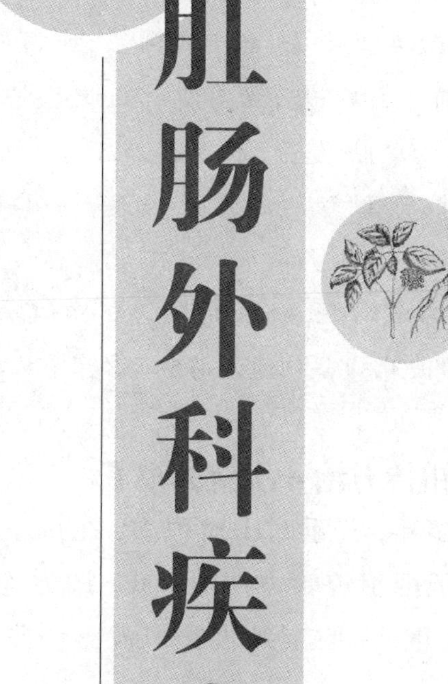

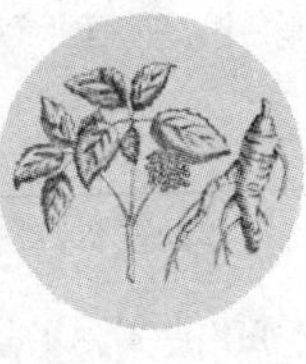

肛肠外科疾病

各类型痔疮

人体直肠末端黏膜下和肛管皮肤下静脉丛发生扩张和屈曲所形成的柔软静脉团，称为痔，又名痔疮、痔核。

内痔：表面由黏膜覆盖，位于齿线上方，由痔内静脉丛形成，常见于左侧正中、右前及右后3处，常有便血及脱垂史。

外痔：表面由皮肤覆盖，位于齿线下方，由痔外静脉丛形成，常见的有血栓性外痔、结缔组织外痔(皮垂)、 静脉曲张性外痔及炎性外痔。

混合痔：在齿线附近，为皮肤黏膜交界组织覆盖，由痔内静脉和痔外静脉丛之间彼此吻合相通的静脉形成，有内痔和外痔两种特性。

我的痔疮用祖传方治 4 次就去根了

我患内外痔多年，严重时出血很多，在炕上一躺半月。后来，村里的老医生崔恒之子把祖传验方传给了我，按方连服5次去了根，20多年未犯过痔疮病，干重活、吃辛辣食物也没有妨碍。故此，特将此方献给同病患者。

配方及用法：当归9克，黄芩7.5克，连翘9克，地榆6克（出血用地榆炭），赤芍6克，白芷9克，蝉蜕6克（去头足），槐胶12克（蜜炙），生地6克，黄柏4.5克，炙甘草4.5克。上药水煎服。

荐方人：河北辛集市问房乡枣营村　刘源海

我用此绝招治愈 300 余例痔疮，无一例复发

配方及用法：全虫（蝎子）6克，天虫（僵蚕）6克，生鸡蛋15个。全虫、天虫瓦上焙黄，研成粉末，将鸡蛋破一小孔，每个装入药末的1/15，搅匀、封好蒸熟，每餐前空腹吃1个药鸡蛋，连用15个为1疗程。

此方简单易掌握，无痛苦，疗效显著，无任何副作用。

我患的是环痔，内外痔均有，大便时疼痛难忍，并带有许多鲜血。我吃了第一个药鸡蛋，次日解大便时，出现了轻微泻下疼痛，血便没有出现。于是我连用了15个鸡蛋，为了巩固疗效，又增加1疗程。以后即使遇有便秘的情况，也没有出现过疼痛和血便。经医生检查，我的痔疮已彻底治愈了。至今我已用此方治愈痔疮患者300多例，无一例复发。

百姓验证：广东遂溪县遂城镇农林路四横杨春熙，男，67岁，离休干部。他来信说："县财政局农财科原负责人王奇峰自1987年开始患外痔，经各地中西医治疗，花费数千元也未见任何效果，有时从肛门处频频流液体和血丝。后来我用本方为他治疗，连服3次就见效了，服用20次后彻底治愈此病。"

荐方人：山东庆云县后张乡王知县村　王学庆

我家祖传防治痔疮经验特灵

最近看到全国肛肠学会的一个调查统计资料，说我国患痔率已达59.88%。这说明除去占全国人口近半数的未成年人外，全国的大多数成年人都患有痔疮。

我是四川人，现四世同堂，祖孙四代视麻辣如命，且爱吃肥肉，从事的也多是久坐久站的职业（教师或医生），按常理本该是"痔疮世家"了，却无人患此病。细细想来，其"诀窍"可能来自我家祖传的传统做法：不论男女老少，每次大便后，不是用手纸或其他东西，而是用清水（冬暖夏温）清洗"出口"，然后用干净毛巾擦干。此举的好处在于：对"出口"的清洁比用手纸等彻底，避免了手纸等对"出口"黏膜和小血管的损伤，不致引起细菌感染。另外，热水和温水对血液循环有促进作用。每天晚上睡前进行洗漱时，也要清洁"出口"，内裤是一天一换，洗净后天晴时一定在阳光下晒干。

我想，不管是有痔或无痔的读者，不妨试试我家的"经验"，坚持日久一定会受益的。（陈一家）

我用本秘方治痔疮疗效好

河南兴隆县联合医院夏茂先生有一个治疗痔疮的秘方，疗效好，无副作用。

配方及用法： 麝香0.15克，炙马钱子（或马钱子面）7.5克，冰片、铜绿、白矾（明矾）各1.5克。将麝香、炙马钱子、铜绿、白矾分别在研钵内反复研成极细的面，混合后将冰片轻研，制好后装瓶备用。用药时取少量的药面撒于痔疮上即可。不用禁忌食物，蔬菜辛辣均可吃。

疗效： 用药后半天即可止痒。一般用药2～3次痊愈，不再复发。若以后发痒时，马上撒药，便不生痔疮。

治外痔三法： ①芒硝（皮硝）若干，放在罐内用纸火点燃熏患处。②将猪胆3～5个煮烂，晾凉后抹在患处，2～3次即可痊愈。③用地榆烧水盛罐熏患处即愈。

百姓验证： 山东威海新华厂谢振刚，男，33岁，工人。他来信说："有一次我得了痔疮，到当地海军404医院检查，发现痔疮有一个中号红枣那么大，医生建议做手术，我没有同意。回到家后就用本条方中的第三种方法治疗，仅1次就痊愈了，而且至今未犯。"

我应用本祖传秘方酒煮鸡蛋治内外痔百医百灵

主治： 内外痔。

配方及用法： 鸡蛋12个，白酒适量（以淹没鸡蛋为准）。把鸡蛋放在白酒中，用微火煮鸡蛋至酒干备用。每天早上空腹内服鸡蛋2个，6天为1个疗程，3个疗程即愈。

疗效： 此方属彝族祖传秘方验方，有效率达95%以上。

百姓验证： 云南师宗县检察院杨中明，男，52岁，检察官。他来信说："我患有内外痔多年，痔疮流血，我抱着试试看的态度用本条方治疗，果然见效，痔疮全好了。此条方真是既简单又神奇！"

荐方人： 贵州仁怀县政协委员会　王荣辉

引自：《当代中医师灵验奇方真传》

此祖传三代秘方治内痔数次可彻底去根

主治：内痔。

配方及用法：癞蛤蟆草（又名臭婆子）9克，刘寄奴9克，防风9克，荆芥9克，甘草节9克，白凤仙花6克，蝉衣6克，瓦花9克。上8味药煎沸数开，入醋半杯，食盐一撮，将药水放净盆内。患者坐盆上熏之，其痛即止。熏至药汤半温时，去渣，以药汤洗痔。

疗效：数次脱根，永不再发。

荐方人：河南 贾明

引自：广西医学情报研究所《医学文选》

此祖传秘方治内外痔均有效

主治：内痔、外痔。

配方及用法：麝香0.3克，熊胆0.3克，冰片0.3克，猬皮0.3克，共研细末。外痔：每日敷药末3次。内痔：将药棉缠在如火柴杆粗细的木棍上，用凉开水浸湿，沾药末插入肛门内，随即将小棍抽出，将药棉留在肛门内。

荐方人：刘隆翰

引自：广西医学情报研究所《医学文选》

此秘方治内痔服药 5 次以上永不复发

主治：内痔。

配方及用法：穿山甲粉0.6克，人指甲炒研末少许，冲三花酒服。

疗效：服5次以上，永不复发。

荐方人：广西桂林市 缪惠生

引自：广西医学情报研究所《医学文选》

此家传偏方治痔疮有奇效

主治：治痔疮肿痛。

配方及用法：活海蛤2个，冰片6克。将海蛤洗净，扒开口，再把冰片放在口内，化水，用净器贮存，用消毒棉球涂于患处，每日3～4次。

按语：1970年，有一位干部由于劳累过度患痔疮肿痛难忍，求我诊

治。正适旁有一校友，说家传偏方治痔疮有奇效，我按照所授方法运用，确实有效。后用此方治疗多人，甚效。

引自：《小偏方妙用》

银黄熏洗剂治痔疮 100 例均有效

配方及用法：银花30～50克，苍术、五倍子各15～30克，黄柏、苦参各15～20克，芒硝20～60克。上药加水3000～5000毫升，文火煎煮5～10分钟，即将药液倒入盆中（或罐中），滤去药渣，趁热气盛时坐在盆上熏蒸患处。待药液不烫时再行浸洗，每次30分钟左右。每天1剂，早晚各熏洗1次。

疗效：此方治疗痔疮100例，痊愈95例，好转5例，无一例失败，有效率100%。

引自：《湖南中医杂志》（1991年第5期）、《单方偏方精选》

我以单药五倍子治痔疮 80 例全部治愈

配方及用法：五倍子500克。上药拣净捣碎，浸泡于1000毫升52.5%的乙醇中，密封存放1～2个月，过滤后煮沸消毒备用。局麻下注入适量于痔核内，使之成紫褐色为度。

疗效：治疗痔疮80例（内痔5例，外痔3例，混合痔72例），3天左右全部治愈。

百姓验证：江苏灌南县桥西冷冻厂莫福华，男，36岁，专科医生。他来信说："患者谢友亭患内痔30年，每逢大便痛不欲生，时常出血便血。曾做激光手术，内服痔炎消，皆未能解除。我用本条方为他治疗2次，1周后病告痊愈，至今未复发。"

引自：《湖北中医杂志》（1985年第3期）、《单味中药治病大全》

肛瘘（痔瘘）

肛管直肠瘘是肛管或直肠与肛周皮肤相通的肉芽肿性管道，主要侵犯肛管，很少涉及直肠，故常称为肛瘘。

表现为自瘘管外口反复流出少量脓液，污染内裤；有时脓液刺激肛周皮肤，有瘙痒感。若外口暂时封闭，脓液积存，局部则有胀痛，红肿，封闭的外口可再穿破，或在附近穿破形成另一新外口，如此反复发作，可形成多个外口，互相沟通。如瘘管引流通畅，则局部无疼痛，仅有轻微发胀不适，病人常不介意。

此民间秘方治愈众多痔瘘患者

主治：痔瘘。

配方及用法：取活蛇，用刀断头，剖腹取胆（时间不宜太长，否则胆缩小）。将胆放在背阴处风干，自然形成线状胆条，将胆条塞入瘘管。

反应：塞入时有凉的感觉，五六日瘘管随胆条脱出。

疗效：此为民间秘方，治愈患者众多。

荐方人：唐山　齐志

引自：广西医学情报研究所《医学文选》

本方治痔瘘术后伤口久不愈合有佳效

主治：痔瘘术后伤口久不愈合。

配方及用法：炉甘石15克，黄丹6克，血竭3克，朱砂3克，滑石粉15克，儿茶3克，乳香15克，没药15克，红升丹3克，冰片1.5克，龙骨3克，轻粉6克，上药共为细面备用。令病人每日大便后用1∶1000新洁尔灭溶液洗净伤口，将凡士林纱条放入消炎生肌散药瓶中沾匀药粉，然后把纱条轻轻置于肛瘘切开的创面上，每日换药1次，待伤口痊愈为止。

疗效： 治疗病人1000例，治愈980例，好转20例，有效率100%。

按语： 方中炉甘石、黄丹燥湿止痒，敛疮解毒防腐；血竭、儿茶止血敛疮生肌，对于久溃不敛，外伤出血疗效甚佳。对于疮疡久溃不敛者有特效。

荐方人： 河南省延津县人民医院主治医师　魏翠英

引自：《当代中医师灵验奇方真传》

直肠脱垂（脱肛）

直肠脱垂是一部分直肠或肛管下垂于肛门外的病症。中医称为“脱肛”。

直肠脱垂病人常有慢性便秘、排粪无规律的病史。起病缓慢，早期感觉直肠胀满，排粪不净，以后感觉排便时有肿块脱出而便后自行缩回，疾病后期咳嗽、用力或行走时都会脱出，需用手托住肛门。如直肠脱出后未及时托回，可发生肿胀、炎症，甚至绞窄坏死。病人常感大便排不尽，肛门口有黏液流出，便血、肛门坠胀、疼痛和里急后重，有时伴有腰部、下腹部或会阴部酸痛不适。

祖传秘方治气虚脱肛3剂可愈

主治： 气虚脱肛。

配方及用法： 生黄芪125克，防风3克，升麻2.4克，清水煎，分2次温服。

疗效： 轻者1剂肛即上收，重者3剂可愈。

荐方人： 广西　黎克忠

引自： 广西医学情报研究所《医学文选》

家传方治脱肛最多5次即愈

配方及用法：木鳖子1个去壳，平碗内置少许淡茶水，将木鳖子研（如研墨状）后备用。以棉花球蘸药涂脱肛处，每隔1日1次，最多5次即愈。

荐方人：河北省　聂赤峰

引自：广西医学情报研究所《医学文选》

本方治脱肛效果较好

配方及用法：老枣树皮、石榴皮各6克，明矾4.5克。上药为1剂量，煎水300毫升，待微温时，用脱脂棉球蘸药水洗脱出部分，每日2~3次。

疗效：本人用此法治疗脱肛30余例，治愈24例，取得较满意的效果。凡属脱肛者，多数在肠炎或菌痢后出现，同时患者体质瘦弱，肛提肌已告松弛，在处理上，仍需结合治疗原发病，同时注意加强营养，多方配合，以加强疗效。

荐方人：河南虞城县第一职高　刘长明

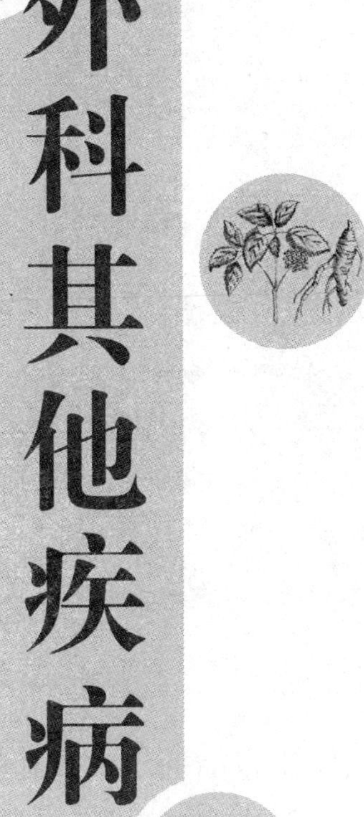

外科其他疾病

疝气症

疝气是指睾丸或脐部偏坠胀痛的疾病。俗称“小肠气”。

易复性疝临基本症状是腹股沟区出现一可复性肿块，开始肿块较小，仅在病人站立、劳动、行走、跑步、剧咳或婴儿啼哭时出现，平卧或用手压时块肿可自行回纳，消失不见。

难复性斜疝在临床表现方面除胀痛稍重外，其主要特点是疝块不能完全回纳。

嵌顿性疝常发生在强力劳动或排便等腹内压骤增时，常表现为疝块突然增大，并伴有明显疼痛，平卧或用手推送肿块不能使之回纳，肿块紧张发硬，且有明显触痛，嵌顿的内容物为大网膜，局部疼痛常轻微；如为肠袢，不但局部疼痛明显，还可伴有阵发性腹部绞痛、恶心、呕吐、便秘、腹胀等机械性肠梗阻的病象，疝一旦嵌顿，自行回纳的机会较小；多数病人的症状逐步加重，如不及时处理，终将成为绞窄性疝。肠管壁疝嵌顿时，由于局部肿块不明显，又不一定有肠梗阻表现，容易被忽略。

我家祖传三代秘方治疝气3次痊愈，永不复发

配方及用法：猪项鬃手指粗1束，白糖25克，西茴5克。猪项鬃烧研细面过罗，对白糖、西茴（研面），黄酒冲服。

疗效：不论新旧疝气病，1次止痛，3次痊愈，不再复发。

百姓验证：湖北老河口市225信箱贺洪选，男，51岁，工人。他来信说：“吴某患疝气病很长时间了，常有下坠疼痛感。到医院去治疗，医生说必须做手术。因其不宽裕，一直未做。后来我用本条方为他治疗1周，花钱不足3元就不痛了。”

荐方人：河南南阳县　刘福增

引自：广西医学情报研究所《医学文选》

用本方治腹股沟疝有奇效

配方及用法：茴香籽50克，鲜姜、红糖适量。三物加水两碗熬至一碗，每天早晚2次煎服，4次便可痊愈。

百姓验证：辽宁阜新市海州矿选煤厂退休工人邵云峰，患双侧腹股沟疝气病，用此方治疗4天痊愈，至今未再复发。

荐方人：邵云峰女儿　邵淑珍

烧烫伤

烧烫伤是热力作用于人体而引起的皮肤急性损伤性疾病。本病又称水火烫伤、火烧伤、汤泼火伤等。

其特点是轻者导致皮肤表皮烧伤，重者导致真皮、皮下脂肪组织烧伤，再重者导致肌肉、骨骼，甚至内脏烧伤；大面积烧伤者可引起休克等全身症状，并可以引起死亡。

祖传百年秘方治烧烫伤屡收良效

配方及用法：炉甘石、冰片、地榆各9克，大黄16克，桐油2500克，加石灰适量。先将炉甘石、冰片、地榆、大黄4味共研极细末（称"白玉粉"），再用石灰适量掺入冷开水中，调匀。待澄清，取石灰上清水拌入桐油内，用细竹竿将油与石灰和捣旋转200下，候油与水变成白玉色后再将"白玉粉"掺入搅匀，则成淡黄清凉而香的油膏。用清洁的鸡毛将油膏外涂患处。

疗效：用后马上止痛，屡收良效。对于大面积烧伤病人，若配合西医疗法则效果更佳。

荐方人：黑龙江哈尔滨市　曾立昆

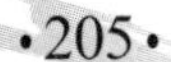

引自： 广西医学情报研究所《医学文选》

祖传五代秘方治烧烫伤5天内均可痊愈

配方及用法： 净茶油125克，鱼胆汁62克。将胆汁加入油内搅匀待用，越久越好，待油变成白色，用之更妙。频频涂抹患处，干后再涂，至愈为止。

疗效： 3～5天痊愈。

荐方人： 福建三明市　邹金林

引自： 广西医学情报研究所《医学文选》

祖传秘方治烧烫伤最重症7天可痊愈

主治： 铁火烧伤、汤水烫伤。

配方及用法： 地榆粉31克，黄柏粉19克，甘草粉13克，川连粉62克，木通粉19克，冰片9克，共研为细粉和匀。铁火烧伤用鸡蛋调匀，汤水烫伤用麻油调匀如稀糊状，用鸭毛将药抹患处，每日上药多次，干了即加。如有水疱可以挑破。

疗效： 任何严重烫伤能在3～7天治愈，愈后无疤。

禁忌： 伤后切勿用冷水或冷物敷。

荐方人： 广西　李知行

引自： 广西医学情报研究所《医学文选》

我父传授的这个治疗烧烫伤秘方特别有效

我父亲从事外科医疗工作55年，他传给我一治烧烫伤秘方。

方法： 将老南瓜瓤、籽晒干，用瓦烧烫烤干打成粉，加菜油调和成糊状涂局部烧烫伤处，每日3～4次，一般3日可治愈，愈后无伤疤。如找不到老南瓜瓤、籽，可将嫩南瓜切成薄片沾上菜油贴于伤处，也同样有好的效果。

我近2年先后治疗烧烫伤患者18例，例例效果好。如南津街一居民王某，女，45岁，熬猪油时油溅在左脸上，3小时后起疱，疼痛难忍，用本方3日治愈。又如某厂修理车间卞某，男，26岁，打铁不注意有烧红的铁掉在右脚背上，30分钟后起了鹅蛋大的疱，疼痛难忍，去某诊所治疗，花钱105元没治愈，流脓不止。后经我采用本方治疗，只花0.5 元，6日治好了烫伤，对我感激万分。

百姓验证： 广西宾阳县新桥镇民范群英村王世和，男，54岁，农民。他来信说："我的侄儿王启精，6岁。于1998年9月25日下午4时，被正在燃烧中的汽车轮胎胶灰烧烫成重度伤，双腿膝盖以下出现水疱，有成人拳头大小，好多人见状不敢看。当时，他家离我家较远，烧烫伤后的第三天我才知道。我随后按本条方配药，第四天晚上开始涂搽，第六天所有水疱全部消失，第七天生新肌，第十天痊愈，可以穿鞋袜随便行走了。痊愈之后，未留疤痕。"

荐方人： 四川合川市清平医疗站　邓增惠　邓碧兰

引自： 1997年第10期《农家科技》

蘑菇煅为末治烧伤止痛效果好

有一位姓魏的男青年，20岁，因点三眼枪，不慎将火药匣子烘着，烧伤面、胸、腹、足等处，伤口呈黄油色，含脓汁，疼痛不止。将蘑菇在砂锅内煅黑存性，研为细末，香油调，涂抹伤处。用此方治疗后，不到30分钟，即不觉疼痛。

引自：《中医验方汇选》、《中医单药奇效真传》

我应用此方治烧烫伤数十例皆愈

配方及用法： 当归6克，细辛3克，白芷3克，冰片3克，蜂蜡10克，香油100克。将当归、细辛、白芷放油内炸黑，捞出，再放入蜂蜡溶化后，加入冰片搅匀，稍晾装瓶内，密封。用时以棉花涂药敷患处，勿包扎，每日3次。

疗效： 用此方治烧烫伤数十例，皆愈。

百姓验证： 李平伦于1970年被电烧伤，右手拇、食、中指及虎口部呈焦甲型，到郑州某医院诊治，让其截肢。经用此方治疗2个月痊愈，且未留疤痕，手指功能无损。

荐方人： 河南滑县交通局　吴星云

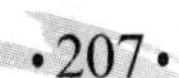

红斑狼疮

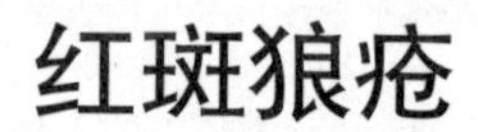

祖传秘方治红斑狼疮多例效果均佳

配方及用法：①水降丹，水银31克，纯硫酸62克，白矾16克。②七星丹、水银各16克，硼砂、白矾、胆矾、芒硝各9克，雄黄、朱砂各3克。③蜗牛散，蜗牛20只研末。

水降丹：置硫酸于瓶内，徐徐放入水银，使其燃烧氧化（但要小心，以防爆炸），然后将白矾末加入即成。七星丹：用升丹法制取。

取等量七星丹、蜗牛散加入95%酒精中调成糊状，即倾倒于水降丹中，用玻璃棍搅匀，待澄清后取液备用。用铅线蘸药液点患处，每星期点1次。

注意：用时勿点在健康皮肤及眼睛上。

疗效：曾治疗多例，效佳。

荐方人：广西　林栋材

引自：广西医学情报研究所《医学文选》

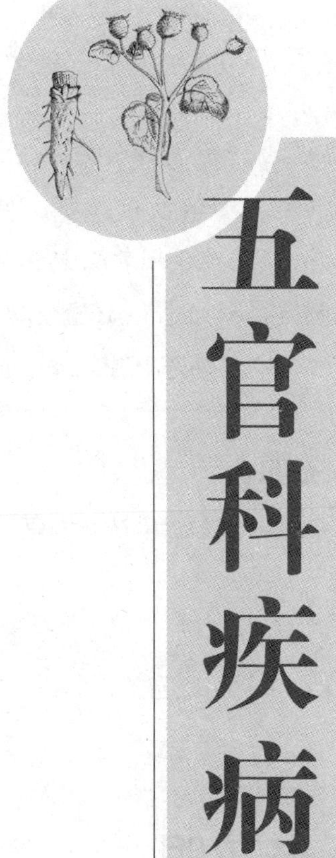

五官科疾病

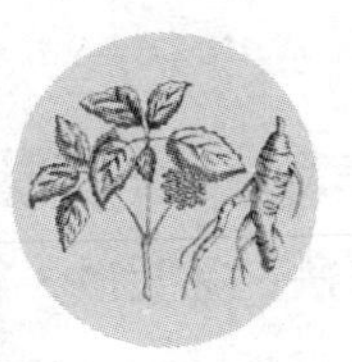

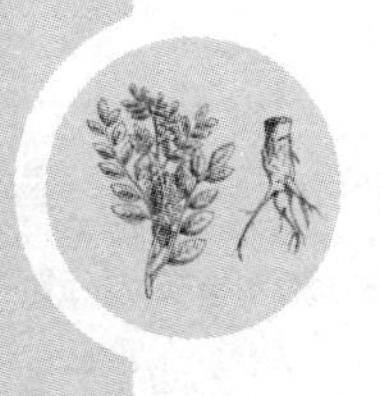

沙　眼

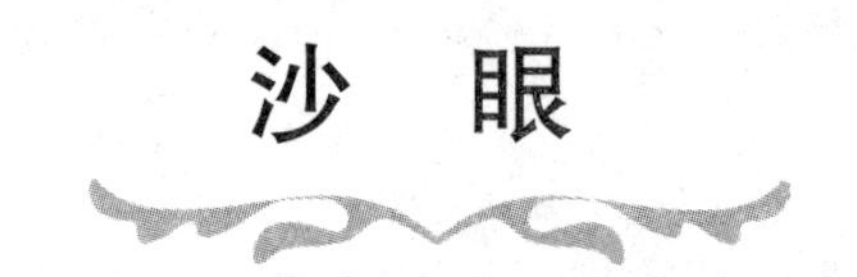

沙眼是由沙眼衣原体引起的一种慢性传染性结膜角膜炎，因其在睑结膜表面形成粗糙不平的外观，形似沙粒，故名沙眼。

潜伏期5～14天，双眼患病，多发生于儿童或少年期，轻的沙眼可以完全无自觉症状或仅有轻微的刺痒，异物感和小量分泌物；重者因后遗症和并发症累及角膜，有怕光、流泪、疼痛等刺激症状，自觉视力减退。

祖传百年秘方治沙眼 7 天即愈

配方及用法：夜明砂3个，凤凰壳6只，草决明9克，虫蜕9克。以米醋将药煎后洗眼，每天2次，7天愈。

荐方人：曾清泉

引自：广西医学情报研究所《医学文选》

老花眼

随着年龄增长，晶状体逐渐硬化，弹性减弱，睫状肌的功能逐渐减低，从而引起眼的调节功能逐渐下降。在40～45岁开始，出现阅读等近距离工作困难，这种因年龄增长所致的生理性调节减弱称为老花眼。

王世英花眼多年用本秘方医治视力恢复

河南省安阳县马家乡沙井村农民王世英今年57岁，看书报戴花镜已有6年之久，可是现在不用戴花镜了。秘密何在呢?原来，他有个秘方：自做米酒，也叫黄酒（用小米煮粥加入陈曲“麦曲”制成）。米酒内泡入适量党参或生熟地，每天喝50~100克，坚持了2年，现在眼力很好，看书报不用戴花镜了。

荐方人：河南省安阳县　岳建雷

红眼病（结膜炎）

红眼病是由细菌感染引起的一种常见的急性流行性眼病，其主要特征为结膜明显充血、脓性或黏膜脓性分泌物，会自愈。夏秋季节，因天气炎热，细菌容易生长繁殖，非常容易造成大流行，所以又称春季卡他结膜炎。红眼病一般不影响视力，预后良好，但是如果不及时治疗，有的则转成慢性结膜炎。

本方治愈急性结膜炎患者100余例

主治：急性结膜炎。

配方及用法：三颗针200克，忍冬藤250克，猪苦胆5个，冰片少许。前2味洗净，加水1500毫升，煎至1000毫升，用7层纱布过滤，入后2味，瓶装备用。每日滴眼3~5次。

疗效：治愈100余例，一般10~15次愈。

引自：广西医学情报研究所《医学文选》

单药番泻叶代茶饮治目赤红肿很有效验

番泻叶味苦而性寒，质黏而润滑，是一种使用方便的泻下药，能入大肠经，泻积热而润肠燥。本品不仅能润肠通便，而且可治目赤红肿，眵多壅结之证。曾遇一在西藏工作的干部，其两目微赤，而两眦常有大量眼眵壅结，视物昏花不清，给予番泻叶30克，嘱其每次服用2~3

克，泡水代茶叶饮之。1剂尽而病愈大半，又服30克，则两目完全恢复正常。

引自：《名中医治病绝招》、《中医单药奇效真传》

近视眼

近视是眼睛看不清远物、却看清近物的症状。中医称为“能近怯远”。

轻度近视：-3.00D以下。

中度近视：-3.00～-6.00D。

高度近视：-6.00～-9.00D。

超高度近视：-9.00D以上。

我按本祖传秘方服药治近视眼疗效好

主治：近视眼（先天性近视眼亦可）。

配方及用法：石菖蒲6克，党参5克，远志6克，云苓12克，盐知母6克，盐黄柏6克，生地、熟地各15克，菟丝子、茺蔚子、五味子、车前子、枸杞子各10克，水煎服。

加减法：①伴有多梦多惊者加磁朱丸10～15克。②伴有复视症状者加羌活6克，防风6克，细辛0.5～1克。③伴有失眠者加柏子仁、薏米、枣仁。④伴有肺病者加天冬、麦冬。⑤伴有头晕头痛眼前发花者加石决明15～30克，杭菊花10克。

疗效：平均6～10剂痊愈。

百姓验证：福建仙游县游洋镇政府唐日珍，男，45岁，干部。他来信说：“我镇陈明加患近视已5年之久，戴400度近视镜。用本条方治疗9天后，经眼科医生检查，近视已由原来的400度降到100度了。现已摘下了近视镜，药费才花35元。”

荐方人： 河北　郝德新

引自： 广西医学情报研究所《医学文选》

当归红花治近视200余例，有效率95%

配方及用法： 当归1000克，红花500克。上药加入2000毫升清水煎，煮沸5分钟后，取滤过液滴眼。每日5～10次，每次1～2滴，1个月为1疗程。

疗效： 治疗200余例，有效率95%。

引自：《实用民间土单验秘方一千首》

我用本方近视丸治好很多青少年的近视眼

文日新，男，85岁，宁乡县中医院眼科医师，全国中医眼科学会名誉会员。他在医林耕耘几十年，以善治眼网膜脱离、角膜溃疡闻名遐迩。他在日常的眼科接诊中，对久病眼疾，重脾胃调养；对新病眼疾，活血祛瘀，清源疏流，形成独特的治疗方法。他自制的眼药治疗眼疾疗效显著，现将他的近视丸介绍如下。

主治： 青少年近视眼。

配方及用法： 五味子、石菖蒲、远志肉各9克，车前子10克，菟丝子10克，茯神10克，枸杞子15克，生地黄25克，丹参10克，红参8克，红花2克，石决明15克。上药可水煎服，每天1剂，日服3次。如想制成丸剂，可将各味药研成细末，水泛为丸或用蜜炼成丸，3日内服完。日服次数可自己灵活掌握。

百姓验证： 广东封开县曙光路148号聂建雄用此方给3名学生治近视眼，1个月来均已收效。

荐方人： 湖南省中医药局　谭同来　郭予华

引自： 1987年5月5日《湖南科技报》

视神经萎缩

视神经萎缩不是一种单独的疾病，它是视神经各种病变及其髓鞘或视网膜神经节细胞及其轴突等的损害，致使神经纤维丧失、神经胶质增生的最终结局。一般发生于视网膜至外侧膝状体之间的神经节细胞轴突变性。由于神经纤维的蜕变及萎缩，病人多有视功能的减退、视野的缩小。

本祖传秘方治视神经萎缩效果显著

配方及用法：羊肝250克，兔脑2具，生、熟地各31克，枣皮、生石决明、枸杞、淮山、磁石、天麻、刺蒺藜、青葙子、首乌、文党、嫩蓍各62克，杭菊、甘草各31克，朱砂16克。将以上药物，水煎后去渣，加适量蜂蜜，收贮待用。每次服1匙，日服3次，服半年方有效。此方曾在临床上获得显著效果。

荐方人：重庆市　史方奇

引自：广西医学情报研究所《医学文选》

夜盲症

夜盲就是在暗环境下或夜晚视力很差或完全看不见东西，行动困难。夜盲症俗称“雀蒙眼”。

我应用本秘方百草霜治好一名夜盲症患者

配方及用法：百草霜（别名锅底黑灰、锅烟子）涂猪肝上服后夜盲症即愈。

百姓验证: 湖北大悟县大新镇八塘村周行勇,男,25岁,农民。他来信说:“我用本条方治好一名夜盲症患者,没花一分钱。”

荐方人: 四川　庄树森

引自: 广西医学情报研究所《医学文选》

白内障

白内障,是以睛珠混浊、视力缓降、渐至失明为主要症状的慢性常见眼病。中医学称之为“圆翳内障”、“银内障”。

白内障最主要的症状是视物模糊,可有怕光、看物体颜色较暗或呈黄色,甚至复视及视物变形等症状。随着白内障的发展,可导致因晶体核屈光指数改变而致的核性近视,由于近视度数增加需要经常更换近视眼镜。如白内障继续发展,最后即会导致视力逐渐下降至丧失。

我家祖传秘方“三白散”治愈白内障数百例

白内障是老年人极易患的疾病之一,它严重影响老人的视力,甚至导致失明,所以积极预防极为重要。

我家有一祖传秘方名“三白散”,经过我多年临床施治,已治愈数百例患者。家父在世时,曾嘱咐将其献给大众,以除老年人病痛之苦。“三白散”对于因年老多病、身体虚弱、气血两虚、新陈代谢减退、营养不良或因操劳过度而引起的白内障有特效。

配方及用法: 白术、白芨、云苓各50克,研为细末,过细筛后,以10克为1包,可包制13~15包,待服用。主要采取食疗法,即于每天晚饭后、临睡前用制好的“三白散”药粉一包,加适量净水配1~3个鸡蛋煎饼食之。制作时用植物油少许,亦可加入少量的面粉和适量食盐,注意药粉要与鸡蛋混合均匀,用文火煎成饼,切不可大火爆煎。

白内障患者若将一剂药粉服完一半或全部服完后，感到病情明显好转者，可继续再服一二剂或数剂，待完全恢复正常方可停药。一剂药粉可服13～15次，即15天为1疗程。初患白内障者一剂药粉服完即可治愈。

注意事项：

（1）服药期间忌食刺激性食物（如辣椒、大蒜等）和生冷坚硬的食品。

（2）服药期间要尽量减少房事。

（3）正常情况下，一包药粉配3个鸡蛋煎饼。患者如系高血压病人，可在煎制药饼时，一包药配1个鸡蛋煎饼，亦可将大部分蛋黄去掉，光用蛋清。

（4）一剂药要连续服完，切忌中途停止。

（5）服药期间除要避免眼睛过度疲劳外，应注意加强营养，供给优质蛋白，注意摄取含维生素B_1、B_2、C、E等较多的食物和动物肝脏（如牛肝、猪肝、羊肝等），也要多吃含锌食物（如苹果、花生、柿子、牛奶、鱼虾、牡蛎及豆制品等）。除通过食物补给外，也可在医生指导下适量服用含上述成分的药物，以利延缓老年性白内障的发生。

百姓验证：广西融水县委组织部韦绍群来信说："本县煤矿退休干部贾茂立患白内障，曾多次在县医院治疗，吃了很多药就是不见效，医生说需手术。因他害怕手术，便向我求方，我遂将本条方告诉他。他用此条方治疗不到1个疗程，眼睛就完全好了。"

荐方人：安徽临泉县农牧局　黄子善

黑豆枸杞子治早期白内障疗效甚佳

配方及用法：黑豆500克，枸杞子50克，洗净混合倒入砂锅，加水1000毫升，煮沸至水干。取出分为20份，每天起床后和睡前各服1份，咀嚼后咽下。10天为1个疗程，连服3个疗程，有效者可继续服用。

百姓验证：退休干部徐修文，患老年性白内障。服用此方前，查双目视力均为0.8，服用本方3个疗程后，双目视力均提高到1.2。

荐方人：河南渑池县卫生局　卫宣文

引自：1997年第9期《老人春秋》

目生云翳

眼角膜病变后遗留下来的疤痕组织，即翳。翳呈片状，或似淡烟，或如浮云，故称云翳，一般以翳满而浮，色白淡嫩，未掩及瞳神者为轻，翳久色黄深厚，掩蔽瞳神者为重。

祖传百年特效秘方能治新旧目疾云翳

主治： 新旧目疾，云翳消炎。

配方及用法： 洁白皮硝31克，正梅花冰片、正广丹各1.5克（广丹可用可不用）。先将皮硝入铜锅内炒枯，隔日加冰片和广丹同入擂钵内，擂成极细粉末，置瓶贮存，勿令泄气，夏令时放避光之处，以免溶化。用点眼器蘸少许清洁水将眼睛弄湿，再沾药粉少许，点入眼角内。其反应，点时有轻微刺激，过后立刻清凉光亮。

禁忌： 忌用手指点眼和食鱼、鳝、葱、蒜、韭、辣椒、酒、醋等品。

荐方人： 江西　许伯熙

引自： 广西医学情报研究所《医学文选》

我利用此秘方治好本村曾维的目中云翳症

主治： 目中云翳。

配方及用法： 当归10克，怀生地12克，黄芩10克，栀子6克，蝉蜕6克，谷精6克，杭菊花10克，川羌6克，防风6克，柴胡6克，青皮10克，胆草6克，水煎服。

加减法： 口渴加麦冬10克，花粉12克；眼珠憋胀加石决明10克，杭芍10克，粉丹皮6克。

疗效： 用此方40余年，共治此病患者7000多人，治愈率80%。

百姓验证： 湖南涂浦县水庄乡杨柳组曾社祥，男，49岁，教师。他来信说："本村曾维突然嘴歪，下眼皮翻下，眼中白云，脸发肿。我用本条方为他治疗，吃5剂药痊愈。"

引自：广西医学情报研究所《医学文选》

目中白点

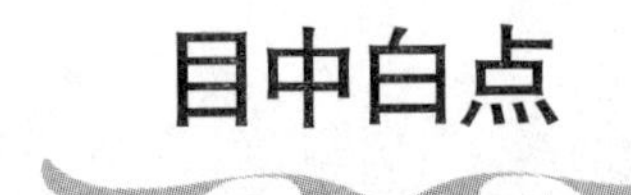

祖传五代特效方专治眼珠生白点病

主治：眼疔、黑珠生白点。

配方及用法：白毛水芹菜，量不拘。将芹菜洗净甩干水，捣汁用盅盛之，用时将汁点白疔上，每日点数次。

禁忌：辛辣刺激食物。

荐方人：江西省　吉招生

引自：广西医学情报研究所《医学文选》

中耳炎

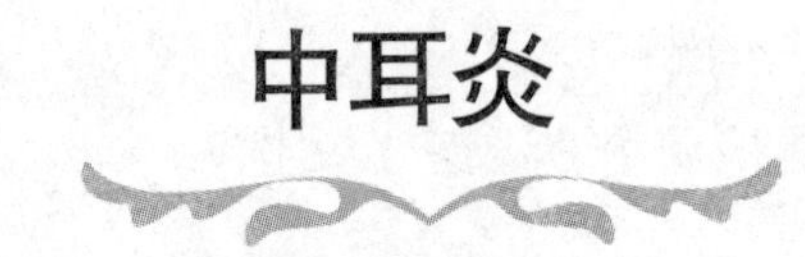

中耳炎系由化脓性致病菌侵入引起的中耳黏膜的炎症性病变。本病中医学称之为"脓耳"。

表现为耳胀闷、疼痛、听力下降，中耳有脓或有脓液流出；急性期伴有全身症状，如发热、恶寒、头痛等全身中毒症状。

祖传秘方治愈慢性中耳炎患者众多

配方及用法：核桃肉（适量）。取核桃肉油滴耳用，每日2次。核桃肉沥油后放置时许，去除底部的沉渣部分，将患耳脓液洗净，将油滴入耳道。

疗效： 本人曾用此法治愈该病患者多人，随访无复发。

荐方人： 湖南望城县红十字高塘医院　张岐

引自：《当代中医师灵验奇方真传》

我用黄连治好了外甥女的中耳炎

配方及用法： 黄连10克放在洁净的瓶中，用75%的医用酒精浸泡24小时后，将药渣滤出（瓶口盖应严密，以免酒精挥发）即可使用。每日2次，用药前用棉签先将耳内脓液擦净，然后用棉签蘸药液涂擦患处（注意不要让棉签扎伤中耳）。

此方起效快、治愈率高，多人使用，均告痊愈，而且不复发。（佟生勤）

百姓验证： 江西芦溪县张坊乡朋乐村邹华昌来信说："我的外甥女现年3岁，耳朵流脓水，经医院确诊为中耳炎，多次治疗无效。后来我用本条方她治愈，已1年多未复发了。"

引自： 1997年4月19日《晚晴报》

本方治中耳炎有效

配方及用法： 白矾3份，食盐1份，樟脑2份，冰片2份，共为细末，装入瓶内备用。用药时，先将耳孔中脓液用干净棉花蘸净，再将黄豆大的药面撒入耳内，最后用约1.5厘米长的大葱塞住耳孔，每日1次，一般2～3次痊愈。

荐方人： 河南淮阳县第一农业技术中学　陈建辉

百姓验证： 陈建辉的叔叔陈纪明患中耳炎，长期治疗不愈，后从本乡唐楼村医生胡连毅处得此方，2次治愈。

耳聋　耳鸣

耳聋是听觉障碍的表现，轻者为重听，重者为耳聋，临床上不分轻重统称耳聋。

耳鸣是指患者自觉耳内鸣响，如蝉鸣声或潮声，为患者的一种主观症状。中医归属于“耳鸣”范畴。患者感到耳朵里有一些特殊的声音如嗡嗡、嘶嘶或尖锐的哨声等，但周围却找不到相应的声源。

本方治突发性耳聋10剂均痊愈

主治：风邪袭肺，肺气失宣，窍络郁闭而致的突发性耳聋。

配方及用法：生石膏15克，麻黄、生甘草各3克，石菖蒲、杏仁、蝉衣、薄荷各6克，生姜3片。上药1剂煎2次，每次煎10~15分钟，取汁约150毫升，分上、下午温服。

疗效：辨证正确，屡治屡验，且均在服药10剂内获痊愈。

荐方人：浙江省杭州市浙江医院副主任医师　许雅萍

引自：《当代中医师灵验奇方真传》

本方可治老年性各种耳聋

主治：老年性耳聋，包括神经性耳聋，药物中毒性耳聋，噪音性耳聋，突发性耳聋，创伤性耳聋等。

配方及用法：熟地30克，淫羊藿10克，骨碎补15克，丹参30克，川芎10克，水蛭4克，黄芪20克，当归10克，泽泻10克，石菖蒲10克，磁石30克。其中，磁石先煎，每日1剂，水煎，2次分服。

荐方人：河南南阳市工业南路3号卧龙区矿产资源管理局　刘函鹤

鼻　炎

鼻炎是鼻腔黏膜和黏膜下层的慢性炎症。中医称为“鼻窒”。

表现为充血或者水肿，患者经常会出现鼻塞、流清涕、鼻痒、喉部不适、咳嗽等症状。

我的鼻炎病用霜后苍耳子粉得到彻底根治

我用过许多中西药治疗慢性单纯性鼻炎，总是不能根治，每年复发。后来一位老中医告诉我，采秋后霜打的中草药苍耳子（当地俗名：老母猪油），晒干碾成面，早晚各服1勺，用温开水送下，连续服药1个月。我就是用这种方法彻底地根治了我的鼻炎，而且10多年来从未复发。（乔阳华）

引自： 1996年9月24日《家庭保健报》

青苔治急慢性鼻炎 22 例全部有效

配方及用法： “垣衣”（即生长在背阴潮湿处古老砖墙上的青苔）适量。每日刮取新“垣衣”适量，用干净薄纱布包裹后塞入鼻孔（两鼻孔交替），鼻塞解除，流涕及其他伴随症状完全消失后，再继续应用3～4天。

疗效： 治疗22例，症状分别于1～11天（平均5天）消失。随访2个月至3年余，除个别患者有复发，经再度使用本法很快见效外，多数病例未见复发。

引自： 1978年第1期《浙江中医药》、1981年广西医学院《广西中医药》增刊

鼻息肉(鼻痔)

鼻息肉是鼻部常见疾病，也与某些全身疾病有关。它是由于鼻黏膜长期炎性反应引起组织水肿的结果。鼻息肉多来源于中鼻道窦口，鼻道复合体和筛窦，高度水肿的鼻黏膜由中鼻道、窦口向鼻腔膨出下垂而形成息肉，由于病因的多元性和明显的术后复发倾向，故在鼻科疾病中占有重要地位。

我以祖传秘方治鼻息肉收到良好效果

配方及用法：雄黄15克，冰片6克，卤砂15克，鹅不食草15克，共研粉贮瓶备用。棉球蘸湿拧干，蘸药粉塞入鼻孔内，左右交替，塞后5分钟流涕、打喷嚏。配合内服桑叶、甘菊各9克，龙芽草15克，水煎服。

疗效：治疗100多例，效果满意。

百姓验证：广东吴川市黄坡卫生站林顺余，男，62岁，乡医。他来信说："黄坡镇李宝莲患鼻息肉10多年，在镇江人民医院手术2次，花医药费1500元，回家后不久又复发。我用本条方为她治疗20多天痊愈，未再复发，花费不到2元钱。"

荐方人：福建福州市　马长福

引自：广西医学情报研究所《医学文选》

祖传方息肉消化散治各型鼻息肉疗效较好

配方及用法：狗头骨灰50克，乌梅肉炭25克，人指甲炭9克，硼砂6克。将狗头骨（去净肉，不见生水）晾干后，放在一新土瓦上，用另一土瓦盖住，置炭火中（文火为宜）焙煅，待骨呈灰白色时连瓦取出放在地面上以祛火毒。乌梅（去核取肉）、人指甲用同一方法，分别焙煅（乌梅肉呈黑炭样，人指甲呈焦黄色）后取出。以上3味药分别研极细末，称准、和匀后入硼砂同研，瓶装密封备用，勿泄气。用本散少许（约0.15克，双鼻加倍）均匀吹于鼻息肉上，每2小时吹1次，每日至少吹6次。10天为1疗程。1疗程后，停药1天再继续用药，直到痊愈。若为深部息肉可用玻璃棒沾药末均匀点在息肉上，或用药棉沾药塞入鼻孔，每次30～60分钟后取出，每日6次。无论何种用药方法，药要接触息肉。若病程长，息肉大者可加用本散内服，每次3～6克，每日3次。用辛荑花9克，薄荷6克或苍耳子9克，蝉衣6克，细辛2克煎水冲服，则奏效尤捷。

疗效：1987年第8期《辽宁中医杂志》报道，经治85例，痊愈（息肉消失，诸证悉平，2年以上未见复发者）71例，显效（息肉消失，诸证悉平，2年以内有复发者）7例，有效（息肉显著缩小，诸证基本消失）5例，无效2例。用药时间最短为1疗程，最长者8疗程。若用药8疗程无效即放弃本法治疗。

附记：本方系祖传验方。方中以狗头骨灰化息肉，消污垢为主；乌梅肉炭一味是平胬肉主药，名医龚志贤治各种息肉的济生乌梅丸乃以本品为主药，用以化瘀平胬，清热消块；人指甲炭活血化瘀。三药合用，化息肉之力颇著，入硼砂消炎防腐。诸药配伍成方，共奏化息肉、消积毒之功。

若方中人指甲炭暂缺，可用枯矾6克代之，则忌内服，疗效亦佳。但要注意以下各点，否则影响疗效。①本散要均匀吹在息肉上，不要堆积在一处或非患部；②要连续用药，不可间断，每日至少要用6次；③要忌食油炸、辛辣食物。注意起居，避免风寒。

引自：《中药鼻脐疗法》

鼻窦炎

鼻窦炎是鼻窦黏膜的非特异性炎症，为一种鼻科常见多发病。

病可分为急性和慢性两类：急性化脓性鼻窦炎多继发于急性鼻炎，以鼻塞、多脓涕、头痛为主要特征；慢性化脓性鼻窦炎常继发于急性化脓性鼻窦炎，以多脓涕为主要表现，可伴有轻重不一的鼻塞头痛及嗅觉障碍。

我运用祖传方治鼻窦炎 20 多天可痊愈

山西省永济市张营乡卫生所李杰医师，有一祖传治疗鼻窦炎方，一般用药7~10剂症状明显减轻，20剂左右可治愈。

配方及用法：金银花、夏枯草、桔梗各15克，藿香15~20克，白芷、菊花、赤芍、川芎、苍耳子、炒防风、辛荑花各10克，生薏仁、蒲公英各30克，升麻10~15克，生甘草6~9克，水煎服，每日1剂。气虚者加黄芪30~60克；血虚者加当归10~15克，丹参20~30克。久治不愈的鼻窦炎患者不妨一试。（常怡勇）

百姓验证：广东阳西沙扒镇环城二巷陈三兴来信说："我爱人的姐姐患有慢性鼻窦炎，5年来，去过多家医院治疗，鼻侧两面打过多次针，中药、西药服了不少，病况还是依然。后来我用本条方试治，服药17天病情好转，继服5剂治愈，至今已3年未见复发。"

本方治慢性鼻炎 53 例皆痊愈

配方及用法：猪胆1个，冰片15克，麝香0.2克。将冰片、麝香二药装入猪胆内，阴干后，去掉胆皮，研为极细末，装入小瓶封闭备用。用时将脱脂棉捻成细条，沾药末少许，放入患则鼻孔内，或将药末吹入鼻孔内。

疗效：本方治疗慢性鼻炎53例，全部治愈；治疗慢性副鼻窦炎74例，痊愈69例，显效5例。

注意: 本药芳香走窜，活血散瘀。孕妇禁用。

荐方人: 黑龙江省齐齐哈尔市富拉尔基区中医院　刘玉春

引自:《亲献中药外治偏方秘方》

鼻　衄

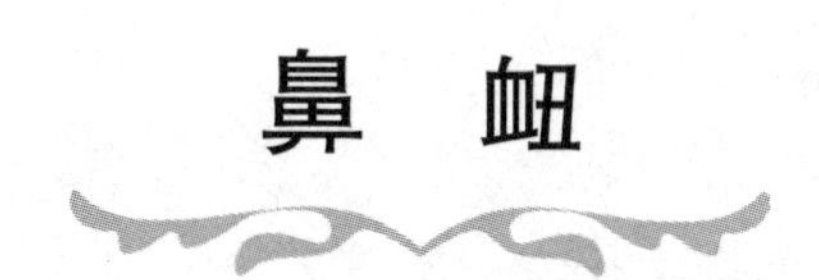

鼻衄即鼻出血，是临床常见症状之一，多因鼻腔病变引起，也可由全身疾病所引起，偶有因鼻腔邻近病变出血经鼻腔流出者。鼻出血多为单侧，亦可为双侧；可间歇反复出血，亦可持续出血；出血量多少不一，轻者仅鼻涕中带血，重者可引起失血性休克；反复出血则可导致贫血，多数出血可自止。

水牛角粉治鼻衄有效率100%

配方及用法: 水牛角30～50克，削粉连服3天即效。为巩固疗效再连服7天，永不复发。

荐方人: 安徽祁门县彭龙乡卫生院　潘秋成

白芨粉治鼻衄30例皆治愈

配方及用法: 白芨适量。上药焙干研末，过160目筛后装入棕色瓶中备用。以白芨末撒于凡士林纱条或纱球表面后，再行填塞鼻腔或后鼻道，每次填塞需用白芨粉4～5克。

疗效: 共治疗30例。治愈（拔除鼻腔填塞物后无继续出血，鼻黏膜恢复正常）30例。

引自:《实用中西医结合杂志》（1991年第4期）、《单味中药治病大全》

马勃揉团塞鼻孔治鼻衄1次即愈

配方及用法: 马勃适量，揉成小团，塞入鼻孔。

疗效: 1次即愈。

引自:《实用民间土单验秘方一千首》

本方治鼻衄1剂即愈

配方及用法: 鲜茅根50克,鲜小蓟30克,川牛膝15克。加水1000毫升,煎取300毫升,分2次服,每日1剂。

疗效: 1剂即愈。

引自:《实用民间土单验秘方一千首》

咽喉疾病

咽喉病在冬春季最为多见。成年人以咽部症状为主,病初咽部有干痒,灼热,渐有疼痛,吞咽时加重,唾液增多,咽侧索受累则有明显的耳痛。体弱成人或小儿,则全身症状显著,有发烧、头痛、怕冷、食欲不振、四肢酸痛等。因全身各种慢性疾病而继发的咽喉炎患者,会自觉咽部不适,干、痒、胀,分泌物多而灼痛,易干呕,有异物感,咯之不出,吞之不下。

本祖传秘方治慢性咽喉炎1周内可愈

慢性咽喉炎(俗称梅核气)常因生气、情绪不畅所致。临床上常以吐之不出,咽之不下,咽喉部有异物感为特征。我家自曾祖父以此祖传秘方治愈患者不计其数,现公之于众。

配方及用法: 槐娥(槐耳)、急性子(吉星子)、硼砂(月石)各等份,白糖适量。先将前3味药研细面,再用开水把白糖溶化到饱和程度,然后与药面拌和成丸(每丸重约10克),每日2次,每次1丸,含化。一般用药2天后病情好转,5~7天痊愈。

荐方人: 河南许昌　陈志安

引自：广西科技情报研究所《老病号治病绝招》

百年祖传秘方治咽喉部各种疾病均有良好疗效

1976年在部队冬训期间，有1000多人患急慢性咽喉炎，我遂在祖传秘方的基础上，加减配方，就地取材，很快便控制了病情。经过十几年的临床验证，该方对促进局部症状吸收，改善血液循环，清除异物症状，调节音质音量，恢复发音功能有显著疗效。

主治：急慢性咽喉炎、萎缩性咽喉炎、喉头炎、喉头水肿，并对因声带麻痹、声带息肉引起的声音嘶哑，发音困难有良好疗效。

配方及用法：霜槐娥40%，霜桑叶20%，喉娥草20%，金银花10%，杭菊花10%。每日5~10克，用开水冲泡（像沏茶叶水一样），多次冲服，以无色为度。连服2~5个疗程即愈。

说明：急慢性咽喉炎是一种常见病、多发病，治疗方法虽多，但疗效欠佳。该茶是我曾祖父陈汉文先生首创，一百多年来，世代相传，治愈患者不计其数。

槐娥是寄生在中国槐树（结槐末）上的一种菌类，状像蘑菇，外表有一层黄褐色绒毛。李时珍《本草纲目》称为“槐耳”，国家医药部门不收购，我每年派专人到青海、陕西等地采收，很稀少。

喉娥草有些地方称“点地梅”，它是一味冷药，很多药店不经销，但有些草药店还是能买到的。关于剂量问题，请按介绍的方法泡制，无毒副作用。

荐方人：河南许昌　陈志安

引自：1996年2月29日《健康之友》

祖传秘方治急性咽喉炎 8 小时痛止

配方及用法：草河车（又名蚤休）、元参各9克，桔梗、牛蒡子各6克，甘草4.6克，薄荷3克。上药用水三杯煎取一杯半，渣再用水二杯煎取一杯，混合2次药液徐徐服下。

疗效：有效率98%。用药后大多数7~8小时痛止，声音清晰。平均用药1~2剂，疗程1~5天。体温平均4小时后降至正常。

荐方人：福建福安县　许少麟

引自：广西医学情报研究所《医学文选》

我用本方治好了长期不愈的慢性咽炎症

我经常从报上见到一些用中草药治疗疾病的处方，经我综合运用，治好了久治不愈的慢性咽炎病。

配方及用法：天冬15克，生地30克，玄参25克，党参20克。每天3次，每剂煎3次，连续服40剂。

荐方人：湖北省潜江江汉油田钻井处　李开来

扁桃体炎（乳蛾）

扁桃体炎为腭扁桃体的非特异性炎症，是咽部扁桃体发生急性或慢性炎症的一种病症。常见于青少年。本病多发于春秋季节，为耳鼻咽喉科的常见病。

扁桃体炎的症状：急性，恶寒及高热，扁桃体充血，有假膜；慢性，时有咽干、异物感、发痒等，常有急性发作史。

家传秘方治扁桃体炎有药到病除之效

配方及用法：雄黄9克，月石28克，苦瓜霜4.6克，正二梅片2.4克，薄荷脑1.6 克。共研极细粉，以喉枪吹入，每日3～6次。

疗效：该方在临床使用60余载，药到病除。

荐方人：江西　黄毅然

引自：广西医学情报研究所《医学文选》

壁虎粉吹喉治扁桃体炎 34 例全部治愈

配方及用法：壁虎适量。夏秋将壁虎捕捉后，立即去内脏，晒干研粉备用（无需消毒）。使用时，令患者张口，每用少许吹入咽喉。

疗效： 经治36例扁桃体炎和扁桃体肿大患者（急性25例，慢性11例），除4例体温在39℃以上而运用其他方法辅助治疗外，其余均单用该药全部治愈（平均3天）。

注意： 以夜间灯光诱捕壁虎为妙，捕得后即剖腹去内脏，用竹片贯穿头腹，将尾用绳固定于竹片上，然后晒干研粉，采集加工时，注意勿使尾部脱落。

引自：《山东中医杂志》（1989年第6期）、《单味中药治病大全》

麝香散治咽喉肿痛等症确有奇效

主治： 乳蛾、喉痈、喉痹、声嘶、口舌疳疮、牙宣、牙龈溃烂等。

配方及用法： 麝香2克，冰片25克，青黛30克，硼砂100克。先取硼砂与麝香研细末，再加冰片研细，和匀，瓶装，密封备用。用时用吹药器吹入，每4小时1次。

疗效： 用于临床10余年，对咽喉肿痛等确有奇效。

引自：《四川中医》（1991年第2期）、《实用专病专方临床大全》

各种牙痛

牙痛是多种牙病或牙周疾病的常见症状，见于龋齿、牙周炎、牙髓炎等。中医称为“齿痛”。

表现为牙齿疼痛，遇冷、热、酸、甜等刺激加重，咀嚼更甚。可伴龋齿、牙龈肿胀、出血等症状。牙髓炎者，牙痛反复发作，疼痛剧烈，病人常以手扶腮；牙周病者牙齿松动，局部肿痛。

我的家传秘方治牙痛效果非常好

我有一治牙痛的家传秘方，60多年来，我家乡很多人采用此方施治，效果非常好。

配方及用法：熟地、生地各50克，大黄5克，升麻、卜子、荆芥、防风、甘草、双花各10克，水煎服，每日1剂。重者2~3剂即可见效。

百姓验证：云南弥勒县朋普镇政府郑荣，男，54岁，行政人员。他来信说："我本人患牙痛，并有脓肿出血现象，遇冷热也痛，使我寝食难安。后来我按本条方服药2剂就治好了自己的牙痛病。"

荐方人：河南省淅川县　师清民

我用本方治牙痛32例全部有效

配方及用法：薄荷、肉桂、细辛、良姜各10克。上药10克分成3份（即每剂为3.333克），水煎早晚分服。

疗效：根据临床32例证实，1剂见效，3剂治愈。

荐方人：河南汝阳县人民医院　王传华

我用本方3剂药治愈了自己的牙痛

配方及用法：荆芥15克，黄芩6克，防风、升麻、连翘、生地、栀子、大黄、甘草各9克，竹叶为引，水煎服。

疗效：用本方治疗牙痛患者525例，服药1剂治愈者128例，连服2剂治愈者324例，连服3剂治愈者42例，病虽未除而病减轻者31例。

百姓验证：湖南桃江县灰山镇大树村高根普，男，65岁，工人。他来信说："孙纽英长期牙痛，我用本条方为她治疗，仅花5.6元钱就治好了。"

荐方人：河南内乡县张晓阳　谢怀盈

本祖传秘方可治各部位牙痛

配方及用法：防风、青皮、丹皮、当归、生地各9克，升麻3克，灯芯少许，薄荷少许。根据牙痛的部位，分别加以下几味药。牙齿全部痛者加川芎、白芷、白术各9克；上门齿、犬齿痛者加黄连3克，寸冬15克；下门齿、犬齿痛者加知母12克，黄柏15克；左上边前臼齿、臼齿痛者加羌活、胆草各15克；左下边前臼齿、臼齿痛者加柴胡、栀子各15克；右上边前臼齿、臼齿痛者加枳壳15克，灵军（大黄）9克；右下边前臼齿、臼齿痛者加黄芩15

克，桔梗12克。水煎服，服后睡觉。

荐方人： 河南灵宝县文底乡上屯中学　刘顶牢

百姓验证： 刘顶牢患牙痛，其苦难言。去年春节，陕西潼关县一朋友闻知后，寄此药方，据说是祖传秘方，服后至今未痛。

中药研末塞耳治各种牙痛很有效

配方及用法： 威灵仙15克，细辛30克，蓖麻仁200克，五倍子1000克，白芷50克，羌活50克。共烘干研细末，过100目筛混合调匀，装入瓶中密封备用。用时取一粒胶囊装入药末，将胶囊一端用针刺几个小孔，有孔端向内，放置于牙痛一侧的外耳道内。留置10~20分钟后取出，疼痛即止。注意留置时间不宜过长，以防局部出现瘙痒，瘙痒感在停药后即可消除。

本法适用于各种牙痛，对胃火牙痛疗效最好，对孕妇牙痛有特效。（保钟有）

引自： 1997年6月5日《老年报》

黄芪甘草治气虚牙痛 36 例全部治愈

主治： 气虚牙痛。

配方及用法： 黄芪100克，甘草50克。水煎服。

疗效： 治疗36例患者，治愈率100%。

荐方人： 河北省定兴县中医院　袁增喜

引自：《当代中医师灵验奇方真传》

中药治风热牙痛 62 例全部有效

主治： 风热牙痛。

配方及用法： 七叶一枝花10克，冰片1克，食醋20克。上药共研细末，用食醋拌均匀，呈团状，敷于患牙痛处，日用数次。

疗效： 治疗牙痛62例，治愈（用药3次痛止，症状消失）54例，好转（用药3次，症状改善）8例。

荐方人： 湖南省澧县盐井镇民主村医务室　徐南雄

引自：《当代中医师灵验奇方真传》

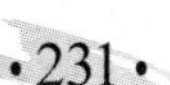

我用本方治牙痛168例全部有效

主治: 风冷牙痛。

配方及用法: 苏叶、乳香、白芷、细辛各1份，冰片半份，共研细末后，装入0.5克的空心胶囊内备用。这是1剂药量，一天内服完（可分2次服）。如果弄不清1份和半份量的问题，可按苏叶、乳香、白芷各5克，细辛2克，冰片0.05克量来配制。按上法配药服用而牙痛未愈时，可再继续配药连服2日。

疗效: 治疗患者168例，治愈（用药1~2次，临床症状消失）164例，好转（用药3~6次，临床症状改善）4例，有效率100%。

注: 本方适用于风冷牙痛，症见牙龈无红肿，遇冷痛甚；风热牙痛禁用；孕妇忌服；服药期间忌食辛辣之品。

百姓验证: 辽宁本溪电信局张广生，男，60岁，干部。他来信说："我患牙痛30多年来陆续在各医院治疗多次，虽有所缓解，但是总不能去根，这些年的医药费也不计其数。后来我用本条方治疗，果然很灵，几分钟就止痛了，现已3个多月未犯。此次治疗仅花10多元钱，真是偏方治大病。"

荐方人: 吉林农垦特产学校　孔令举

引自:《当代中医师灵验奇方真传》

我用本方2剂治愈了牙痛

配方及用法: 生地、熟地各30克，当归20克，川芎12克，白芷、菊花各10克，升麻3克，细辛5克，甘草6克，煎服。

我患牙痛，久治不愈。听说此方火、虫牙皆治，即抄来取药服用，1剂轻，再剂而愈。后将此方介绍给几十位牙痛患者，所服皆效。

百姓验证: 山东威海谢振刚，男，33岁，工人。他来信说："我以前常闹火牙痛，有次在岳父家吃饭时，饭粒碰到了火牙，使整个脸部全麻痛起来，好长时间都无法进食。后找厂医处治疗，医生说到医院挑断牙神经就好了，我一听就害怕了，还是我自治吧！随后我用本条方治疗，一剂药仅喝一半，牙就不痛了。因为此次未治彻底，过些日子牙又痛起来，我仍用这条方连服4剂，牙痛至今未再复发。此条方治牙痛确实有特效。"

荐方人: 河南内乡县赤眉乡　孙建成

口腔溃疡

口腔溃疡是一种最常见的具有反复发作特性的口腔黏膜溃疡性损害，祖国医学称之为“口糜”、“口舌生疮”等。

口腔黏膜长期反复出现孤立的圆形或圆形浅层小溃疡，可单发或多发于口腔黏膜的任何部位，有剧烈的烧灼疼痛；以唇黏膜、舌侧缘、舌尖、舌腹、颊黏膜最为常见；轻者可数月发作一次，重者间歇期逐渐缩短，病程逐渐延长，甚至溃疡此愈彼起，长期不愈。

祖传三代秘方“木附青矾散”治口腔炎数千例皆愈

主治：急、慢性口腔炎，咽喉口齿生疮，皮肤、黏膜溃疡。

配方及用法：木附子35克，飞青黛20克，猪胆矾（猪苦胆装入枯矾粉阴干）25克，瑞龙脑10克，白秋霜10克。上药分别研成细粉后，按比例对在一起，掺和均匀，贮瓶密封备用，或分成2~5克装小瓶，便于病人携带。用时用纸筒或竹管将药粉吹入患处，轻者日吹2~3次；甚者日吹5~6次。一般轻者1~2日显效，3~5日痊愈；甚者1~2周内可获康复。

疗效：木附青矾散，乃吾家三代祖传秘方，为治口疮之要药。我行医30余载，用该方治愈多种口疮数千例，疗效卓著，治愈率85%以上，有效率100%。经临床观察，对溃疡性或糜烂性口腔炎有较好疗效，止痛作用明显，能够加速炎症消除，促进口腔黏膜剥脱以及糜烂和溃疡的愈合。特别对物理因素所引起的黏膜损害效果良好。而对细菌性或其他复杂因素所致的黏膜损害，亦能发挥辅助治疗作用。通过临床实践，拓宽应用，该方除对多种口腔溃疡有特效外，对内、外、妇、儿、五官科的多种皮肤、黏膜溃疡或湿疹，亦有较好疗效。

注意：该方对口腔黏膜病变等疗效显著，对细菌性或其他复杂因素所致的黏膜损害，以及久病寒盛的患者，需进行辨证施治，根据病

情，适当配合内服药物，才能取得显著的疗效。治疗期间忌烟酒及辛辣厚味之品。

荐方人：江苏铜山县柳新医院　李学声

引自：《亲献中药外治偏方秘方》

此祖传四代秘方专治口腔炎

配方及用法：西瓜硝120克，西月石120克，朱砂3.3克，龙脑（冰片）0.3克。先将西瓜硝、西月石共研极细末，过120目筛，再加入朱砂同研极匀，最后再加龙脑末和匀，密封放阴暗处保存。取少量药末喷于患部，每日3～4次，重症可每2小时1次。

西瓜硝制法：夏季收西瓜放置阴凉透风处，大寒季节取完好无损者15千克，连皮切块，另取含水分较多的白萝卜15千克，切法同上。先加水30千克煎煮西瓜1小时后，加入萝卜继续同煮1小时，过滤去渣。加入朴硝5千克，搅拌溶尽，移置阴暗处，液面上用干净麦秆纵横覆盖，候溶液冷却，麦秆上即出现白条状结晶附着，取下平摊竹匾上，风干即成。

荐方人：江苏苏州　陈起云

引自：广西医学情报研究所《医学文选》

祖传脐疗法治口疮1剂可愈

配方及用法：细辛（江南地区产的土细辛无效）9～15克。将细辛研为极细末，加适量的蜂蜜调和成糊状，捏成一个如硬币大小的小药饼。先用温水洗净肚脐孔及周围，用一层纱布裹住药饼，贴于脐中央，外以麝香止痛膏覆盖固定，3天一换。

多年来，我在临床上观察到，一般初发病人1剂即愈，顽固性复发病人也不超过5剂即愈。

注意：在治疗期间，要保证足够的营养、睡眠，避免恣食辛辣、刺激食物，讲究口腔卫生，保持大便通畅。

荐方人：江西浮梁第三监狱生活卫生科　俞瑜

本良方治愈我多年的口疮病

我患口疮已16年了，十分痛苦。用过多种中西药，均未见效。经敷此方3天，口疮治愈了。

配方及用法： 冰片75克，儿茶100克，枯矾50克，混合研成粉末装入瓶中备用。取少许冰茶散药粉，涂于口腔黏膜溃疡面，30分钟局部保持干燥，而后可漱口，每天2~3次，2~3天可治愈。

冰茶散具有清热收湿、敛疮止痛的作用。外用对黏膜溃疡有独特疗效。药无毒副作用。

荐方人： 黑龙江嫩江县山河农场　李祖烈

引自： 1998年9月3 日《老年报》

本祖传秘方治口疮轻者 1 日即愈

配方及用法： 大枣10枚（去核），白矾20克（打碎），干苦瓜叶、青黛各10克，冰片3克。将矾放枣内，煅至矾枯白、枣焦黑，冷后加苦瓜叶研末，再入后2药研细，装瓶。冷盐水漱口后，涂抹药，每日1~2次。

疗效： 治疗400余例，轻症1日，重症2~5日即愈。

说明： 本方为耿生清大夫所献祖传秘方，有收敛、消炎、止痛、抑菌的作用。

本方治鹅口疮 100 余例均痊愈

配方及用法： 五倍子30克，枯矾15克，食盐15克，柳树莪30克。文火烘干焙黄，研为细面，吹敷患处，每日3次。

疗效： 治疗100余例，均愈。

引自：《实用民间土单验秘方一千首》

本方治口疮 8 天即愈永不复发

配方及用法： 儿茶2.5克，珍珠6个，硼砂、寒水石、神砂、冰片、麝香各1克。上药共研为细末，密封备用。用时涂擦疮面。

百姓验证： 黄某，女，17岁，学生。患口疮2年，反复发作，屡治不验，痛苦异常。施用本方5天，口疮基本消失，再用3天，口疮完全消失。

按语：本方系从民间验方中收集化裁而来。方中硼砂清肺胃热毒，消肿防腐；儿茶收湿敛疮，生肌止血；寒水石清热泻火，缓解赤热疼痛；神砂清热解毒；冰片清热止痛，生肌防腐；珍珠收敛生肌，治创面久不愈合及溃疡、烂蚀诸症功效卓著；麝香辛香走窜，活血止痛。诸药合用，清、补、下、敛俱全，效良。

荐方人：陕西西安市　王成德

引自：《中国当代名医秘验方精粹》

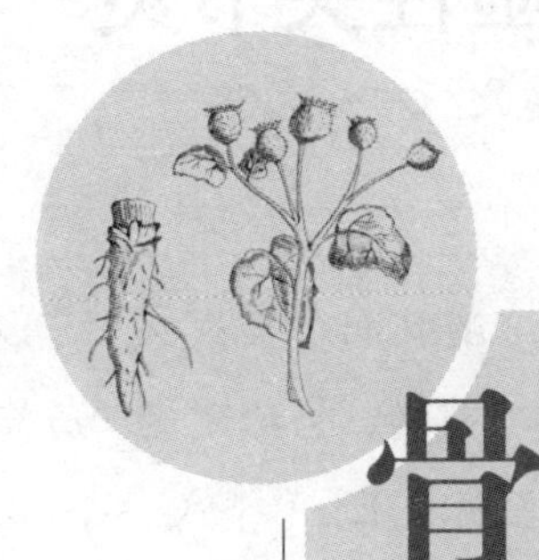

骨伤科及风湿性疾病

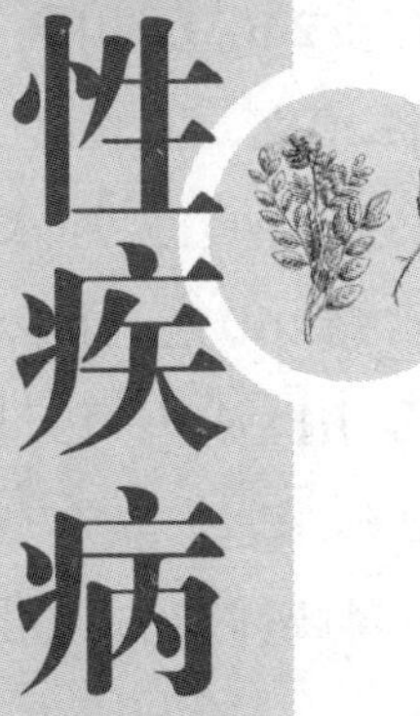

类风湿性关节炎

类风湿关节炎是一种慢性、消耗性、反复发作，以关节症状为主的自身免疫性疾病。属中医"痹证"范畴，也称之为"历节"、"尪痹"。

晨僵至少 1 小时(持续 6星期以上)；3个或 3个以上关节肿胀(持续6星期以上)；腕、掌指或近端指间关节，至少有一个关节肿胀(持续6星期以上)；对称性关节肿胀；类风湿性皮下结节。

我服用此方 2 剂治愈了类风湿

1986年冬天的一个早晨，我突然感到浑身不适，站立不稳，家人紧忙把我送进医院，经检查化验，确诊为类风湿疾病。以后，很快出现全身麻木、四肢无力、疼痛难忍、行走困难等症状。更严重的是，各骨节红肿，逐渐变形、僵硬，出现肌肉萎缩、强直等现象，直接影响了我的活动，生活不能自理。因此，我到处求医寻药，先后在齐齐哈尔、哈尔滨医治未获效，又赴山西运城市、湖北洪湖县、辽宁鞍山等地治疗，也未获效。后终因服用《老年报》推荐的"河南黄福林医治类风湿病秘方"2剂，使我多年的缠身顽疾得愈。

配方及用法：雷公藤皮240克，川乌、草乌各60克，当归、羌活、桂枝、地枫皮、西红花、川芎各20克，豨莶草6克。先将各味药放入冷水中浸泡1小时左右，然后取药放置火炉上，加水2000毫升煎煮。煎至1000毫升，滤渣、取汁，趁热加入冰糖260克，汁凉后装入容器内加入60度以上白酒3000毫升，隔48小时后服用。成人每天早、中、晚饭前20分钟各服1次，每次50毫升。儿童酌减，孕妇忌服。本方有毒，均应慎用。

百姓验证：甘肃秦安县贤门路188号胥毅来信说："我用本条方治好2位类风湿患者。"

荐方人：黑龙江齐齐哈尔市富拉尔基区北钢厂退休职工　李如云

我应用本药酒治类风湿性关节炎疗效特好

配方及用法：千年健、青风藤、海风藤、穿山甲各10克，50度白酒500毫升。将酒和药放入大口瓶内密闭浸泡7天即可服用，每日服35毫升，分2~3次温服，连续服用2~3个月。

疗效：治疗患者248例，治愈191例，临床症状改善44例，关节疼痛明显减轻13例，总有效率100%。

本方中千年健善搜风祛湿，消肿定痛，壮筋骨；穿山甲祛风活络；青风藤、海风藤专祛风湿。四药以辛温醇酒合之，具有祛风除湿、逐瘀活络、消肿定痛之效，可稳定病情，止痛效果尤佳。

百姓验证：云南曲靖市南宁小区贺友菊来信说："本人患有类风湿性关节炎30多年，手腕关节及肘关节僵硬畸形，肌肉萎缩，伸屈艰难，膝关节疼痛，行走不便。曾服中草药、西药无数，效果不好。后来采用本条方治疗4个月，又结合外搽药，现在关节疼痛消失。"

荐方人：山东蓬莱部队医院主治医师　肖致意

引自：《当代中医师灵验奇方真传》

用蛇毒治类风湿关节炎20例全部有效

配方及用法：蝮蛇抗栓酶2~3支，加10%葡萄糖500毫升。①独活、羌活、寄生各12克，制二乌各6克，全虫9克，细辛5克，薏米30克，鸡血藤30克，黄芪15克（风寒湿型用本条方治疗）。②黄芪、太子参、丹参、桑枝、生地、地龙（风寒湿型兼气阴两虚型用本条方治疗）各15克，当归、秦艽各12克，鸡血藤、木瓜各30克。每日1剂，水煎分2次服。蝮蛇抗栓酶每日1次。

疗效：治疗患者20例，治愈17例，好转3例。

蛇类药物为祛风祛湿、通络止痛之效药。据本草类书云："甘温，有毒，治疗心绞痛，下结气，大风皮肤顽痹，半身枯死，手足脏腑间重疾。"以外达皮肤，内通经络，其透骨搜风之力最强，凡疠风顽痹，肢体麻木，筋脉拘挛，半身不遂等症势深痼，风毒壅于血分之病，常以其为要药，称为"截风要药"。

我们选用的蝮蛇抗栓酶系从东北陆生白眉蝮蛇毒提取的一种酶制

剂，据药书上记载：蝮蛇味甘，性温，有毒，入肝经。本品功用与白蕲蛇相似，除能治大风癞疾，顽痹诸瘘外，又有解毒疗疮，消疠止血及强壮之功。明初《普济方》将其作为专方收入，治疗类风湿性关节炎，各地多以之浸酒泡服。我们运用静脉点滴蝮蛇抗栓酶治疗类风湿性关节炎，取其静脉给药吸收快的特点，更好地发挥了蛇药的作用，取得了良好的消肿止痛、活血通络的疗效。

据报道，蛇类药物不仅有祛风镇静之功，而且有促进营养神经的磷质产生之功，对控制因神经系统病变引起的拘挛、抽搐、反戾、麻木有缓和作用，对促进失调的神经恢复有良好的功能。此外，蛇类制剂还能促进垂体前叶促肾上腺皮质激素的合成与释放，使血中这种激素的浓度升高，从而具有抗炎、消肿、止痛作用，而且没有像激素那样的副作用。蛇类制剂还可以增强机体的免疫能力，使抗原、抗体的关系发生改变，防止组织细胞进一步受损，促使急性患者稳定病情，早日恢复机能。

静脉点滴蝮蛇抗栓酶需按说明，先做皮试，皮试阴性者方可使用。从临床观察，用药后对血小板计数影响不大，无一例出现出血或紫癜，个别复查血小板计数还升高。个别病人用药后GPT略有升高，停药后恢复正常，故肝功能不好者禁止使用。妇女经期使用，月经量增多，故月经量多者，经期停用。

因蛇类药性偏温燥，故适用于风寒湿痹。若风寒湿痹病人病久化热，或夹有气阴两虚，阴虚火旺者，汤药辨证中宜加用清热解毒之品，或益气养阴，活血通络之品，方能取得满意疗效。

荐方人：湖北省十堰市东风汽车公司中心医院　王德明

引自：《当代中医师灵验奇方真传》

风湿性关节炎

风湿性关节炎是一种以关节病变为主的反复发作的全身性胶原组织病变，祖国医学称为“痹证”。

一般起病较急，受累关节以大关节为主。开始侵及下肢关节者占85%，膝和踝关节最为常见。其次为肩、肘和腕，手和足的小关节少见。关节病变呈多发性和游走性，关节局部炎症明显，表现有红、肿、热、痛、压痛及活动受限，持续时间不长，常在数日内自行消退。关节炎症消退后不留残疾，复发者少见。在关节炎急性期患者可伴发热、咽痛、心慌、血沉增快及C-反应蛋白增高等表现，病情好转后可恢复至正常。

我父留下的治关节炎药酒方特别灵验

今把我父留下的治关节炎验方荐出。此方是我父在一位知心朋友那里得到的，父亲生前曾用此方治好20位患者。

配方及用法：红花、防己、川芎、甘草、牛膝各18克，草乌、川乌、当归、木瓜、五加皮各30克。用黄酒或白酒1000~1500毫升，和药共同放入罐内，封好口深埋地下，8天后取出过滤。药渣用水煎服2次。药酒每日服2次，一次1~2酒盅。一般1剂药即可治愈。

百姓验证：黑龙江嫩江县第五小学任凤舞，男，69岁，退休教师。他来信说：“我于1950年患风湿性关节炎，严重时关节发热、发痒、水肿、走路困难。多年来，几乎各种风湿药都用过了，但都只能缓解。我曾买过同仁堂的虎骨酒3瓶，也采用过注射、烤电、火罐等治疗措施，后来又用万通筋骨片治疗3个月，效果都不明显。2003年7月，我用本条方泡药酒治疗，不到10天，疼痛就明显减轻，1个月后不知不觉就好了。”

荐方人：河南省淮阳县　褚光思

本方治风湿痛多例均获奇效

配方及用法：铁屑69克，川乌、木瓜、苍术、白矾、羌活各3克。上药共研细末，用稠大米汤调敷患处。

疗效：本方传给多人使用，屡获奇效，多数治疗10余次即痊愈，而且复发后用之良好，无不适。

按语：本方系王老经验所得。方中用药、剂量均妥帖精当，祛风除湿效果好，并有舒筋活络的作用。用稠大米汤调敷既能缓和药物对皮肤的直接刺激作用，又能延长药物作用时间，而且简便易得，实为良方。

荐方人：四川成都市　王渭川

引自：《中国当代名医秘验方精粹》

我家祖传四代秘方治关节炎效果特佳

配方及用法：姜母子（老姜）500克，有酸涩味的大柑子壳2个（去白瓤，留青皮），陈艾250克，用白酒500毫升炒，趁热包关节，冷后炒热再包。如用干可再喷酒。每日3～5次，1剂可连用3天，立即见效。

荐方人：四川省万县市五桥区太龙镇太龙小学　向光武

我家祖传秘方治风湿性关节炎千例均痊愈

主治：风湿性关节炎。

配方及用法：白芥子、川乌、草乌、江子霜、蟾酥、透骨草、杜仲炭各等份研为细末，以人乳调和成膏，摊布上，敷患处。约在20小时内，患处奇痒，或出现水疱时即去药。待水疱消失后，再敷之。五六次即可痊愈。此方适用于急慢性风湿性疼痛。

疗效：本方治疗患者千例，均治愈。

百姓验证：辽宁葫芦岛冶金机械厂罗振亚，男，85岁，退休干部。他来信说："我家邻居患大拇指肿痛，不能弯曲，经医院诊断为风湿症。我按本条方为他治疗，仅服5剂药就治好了他的病。"

荐方人：河北石家庄市　董阴庭

引自：广西医学情报研究所《医学文选》

我用本祖传秘方为一老寒腿患者治疗1疗程获愈

主治：寒腿沉疴。

配方及用法：红砒1克，艾叶10克，透骨草10克，共为细末。把药末用纸包一长包，外用纱布重包，用线缝好，装入袜子内，垫在脚心下。白天穿上，夜晚可以脱下，10天换1次。轻者1料愈，重者2料愈。

注意：以上为一条腿的药料，如两腿痛，可增1倍。

疗效：百治百验。

百姓验证：辽宁凌海市防疫站刘艳伟，女，48岁，检验师。她来信："我单位锅炉工崔学成腿疼，活动受限，我按本条方为他试治1疗程后，其肢体已恢复功能，疼痛消失。"

荐方人：河北任丘县　曹春

引自：广西医学情报研究所《医学文选》

我用此祖传三代麻痛灵秘方治风湿麻木特别见效

主治：颈肩腰腿风湿疼痛、周身麻木、半身不遂、羊角风（癫痫）、吊线风（面神经麻痹）、紧口风（受风后牙关紧闭）、产后风（产褥感染）等。

配方及用法：麻黄、青风藤、灵脂、元胡、牛膝、苍术、乳香、没药、川乌、草乌、全虫、僵蚕、羌活、独活、桂枝、甘草、丹参、曼陀罗花各20克，蜂蜜400克。诸药微炒，研细过罗，炼蜜为丸，每丸2克。体壮者每次2～4克，年老体弱者每次1～2克，7～15岁者每次0.5～1克，7岁以内者每次0.25～0.5克。一般每日1次，晚上睡前服，黄酒作引。不能饮酒者开水送服。

疗效：一般病症用此方1剂或半剂即可痊愈，新患病人服数次即愈。

按语：服药期间至服药后的4日内禁食大肉、茶叶及生冷食物，同时要避风护身，忌冷水洗涤。疮疡、刀伤患者及孕妇忌之。麻痛灵三世秘传，治麻木疼痛效果特好。

百姓验证：新疆乌鲁木齐建材局龙儒川来信说："陶瓷厂60岁退休老工人钟林，四肢关节疼痛已久，尤其是手腕和下肢腿关节肿胀疼痛，行走困难。虽经其他各种疗法治疗过，但病情不稳定，吃上药就好转，停下药就疼痛。特别是在夜间疼痛难忍，不能入眠。后来我用本条方为他治疗，

并配合服用其他药，1个月后病情好转，经2个多月的治疗，四肢关节疼痛症基本痊愈了。”

荐方人：河南省郏县医师　刘本善

引自：《当代中医师灵验奇方真传》

祖传秘方治半边手足麻痹证10剂可愈

主治：半边手足麻痹。

配方及用法：白芍24克，桑寄生15克，山羊角（家畜羊角亦可）、甘草各9克。用水3碗，先煎山羊角至2碗，再纳诸药煎取1碗，每日分2次服，每日1剂。

疗效：曾治愈几十人，3剂病减，10剂痊愈。

荐方人：广西贺县　魏守疆

引自：广西医学情报研究所《医学文选》

祖传秘方治风湿骨痛半身不遂有特效

主治：风湿骨痛半身不遂。

配方及用法：当归15.5克，台参31克，防风、川芎、桂尖、秦艽、炙甘草各15克，焦白术、牛膝、苍术各18克，寄生、白芍、木瓜、茯苓、钩藤、元肉、红枣各31克，熟地62克，三花酒泡1个月。每日早、晚服用，每次30～60克。

疗效：有特效。

荐方人：广西　易新

引自：广西医学情报研究所《医学文选》

我用本祖传五世秘方治好妻子的风湿病

主治：腰、四肢疼，全身麻木。对羊角风、吊线风、紧口风、产后风亦有奇效。

配方及用法：牛膝、甘草、苍术、麻黄、乳香、没药、全蝎、僵蚕各38克，马钱子30克（要生的），此为1料。牛膝、甘草、苍术、麻黄、全蝎、僵蚕用砂锅炒成黄色。乳香、没药用瓦（瓦洗净）炒去油（将油渗入瓦内），炒至基本没泡沫为度。马钱子先用砂锅煮，内放一把绿豆，绿豆煮开花时即为煮好，然后剥去黑皮，切成薄片（热者易切），经两三日晒干后，再用砂锅掺沙土炒至黑黄色。以上诸药合碾成面，即可服用。一般成人每次2.4~2.8克，6~15岁小孩每次0.6~1.2克。每日1次，黄酒100毫升或白开水送下。睡前空腹服，服后应坐半小时再睡。

注意：①如中毒发生牙关紧闭时，饮几口温水即可好转。②用药期间及用药后3~4日内，忌茶叶、绿豆及腥荤、生冷食物等，并避冷风冷水浸身。③身体生疮疖或有伤口时要忌用。

疗效：有效率100%，屡用屡验。

百姓验证：辽宁葫芦岛三家子邮局李树彬，男，54岁。他来信说："我妻子患风湿病，疼痛时睡不好觉，我按本条方为她治疗，仅服用2剂药就治好了她的风湿症。"

荐方人：河北张家口市　辛龄香

引自：广西医学情报研究所《医学文选》

家传外治方治风湿性膝关节炎一般3剂可愈

配方及用法：黄蜡60克，香油30克，红花、枯矾、白矾各15克。将后三味药共研为极细末，加香油调和，再将黄蜡化开，共调和为膏状，待冷热适度时将药膏直接敷于患者的膝盖上，最后用细白布包扎固定。1周后揭开，翻过来再贴1周。

治疗期间勿洗冷水澡，患处避免冷水侵袭，并忌食生冷、腥发之物。（俞瑜）

引自：《农村百事通》

腰腿痛

腰腿痛是腰腿、关节局部慢性、非特异性炎症或自身免疫反应性炎症所致软组织损伤。属于中医“痹证” 范畴。

通则不痛，痛则不通。腰为肾之府。腰腿痛特别是间盘源性腰腿痛病机繁杂，分型多种，多因扭闪外伤、慢性劳损及感受风寒湿邪所致。但最基本的病机不外寒、湿、热、气血、虚等因素郁滞经脉，伤及腰肾而成。轻者腰痛，经休息后可缓解，再遇轻度外伤或感受寒湿仍可复发或加重。

我用祖传秘方治风寒麻木腰腿痛有奇效

主治：风寒湿痹，腰腿疼痛，四肢麻疼。

配方及用法：马钱子30克去皮，血竭花（血竭花是血竭的上品，即麒麟竭之别称）120克。马钱子用香油炸至焦黄色（也别过火，以捞出来仁不带油、色焦黄为度，挂油未熟吃了有危险，过火就失效了），捞出来同血竭共研为细面。分60次用水送服，每日早晚各1次，服一料或半料即愈。

注意：服后如有头晕感觉，必须减量。

百姓验证：四川绵阳市高水中街38号李俊如，男，75岁，退休干部。他来信说：“我老伴突患腰腿痛，行走困难，不能下蹲。我用本条方为她治疗，服药15天，只花28元钱，腰腿痛痊愈，行走、下蹲都正常了。后来我又用此条方治好4位亲友的腰腿痛病。”

荐方人：河南　某大夫

引自：广西医学情报研究所《医学文选》

此祖传秘方治气虚腰痛有特效

主治：精气虚，忽然腰痛。

配方及用法：花旗参3克，猪肉酌配，将花旗参切片，蒸猪肉食尽。

疗效：此方本人试验多次，久腰痛者服之有特效。

荐方人：辽宁　李峻峰

引自：广西医学情报研究所《医学文选》

我用本方治好了腰腿痛

配方及用法：制马钱子30克，地龙20克，全虫、川木瓜、制乳香、制没药、川牛膝各10克，共研细末，用黄酒或白开水冲服。每日1次，每次2.5~3克。

说明：方中马钱子，又名番木鳖，主产我国云南、海南岛，也产于印度、越南、泰国。性味苦寒，有大毒，入肝、脾经。可通络、止痛、消肿、散结，善治风湿痹痛、筋络拘挛、半身不遂等，且作用较明显。内服一日量不得超过0.3~0.6克，炮制（油炸法或沙烫法）后入丸散用。若未经炮制或剂量过大，均易中毒，甚至死亡。本品主要含有番木鳖碱和马钱子碱，番木鳖碱对脊髓神经有强烈的兴奋作用，可引起强直性惊厥。

百姓验证：辽宁兴城梁屯村刘志厚用此方治好了自己的腰腿痛和坐骨神经痛。

引自：《商丘科教》

腰肌劳损

腰肌劳损主要指腰部肌肉、筋膜等软组织的急慢性损伤，属于中医“腰痛”、“痹证”范畴。

腰部酸痛或胀痛，休息时减轻，劳累时加重；适当活动和经常改变体位时减轻，长久弯腰和在不良工作环境时加重；晨间痛。轻者晨起时腰酸，腰痛明显，经活动后缓解数小时后症状显著减轻。重者往往在凌晨时被痛醒，然后不能入睡，起床活动后稍有缓解。

我用此家传方曾治愈100多例腰肌劳损患者

配方及用法：杜仲、续断、生地、赤芍、当归、桃仁、鲜申姜各10克，红肉桂、台乌药、玄胡、灵香各6克。每日1剂，水煎服。

一般服药1~10剂即可显效，20剂根治。对肾虚腰痛、风湿腰痛、淋证腰痛、瘀血腰痛也有一定疗效。

用此方治疗100多例腰肌劳损患者，都获痊愈。

荐方人：安徽桐城县城关石河卫生院　汪耕郭

强腰止痛酒治慢性劳损性腰痛很有效验

主治：慢性劳损性腰痛。

配方及用法：生麻黄15克，地龙15克，制草乌15克，熟附子15克，全虫15克，苏木15克，苍术30克，当归30克，细辛10克。上药共为细末，每80克药末泡于500毫升白酒（50度以上）中，1周后即可服用，服时摇匀。每次饮15毫升药酒，每晚1次，20天为1疗程。

疗效：近10年来，临床验证207例，屡用屡效。其中服1个疗程痛止者19例，2个疗程痛止者174例，3个疗程以上痛止者13例，服3个疗程以上无明显疗效者1例，治愈率达99%以上。

荐方人：河南省西华县中医院主治医师　周培奇

引自：《当代中医师灵验奇方真传》

跌打损伤

我用祖传方“展筋丹”治伤收良好疗效

配方及用法：元寸1.5克，血花30克，珍珠3克，牛黄1.5克，琥珀6克，藏红花6克，三七9克，高丽参9克，乳香（炒，去油）3克，没药（炒，去油）3克，冰片1.5克。上药共碾为极细粉末，过罗，装瓶备用。将展筋丹少许匀撒于患处，用拇指或鱼际处按摩患处，用力宜轻，逐渐加重，使药粉进入皮下即可。

百姓验证：有一位患者，因走路不慎，扭伤右足，足踝关节筋伤，患处红肿疼痛，卧床治疗，经用中西药治疗月余未愈。后用此法治疗，7天痊愈。

还有一位患者，打篮球时左手拇、食二指受球撞击而筋伤，左手拇、食二指及指掌关节严重肿痛。用此药治疗2次，肿消痛除，手指活动自如。

展筋丹的使用经验表明，该药能促进骨折、骨裂愈合。如患者有骨折、骨裂等情况，在施行正骨术后，可将展筋丹少许撒于患处，包扎固定，待其痊愈。

引自:《中医杂志》

专治跌打损伤神效秘方

配方及用法: 明天麻、羌活、防风、白芷、南星（姜汁炒）31克，白附子32克。以上各药共研细末，装瓶内，以蜡封口。如伤口湿烂不能收口，可用石膏6克，黄丹0.9克，共研细末加入，敷伤口上即愈。

此方为玉真散，治跌打损伤，破口出血，无须考虑伤口大小或不省人事，只要胸前有温热，可将药敷伤口上（有脓洗净），再用9克药面，以好酒冲服，不喝酒者开水冲服。药虽平淡，但用之有神效。

荐方人：山西灵丘县农业大学　王向军

外伤出血

外伤性出血可分为外出血和内出血两种。血液从伤口流向体外者称为外出血，常见于刀割伤、刺伤、枪弹伤和辗压伤等。若皮肤没有伤口，血液由破裂的血管流到组织、脏器或体腔内，称为内出血。引起内出血的原因远较外出血为复杂，处理也较困难，多需去医院诊治。

祖传秘方“刀口药”治创伤出血有神效

主治: 跌打损伤、刀伤、枪伤等创伤出血症。

配方及用法: 未生毛小老鼠7只，生石灰30克。取生石灰和未生毛的小

老鼠共捣成泥，悬于通风处阴干，研末装瓶备用。用时将药面撒在创面上包扎即可。

荐方人：安徽蒙城县金牛寺医院　李敬中

引自：《亲献中药外治偏方秘方》

我用祖传三世秘方“李傻子刀切剂”治刀伤有特效

主治：一切外伤出血症，尤其适用于外伤急救。

配方及用法：生石灰（陈久者佳）120克，生大黄30克，同炒至石灰呈粉红色，大黄呈焦褐色，共研细粉备用。根据外伤创口大小取适量撒患处，覆盖消毒纱布，胶布固定，或用干净白布裹敷。

按语：本方为祖传三世秘方，荐方人曾亲自验证30余人，治一切外伤出血症效果特好。方中生石灰有解毒防腐和收敛止血作用，常用于治疗创伤性出血症及烧烫伤等症。大黄外用有散瘀活血、解毒消肿等作用。二药合用，具有解毒防腐，止血消肿作用。治外伤性出血症，作用于局部，可收敛止血，保护创面，防止感染，促进愈合。

注意：上药研细末后应密封保存，防止受潮变质，影响疗效。

百姓验证：陕西宝鸡灯泡厂田万春来信说：“三厂一刷漆工因铁锤误砸在手上，当时手肿得很大，在厂医院治疗3次未好。我揭开纱布，发现指甲已掉，并开始化脓。于是征得他的同意后，先给他消毒，然后用本条方制好的药粉为他包扎好，并嘱咐他不要着水，3天后他说伤已经好了，也不用再上药了。我用此条方已治好30多人的跌打损伤，都非常灵验。”

荐方人：山东宁津县中医院医师　孙冠兰

引自：1986年第1期《山东中医》

祖传三代特效刀伤药方

此方系祖传三代秘方。经我10多年应用，效果甚好。只要伤口不流水，敷上药粉，一次可愈，不留疤痕。有止痛、杀菌、消炎等特殊功效。

配方及用法：冰片、白芷、黄丹、滑石各6克，红花、没药、乳香、生石膏粉各9克，麝香0.3克，薄荷3克（如无麝香，薄荷应减去）。上药晒干共研极细末，用有色玻璃瓶装好密封备用。保存的好，10年后仍有效。

荐方人：江西大余县左拔乡云山村　曹祥生

祖传创伤特效方治跌打损伤数万人均显奇效

主治：跌打损伤、骨折伤筋。

配方及用法：雄地鳖虫12克，胆南星15克，血竭15克，没药20克，马钱子（炒）9克，真龙骨9克，南红花15克，川羌活9克，螃蟹骨9克，当归10克，净乳香30克，防风15克，白芷5克，升麻15克，菖蒲9克，川芎12克，生大黄30克。上药合研细末，贮瓶备用。使用时根据损伤部位大小取适量药粉，用黄酒加醋调成糊状，涂棉纸上，厚薄均匀，敷贴患处。

疗效：治疗患者几万人。对早期损伤，敷贴本方起效迅速。如对破损流血者，5分钟可以血止痛缓，3～7天可以肿消痛止。

荐方人：江苏省吴法县望亭镇医院　葛培基

引自：《当代中医师灵验奇方真传》

祖传金疮药治外伤出血效果立竿见影

配方及用法：花头地龙（头颈部有道圈，体较小，以韭菜地里的为佳，用新瓦焙干）10克，马勃30克，赤石脂45克，煅龙骨10克，老松香45克，冰片适量。上药共研极细末，放瓷瓶内高压消毒后备用。用时先用冷开水清洗创口，再以此药粉撒于伤口，加压包扎。伤口较大或血流如注者，可将适量药粉放消毒纱布上直接用手将药压在伤口上，伤口渗血者，可随时撒药粉至血不外渗为止。隔一二日可打开查看，已结痂者不必加药，倘未结痂可在原药上加此药一层，包扎好。

疗效：用此药治疗外伤出血者不下千余例，都是一经敷药，血止痛解，立见效果。大多是敷药1次，结痂痊愈，屡用屡效。此药不仅能防止伤口溃烂，还可防治破伤风。

注意：伤口已经化脓者，不宜用此药。

按语：本方具有止血止痛，解毒化瘀，敛疮生肌功效。方中马勃为止血散瘀良药，还能解毒敛疮；龙骨是外用燥湿敛疮要药，兼能止血解毒；赤石脂能燥湿止血，敛疮生肌，据现代药理研究，该药有吸附作用，能吸收有毒物质，保护黏膜；冰片有清热止痛，防腐生肌功效，现代药理研究

证明它对金色葡萄球菌等有抑制作用；地龙有清热熄风通络效能，现代药理研究认为，蚯蚓素有溶血作用，对惊厥有拮抗作用；松香能燥湿杀虫，拔毒生肌。综观此方，组方精当，故治外伤疗效显著。

引自：1989年11月26日《中药科技报》

本祖传秘方治外伤出血有特效

配方及用法：仙鹤草、艾叶（端午艾为正品）。①用仙鹤草鲜叶打烂敷伤口，能立即止血，口嚼更佳。只用一次，不沾生水，不要换药，用净布包扎（不可用胶布）。只要血管不断，药干了伤口也愈合好了。用药期间禁吃黄豆、虾、螃蟹。②用全草晒干制成粉，可与云南白药媲美。

百姓验证：黑龙江孙吴县正阳乡韩某之妻因干活不慎把脚割了1厘米长的口子，流血不止，用此方治疗后，血立止。

荐方人：江西井冈山茨坪林场　郭宏开

扭　伤

扭伤为闭合性软组织损伤之一。多在外力作用下，使关节发生超常范围的活动，造成关节内外侧副韧带损伤。

关节出现疼痛、肿胀，皮下瘀血，关节功能障碍等症状，其程度随损伤程度而加重。轻者发生韧带部分纤维断裂，重者则韧带纤维完全断裂，并引起关节脱位或半脱位，同时合并关节内滑漠和软骨损伤。在运动中较为常见。

本方治急性腰扭伤 100 例，有效率 100%

配方及用法：蜈蚣1条，牛膝12克，露蜂房10克，猪骨250克，川芎10克，田三七6克（冲），黄芪25克，桑枝10克，桂枝5克，地龙10克。每日1剂，水煎服，连服3~5剂。

疗效：治疗100例，治愈（腰部疼痛及压痛完全消失，肌痉挛缓解，腰部活动正常，能恢复原工作）95例，好转（腰部疼痛及压痛明显减轻，腰部活动功能明显改善，生活能自理，但不能恢复原工作）5例；服药最多5剂，最少2剂。

荐方人：福建省永泰县岭路卫生所　兰友明　兰义明

引自：1997年第3期《湖南中医杂志》、1997年第4期《广西中医药》

我用黄白酒治扭挫而致的腰痛病疗效神奇

配方及用法：大黄、白芷、肉桂各10克，樟脑2克。上4味用好酒150毫升浸泡1日，于饭后服，每次10毫升，每日2次。

疗效：本方治疗扭挫而致的腰痛屡获奇效。轻者服1次即可痊愈，重者也只需2日即告痊愈。若是因扭挫而致的腰痛，不管如何厉害，服下去可立竿见影；若因受寒而引起的腰痛，只要不发烧，也有效果。用以外搽，还可治冻疮。

百姓验证：辽宁辽中县黄西村陈中仁，男，40岁，厨师。他来信说："村民郑贵芳在秋收时不慎将腰扭伤，疼痛难忍，弯不下腰，走路也很困难。当时买了三七片口服，未见明显好转。后经我用本条方治疗，服药当天就有明显效果，第二天又服1次，腰痛就好了，至今已有1年多没复发。病人说此方真神。"

荐方人：湖南省常德市韩公渡卫生院　丁子念

引自：《当代中医师灵验奇方真传》

本方治脚踝手腕扭伤有很好效果

配方及用法：荆芥、防风、桂枝、牛膝、木瓜、艾叶各50克。用3000~3500毫升水将上药煮开，倒入盆内，趁热熏患处（盆口与患处用毛巾围住，便于熏蒸），待药液稍温后，将患处放入药液浸泡10~15分钟。每日早、晚各熏泡1次。

去冬今春，我们这里有三位离退休同志，在晨间活动时，由于不慎，相继发生扭伤，经我介绍用此方治疗，均已消肿止痛，效果满意。

荐方人：河南商城城关樱桃园21号　杨静超

脑震荡后遗症

脑震荡后遗症的出现可能是脑损伤的病理因素与患者的心理因素相互作用的结果。头部受撞击、暴力或跌倒触地后突然昏仆少时。少则数秒，多则数个小时，方能清醒。清醒后多忘记发生过程。轻者头晕乏力，重者头痛恶心、呕吐，记忆力减退，小便失禁。若其症经常发作，则为后遗之症。常表现为头痛、疲乏、失眠、多梦、精神紧张、注意力不集中、健忘等。头痛多不固定。其性质为重压感、搏动感、紧皱感等，表现不一。

祖传五代秘方治脑震荡后遗症有效率100%

主治： 脑震荡后遗症。

配方及用法： 将龟首（王八脑袋）用干燥箱干燥，研为细末，每个龟首加黄瓜籽9克，用同法干燥，研末混合，为一日量。将一日量分3次于饭后用黄酒送服。5日为1疗程（即5个龟首）。

疗效： 一般1~2个疗程即愈，有效率100%。

荐方人： 黑龙江哈尔滨　李春

引自： 广西医学情报研究所《医学文选》

颈椎病

颈椎病是指因颈椎产生退行性病变而引起的一系列症状和体征的综合征。属祖国医学“痹证”、“阴痹”、“骨痹”范畴。

症状表现为：①反复发作的以颈项肩背部疼痛，常因劳累寒冷而诱发，疼痛放射至上臂、手指或手指麻木。②头昏、眩晕、耳鸣、肢体麻木乃至突然猝倒。③单侧或双侧下肢发麻，轻弱无力乃至行走困难。

我用甲角藤汤治颈椎病 126 例无一不效

主治：颈椎病（表现为眩晕，颈项活动不利，肩、臂、上肢麻木疼痛）。

配方及用法：山甲珠、鹿角胶（烊化）、牛膝、川芎、炙白芍各12克，忍冬藤30克，桂枝9克，甘草6克。上药先用水浸泡30分钟，然后再放火上煎30分钟，每剂煎2次。将2次煎好的药液混合，日服3次。气血不足者加黄芪30克，当归12克；腰酸腿软者加杜仲15克，寄生30克。

疗效：治疗颈椎病患者126例（年龄40～70岁），治愈（临床症状消失）100例，好转（临床症状改善）26例。其中伴有冠心病者12例，类风湿者8例，脑血栓者4例，有外伤史者2例。

百姓验证：云南昆明钢铁公司张去启来信说：“2年前，我自感活动不利，到昆明中医院治疗，吃了不少中药不见效。西药、针剂也用了不少，医治半年多没效果，花掉药费1000多元。后又到呈贡县人民医院检查，确诊为颈椎3、4、5椎增生。回到家后我就用本条方自治，3剂见效，8剂根治，所用药费不足70元。”

荐方人：山东德州市医院　马玉静

引自：《当代中医师灵验奇方真传》

我以灵仙乌蛇饮治颈椎腰椎增生收到好效果

配方及用法：威灵仙30克，乌蛇1盘（去头重20克左右），丹参、木瓜、狗脊、秦艽、当归、姜黄、补骨脂各15克，苏木、花椒各10克。煎3次，混合药液，分别在早8时、下午3时及晚上12时服用，每天1剂。颈椎骨质增生加葛根15克，腰椎骨质增生加骨碎补15克。

疗效：治疗颈椎腰椎增生33例，痊愈23例，显效10例。

百姓验证：文某，男，43岁，教师。3年前自觉头痛项强，左臂时感麻木不舒。近半年来症状加重，伴头痛恶心，时欲呕吐。X线片示颈椎变直，椎间隙变窄，第6颈椎椎体后缘有唇样骨质增生。给予灵仙乌蛇饮加葛根15克，用7剂后症状明显改善，继服12剂症状大减。为巩固疗效，嘱服骨刺片30天，后随访无任何后遗症。

引自：《陕西中医》（1992年第6期）、《单方偏方精选》

是明启推荐的二则治颈椎病中药方

敷贴法：透骨草250克，伸筋草、凤仙草、生山楂、白芥子、乌梅、木瓜、芒硝、大皂角、片姜黄各200克，马钱子90克，冰片60克，研为细末，装入塑料袋内密封，加备生铁屑（坎离砂）30千克。取生铁屑1千克，加入10克药末和四汤匙食醋，拌匀后装入白布袋内，封口放置于患处，约5~10分钟即自然发热（50℃左右），可持续1个半小时，待凉后取下。每日2~3次，20天为1疗程。

药枕法：独活90克，桑寄生、杜仲、牛膝、细辛、秦艽、茯苓、肉桂心、防风、川芎、人参或党参、甘草、当归、赤芍、生地各60克，研为粉末，加醋100毫升炒干，装入一个36厘米长、20厘米宽的布袋中，每晚临睡时烘热后垫于颈肩部，15日为1疗程。

荐方人：河南焦作矿务局医院主治医师　是明启

颈椎骨质增生擦剂药方

配方及制法：

第一步：乌头、草乌、天南星各100克，穿山甲、皂角各30克，八角枫、木鳖子各50克，甘草40克。上药经捣碎加工成粗粉，灭菌，在

25～30℃的温度下，浸泡在装有95%乙醇1000毫升的密封容器内，浸泡30天后，过滤收集乙醇药液A；其药渣内加入陈醋1500毫升，煮沸约1小时，过滤药液；药渣内再加入水1500毫升，煮沸30分钟，冷却，在20～30℃温度下发酵10天，压榨过滤，收集药液，灭菌，将上述三种药液混合放置待用。

第二步：红花100克，鸡血藤、降真香、木天蓼、姜黄、乌药、元胡、白芷、茜草、川芎、威灵仙、白芥子、菖蒲、栀子、透骨草、骨碎补、土茯苓各50克。经捣碎加工成粗粉，灭菌，在20～30℃的温度下，浸泡在装有95%乙醇3000毫升的密封容器内，浸泡20天后，过滤，收集乙醇药液B；其药渣内加入水2000毫升，煮沸1小时，冷却，在25～30℃的温度下，发酵10天，压榨过滤，收集药液，灭菌；将上述两种药液混合放置待用。

第三步：取冰片、樟脑各30克，麝香2克一起捣碎，加工成细末，灭菌待用。

最后将以上A、B两组药液混合，加入第三步的药细末，经充分搅拌，放置后过滤，即制成了颈椎增生祛痛擦剂，避光装瓶。

本方优点：原料为中草药，来源广泛，生产过程简单，成本低，其擦剂的治疗效果明显，对颈椎增生引起的肿胀、麻木、酸痛，以及由此并发的头脑供血不足、头痛、头晕等症，一般擦后30分钟左右即可减轻，使用1个疗程酸、麻、疼痛即可消失。对于急性扭伤、瘀血肿胀等症，一般擦后30分钟疼痛减轻或基本不痛，24小时后瘀血、肿胀即可消失。但用药时，擦药不能用力过猛，以免擦破皮肤。皮肤外伤处勿用，对骨折及关节脱位患者无效。

百姓验证：任某，男，56岁。患颈椎增生近20年，项背强直，头部不能自由活动，颈肩部酸痛、麻木、头晕、失眠，经中西医多次治疗，疗效不明显。后用本擦剂，在颈肩部擦药治疗3次，疼痛、头晕、失眠、麻木等症状明显减轻；坚持每天擦1～2次，连续擦8天，疼痛消失，颈部活动自如，症状基本消失；2年未复发。

本擦剂经多个单位近200个病例2年多的临床观察，近期疗效明显，远期疗效也较显著，总有效率达98%以上。

腰椎间盘突出症

腰椎间盘突出症是椎间盘退行性变后，再因某种原因致纤维环发生破裂，髓核突出压迫神经根和脊髓引起腰痛和一系列神经症状。属中医学“腰痛”、“痹证”范畴。

有损伤史或着凉史；腰痛伴坐骨神经痛，腹压增加时加重；腰椎侧弯，活动受限，棘突旁有压痛并向下肢放射。下肢腱反射异常，皮肤神经支配感觉过敏或迟钝，足趾背伸或跖屈力减弱。

本方治腰椎间盘突出症40例有效率较高

配方及用法：土鳖虫、川牛膝、甘草、麻黄、乳香、没药、全蝎、僵蚕、苍术各720克，生马钱子6000克。将生马钱子置铁锅中，加水慢火煮沸8小时后取出，剥去外皮，切成0.5～1毫米厚之薄片，晾干，炒至棕褐色。乳香、没药置铁锅内加热，并以灯芯去除油质，烘干。全部药物混合粉碎过100目筛，粗渣再次粉碎，使全部过筛成末。混匀，分装胶囊，每粒含散剂（0.25±0.05）克。每晚临睡前服药1次，初次5粒，以后每晚增加1粒，至服药后出现腰痛加重或腰背有紧麻感反应时不再增加，但最多每次不超过10粒。用黄酒30～60毫升加适量白开水送服，忌饮茶。服药后安静卧床，当晚不宜多饮开水。服药半个月后须停药2～3天，病情缓解后每晚可减1～2粒，续服2～3周以巩固疗效。服药期间不宜做剧烈运动。

疗效：治疗40例，临床治愈24例，显著进步10例，进步4例，无效2例。多数在服药2～3周开始见效。

注意：服药1小时内可有头晕、背麻等症状，无须处理。如反应重，可饮白开水一碗或肌注苯巴比妥钠0.1克。服药1周左右有轻度瘙痒或出现粟米样红疹，数天可自行消退。有严重心、肝、肾疾患者及孕妇忌服。

引自： 1980年第7期《中医杂志》、1981年广西中医学院《广西中医药》增刊

自制金钟五味饮治腰椎间盘突出症10例均有效

主治： 腰椎间盘突出症。

配方及用法： 金钟花根、生地各500克，鸡血藤250克，杜仲、桂枝各200克，白酒5升。将白酒入药中浸泡7天即饮。每次10毫升，每日3次，逐渐增量，至四肢有麻木感为最佳的治疗量，以此为限，服1周后逐渐减量至维持量（每次10毫升，每日3次）。

疗效： 治疗10例均见效。

荐方人： 吉林省扶余市第一医院主治医师　刘素云

引自：《当代中医师灵验奇方真传》

骨质增生

骨质增生症又称为增生性骨关节炎、骨性关节炎(OA)、退变性关节病、老年性关节炎，肥大性关节炎，是由于构成关节的软骨、椎间盘、韧带等软组织变性、退化，关节边缘形成骨刺，滑膜肥厚等变化，而出现骨破坏，引起继发性的骨质增生，导致关节变形，当受到异常载荷时，引起关节疼痛，活动受限等症状的一种疾病。分原发性和继发性两种。

我用本秘方治各种单纯性骨质增生75例均治愈

主治： 各种单纯性骨质增生症。

配方及用法： ①外用方。荔枝树根（炒炭）5份，松香（研末）2份。上药研末混合，视患部大小按比例取量，用文火炒热，纱布包裹趁热在患部施以烫法，连续炒烫5～6次，然后外敷12小时。1剂药可连续使用3天再换药。②内服方。首乌20克，淫羊藿10克，白芍15克，荔枝树根（炒）

30克，鸡血藤20克，青风藤15克，老鹳草（炒）15克，白花蛇2条，全蝎10克，威灵仙10克，水煎服。每日1剂，分2次服，药渣可重煎服。手部骨质增生者加桂枝，脚腿部骨质增生者加牛膝，腰骶椎骨质增生者加杜仲（盐炒）、独活，胸脊椎骨质增生者加狗脊，颈椎骨质增生者加羌活、葛根，局部红肿、发热灼痛者加羚羊角、银不换，局部无红肿而遇风寒痛甚者加制川乌、制草乌。

疗效：外治方、内服方配合应用，治疗各种单纯性骨质增生患者75例，轻者20天痊愈，重者45天痊愈。

按语：外治经验方是民间老中医对椎体四肢关节疾患外敷惯用的秘方。几年来经临床应用证实，①②方配合应用对各种单纯性骨质增生症均有可靠的疗效。

百姓验证：广东台山市台城镇20号甄沃根，男，54岁。他来信说："老战友刘国春的爱人患骨质增生，去台山人民医院治疗花了八九百元，但始终没治好，走路一拐一拐的。后来我用本条方为她治疗，并配合醋泡脚与穴位按摩，1个月后她的病就好了，白头发也开始变黑。"

荐方人：海南钢铁公司职工医院　蔡仲成

引自：《当代中医师灵验奇方真传》

我用本方治颈腰椎骨质增生 76 例，仅 2 例无效

配方及用法：穿山甲、川牛膝、全蝎、甘草各20克，桃仁、红花各10克，川楝子12克，蜈蚣6条。上药烘干研末，分装240粒胶囊，早晚各服4粒，黄酒送服。上药为1疗程的药量。

疗效：治疗颈腰椎骨质增生76例，治愈53例，有效21例，无效2例。

百姓验证：江西于都县新圩李桃园，男，38岁，医生。他来信说："本乡头金村汪广生腰痛近2个月，在银坑医院拍片诊断为腰椎骨质增生，服壮骨关节丸、骨刺片、消痛液等药，效果不明显。后来我处诊治，他按本条方服药10天症状便大减，继服20天痊愈。"

引自：《山东中医杂志》（1991年第3期）、《单方偏方精选》

骨 折

骨折，是指骨头或骨头的结构完全或部分断裂。多见于儿童及老年人，中青年也时有发生。病人常为一个部位骨折，少数为多发性骨折，经及时恰当处理，多数病人能恢复原来的功能，少数病人可留有不同程度的后遗症。

我利用接骨神奇特效五个秘方治病效果不凡

（1）接骨用麻药秘方

配方：生南星、生半夏、川乌、草乌、荜拨各7克，蟾酥6克，胡椒、细辛各15克。

说明：此麻药对各种骨折无效，只是起麻醉作用。如果遇到各种骨折，即刻用5克麻药冲高度酒精50毫升拌匀擦到患处，过3分钟后，任意抽动不知痛（注意：切不可擦到皮破处，以免增加痛苦）。将以上各药碾为极细末，装入小口瓷瓶中，黄蜡封口。

警告：此方有大毒，只能外用，千万不可内服。

（2）接骨特效秘方（分口服与外敷两种）

口服方：乳香、没药、苏木、川乌、松节各10克，土狗10个，地鳖虫、骨碎补、地龙、水蛭、血竭、龙骨各15克，大螃蟹2只。上药共为末，每日服2次，每次服9克，酒或童便送下，以童便送下效果最好。（水蛭必须炒黑，万不可半生，否则反有害于人）

外敷方：无名异20克，没药12克，紫荆皮13克，赤芍10克，白芍10克，沙姜15克，续断15克，骨碎补15克，血竭10克，乳香12克，五加皮20克。

说明：这个方专治骨折，骨碎表皮未破者外敷有特效。

如果有人从高山、高楼、树枝上失手跌下来，不是手骨断，就是脚骨碎，或者被车撞倒，压碎手脚骨，他必定叫苦连天，痛不可忍。这时请受伤者不要心慌，快将他抬回家中，即刻用高度酒精50毫升和匀接骨麻药粉5克，擦他的断骨处（说明：这麻药粉切不可擦到破皮处，一擦到就增加痛苦），3分钟后，他的断骨处任人抽动不知痛。这时，把他的断骨接正，然后取4块竹片，每块长20厘米，宽2厘米，厚1厘米左右，把这4块竹片四边的锋利处用刀削圆滑，再用绷带把每块竹片均匀地缠上一层，最后把这4块竹片放在他的断骨处四周，用绷带把竹片上、下、中绑紧（说明：不要绑得太紧，以免血流不畅）。这样做主要是固定他的断骨不走移，固定断骨后，即刻取公鸡1只，重500克左右（这公鸡最好是白毛乌骨鸡，如没有，其他的公鸡也可以），用手扯断鸡头，顺手拔去鸡毛（注意：千万不可用水淋湿拔毛，否则无效），然后用一块坚硬的竹片，削成竹刀，用竹刀割开鸡皮，剥下鸡皮留用，再去掉肚肠和骨，单取鸡肉。将鸡肉和接骨外敷特效药一齐放在石臼内捣烂。捣烂后，加高度米酒调成以手握紧指缝见水珠不滴为宜，调好后把药放入砂煲内，用柴火炒热（不要太热），取出敷在断骨处的四周，用鸡皮包在药外，再用净布把药包好轻轻绑紧，或用杉树皮夹紧绷带绑好。过36小时后，把这剂药取下，接着再如法换上1剂外敷药。这1剂药直到第三日取下，此时他的断骨已好八成。第四日，再把这2剂药合起来放进砂煲内，加入高度米酒，用柴火炒滚（注意：米酒放的不要太多，一多就成药汤，少效力），滚后即停火，把砂煲内的药取一半出来，放在净布上晾一下（注意：不要晾得太凉，又不要太热，以烫在人的皮肤上不起疱为宜），即把布上的药包起来烫他的断骨处，布上的药凉了，就换煲热的药去烫。如此轮换，每次烫15分钟。一日烫4次，直烫到第五日为止（同时结合服用接骨口服药），这时他的骨已痊愈。第六天可以正常工作。

接骨在临床上会遇到各种各样的症状，以上传授的只是骨断、没破、皮未烂者的医疗技术。如果在临床上遇到破皮骨碎，表面的皮肉已溃烂者，又有不同的医疗法，又要增加一条秘方去医治，这条秘方名叫“玉真散”。如果骨没断，只是关节上的筋断了，这又如何医治?还是用接骨特效粉的秘方去医吗? 不是，这就要用专治筋断的秘方，这条秘方只是一味药，却能医好，其效如神。

（3）止血“玉真散”的特效秘方

小量配制：生白附子35克，白芷3克，天麻3克，生南星3克，防风3克，羌活3克。

大量配制：生白附子350克，白芷30克，天麻30克，生南星30克，防风30克，羌活30克。

配制方法：将各药共碾极细末，装入小口瓶中，黄蜡封口，备用。说明：根据各自的需要，配大剂量或是小剂量都可以，效果一样。

使用方法：凡遇新断骨、表皮破、血流不止者，可将此方药粉敷于流血处，敷后即止血。止血后，用麻药粉在未破皮处擦，然后把断骨接正，再用接骨外敷特效药1剂和鸡1只共捣烂，均匀地敷在断骨四周（可敷上止血粉），同时配合接骨口服药。如果遇到经他人医治日久，其骨又没接续，肌肉腐烂有脓水，毒汁外流者，先用棉花把脓水毒汁吸干，再用双氧水消毒后即刻用此止血玉真散药粉敷之。敷多少次药，要根据症状而定，一般每天换药2次（每次都要用双氧水消毒），3天后就结痂痊愈。外表愈后，有的患者骨未接正，或有的骨接正，其筋已固定不能屈伸，这些复杂的症状就要所有的接骨秘方同时并用，才能治愈。

（4）专治关节脱位筋断秘方

凡遇关节脱位患者，先要做好准备工作：①取4块坚硬的竹片，每块长20厘米，宽2厘米，厚1厘米，把这4块竹片的四边锋利处都削圆滑，用绷带把每块竹片均匀地绑上一层。②把所用的药物备齐。

何谓关节脱位?关节邻近两骨端之间的正常关系改变，引起关节功能障碍，称为关节脱位。下面是其医法技巧：

有人关节脱位，即刻用第一方中的麻药冲酒擦患处（不用也可以，但操作起来患者痛不可忍），然后把他的关节接回原位。如何接法?例如：有人的手上臂与前臂的关节处脱位，前臂的骨已插入上臂的皮中。这时，你用一手抓住患者的上臂，一手抓住前臂，然后，双手同时用力向相反方向一拉（何谓相反方向，就是抓住上臂向上拉，抓前臂的手向下拉），用力拉时要快，一拉就把患者的关节接回原位。在确信接正并无异样后，就将事先预备好的4块竹片均匀地放在关节四周，用绷带绑紧（注意：不要绑得太紧，以免血流不畅，但也不要太松），这就是固定。固定后，即刻用葱头250克（葱头是日常用的生葱，不是洋葱头，切不可弄错。将葱头洗

净留根）捣烂炒热擦患处（注意：不要炒太热，以免烫起疱）。擦后将“生大王”（未炙过的大黄）120克研成粉末，把生姜汁（即食用的生姜捣烂取汁）倒入生大王粉末中，调成糊状（不可调得太稀），调好后即敷患处，然后用净布包住药，绑紧即可。每日一换（每日换药如前法），每日叫患者饮250毫升好酒，分作3次饮。如患者酒量大，可让其尽量饮，以饮后不醉为宜。3日后，其脱位关节的断筋基本接续了。这时，把竹片拆掉，叫患者轻轻将手屈伸一下，看是否痛。如痛，再如法用药敷1次。以后叫其自己练习，手能屈弯，自由活动就痊愈了。

特别提示：生大王炮制过的无效。在药店购买时，一定要问清楚是不是炮制过。炮制过的生大王是切片，乌黑色；不炮制的生大王成条，灰黄色。购买时一定要生大王，而不是制生大王。制过的价贵无效，不制的价平有效（未炒的叫生大黄，也称生大王。大黄，别名川军、大王、锦文大王、鸡爪大黄）。

（5）治骨折愈后僵硬不能屈伸秘方

有人手骨跌断经治愈后，屈不能屈，伸不能伸，眼睁睁看着一条手臂残废了，确实太悲惨了，令人终身烦恼。难道这手就这样永远不能屈伸了吗？其实，只要患者的手不能屈伸没超过1年，就很有希望治愈，并同原来一样活动自如。

至于为什么有的人手骨断经治愈后其手不能屈伸，这内在的主要因素是因为骨一断，同时有很多筋都断了，经他人医治的过程中，用药不当，造成断筋不能接续，甚至把断筋治萎缩了，筋一萎缩，肌肉也萎缩，最终导致关节不能屈伸。

在医治这种症状时，首先看患者的手，如发现其手上的肌肉萎缩严重，又超过1年，这到底有法可医，或是无法可医？在这里，要说明一下：医这种症状时，只要不超过1年的，用此方治，大多可医好；已超过1年的，手上的肌肉萎缩严重，只见皮包骨，也可用此方试治一下，但不一定有效。下面是医法过程：

第一，叫患者买一个煎药砂罐备用。

第二，让伤者用海桐皮、透骨草、乳香、没药各10克，当归8克，川椒15克，川芎、红花各5克，白芷、威灵仙、甘草、防风各4克，共研末加酒50毫升，布包煎熬，熏洗患处。

第三，如遇到病情严重者，再取男人的小便倒入砂罐内，大约半罐（切不可倒满），加入点尿缸底白色污物或药店的人中白用火烧，开滚时打开罐盖（注：滚一阵子后，里面的尿将滚出，这时就停火），滚后有很多水蒸气上升，此时让伤者坐近，把伤者的患处放到水蒸气中熏，再抓住伤者的手，轻轻屈伸三五十下，或叫其自己屈伸。在熏的过程中，如伤者的患处被熏痛了，就要稍停一下，不痛后再熏（注意：不要熏起疱）。每次熏半小时，每天5次，直熏到伤者手能屈能伸，灵活转动为止。同时用蟹头中的脑及足中髓加酒熬后涂于患处，筋即续生。或以旋覆草根洗净、捣烂，敷患处，20天左右完全可见功效。

注意：

第一，凡使用了麻药粉的病人，必须在2~3日后口服些甘草水解除麻醉。

第二，任何骨折治疗都宜于在初期（1~12天左右），超过12天者属旧伤。因此接骨续筋宜在早期。凡用本方接骨者，一般粉碎性骨折3天愈合，7天后用手指轻微触动患处基本无痛感，10天全部复位。初接之伤不能提早行走，凡伤后前5天内能上夹板的应尽量上夹板，以协助复位，不能上夹板的应尽量少翻动患处。无论是上肢、下肢或是胸、背、脊骨及筋骨折等均可用此方治疗，不需另加药。本方治病使用的是平寒药物，因骨折后总会出现瘀血积蓄红肿，在治疗上不宜使用温热性药物。凡用本方治疗的骨折病，绝不会发生后遗症，这是本方的最大特点。

第三，玉真散止血粉方中如没有生白附子就用白附子，但不要用附子。白附子与附子是两种性能不同的药，不能混用。白附子，别名禹白附，为天南星科植物独角莲的块茎。功能镇痉止痛，治破伤风。不经加工的就是生白附子。附子，为毛茛科植物乌头的侧根。功能温中止痛，散寒除湿。

百姓验证：陕西安康市关庙镇王兆银，男，51岁，医生。他来信说：“患者孙中财，2000年12月8日将左腿跌成粉碎性骨折，到医院住院治疗9天，共花费1800余元，因经济困难出院，而骨却未接上。经人介绍他找我治疗，我重新为其整骨，用本条方内服外敷20天，他就脚能点地，腿也不

疼了，1个月后恢复正常，并能参加劳动。”

荐方人：湖南洞口县　杨晚生

我用本祖传秘方治粉碎性骨折有自动复位效果

(1) 口服秘方

配方及用法：翠蛇（第一主药）、土鳖（主药）、红花（主药）、杜仲、五加皮、乳香、三七、党参（主药）、牛膝、没药、四块瓦、竹叶青、毛青杠、伸筋草各15克，血竭、桃仁、地龙、倒插花、巴岩龙各12克，骨碎补25克，麝香4克。上述药物泡酒5000毫升，早晚服适量。一般每次50毫升，每天100毫升，不超过150毫升。1剂即可使粉碎性骨折彻底治愈，愈后不留后遗症。

泡浸时间：浸7天即可内服。泡浸时间越长越好，但要密封好。

(2) 外敷秘方

配方及用法：翠蛇（第一主药）、（川）牛膝、伸筋草各6克，杜仲、五加皮、土鳖（主药）、红花（主药）、四块瓦、地五加、鱼鳅串、水冬瓜根皮、母猪藤各12克，骨碎补15克，麝香3克，未开叫的小公鸡1只。小公鸡不要过刀，处理办法：用两手指抓小公鸡腹背上的左右两小空穴将其捏死，不能用开水烫毛，要干拔毛，去头脚和内脏，与以上药物共捣烂，包患处，再用酒糟适量炒热包于药外，然后用纱布裹住，外用杉木皮夹固定。

疗效：此方为良方全药，药功自动复位。上二方为1剂。口服药一般服一半以下即愈。但药要基本配齐，主药一定配齐，辅助药缺两样没多大关系。当然辅助药物尽量不缺为好。外敷即包药，包一次至痊愈，无须换药。如药包干了，用口喷些白酒润之即可。如是新伤要简单固定，旧伤则无须固定。如有人骨折用其他药虽已治好，但留有阴天下雨作痛的后遗症时，服本方药酒可根除，此药酒治这种后遗症有特效。

百姓验证：上述二方经贵州省某市中级人民法院副院长程兆祥亲自验证13人，均是粉碎性骨折，在损伤后15日内应用，都神奇般康复了。治愈率100%。1986年3月，贵州地区轻工业局方工程师在施工现场勘察时不慎将膝盖骨摔破，经透视发现有大小17块碎骨，医生无法复位，动员做切除手术，患者本人及家属不同意，四处寻求偏方治疗。一个朋友偶然同程谈起这事，他即用此方为患者治疗。患者服药后2周，2剂药还未服完即自行走到医院透视检查，已完全看不到骨折痕迹。又过了5天，已毫无痛苦感觉，行走自如，完全恢复以往正常状态。

注：翠蛇，别名山黄鳝，产于温热带的旱地、山里。如贵州、云南、广西等地均有。活的入药效果更佳。中药店有干品出售。功能活血、祛瘀、壮骨、运气、强心，除新、旧创伤。

倒插花：清热解毒。缺此药可用茅莓（别名天青地白草）代替。

竹叶青：功能滋阴降火。缺此药可用中药竹根七代替。

毛青杠：功能清热解毒。缺此药可用中药毛冬青代替。

巴岩龙：功能强筋骨，治腰膝酸软。缺此药可用中药巴戟天代替。

水冬瓜根藤：功能消肿。缺此药可用中药白蔹或商陆或鬼箭羽代替。这三种药的别名叫见肿消。

土鳖：别名土鳖虫、土元。功能活血散瘀，通经止痛。

红花：功能活血通络，治血瘀疼痛。

四块瓦：别名对叶四块瓦。功能祛风止痛，活血散瘀，杀虫止痒。

母猪根藤：别名五爪龙、五叶藤，又名老鸦眼镜藤。治肿痛。

鱼鳅串：别名马兰、路边菊、鸡儿肠，为菊科植物。功能清热、利湿、解毒、消肿。

方中的几味草药可在药店购到。麝香药物较难购买，如实在无货可用自然铜末10克代替。有些药不属主药，缺一两样也没多大关系。

在杀小公鸡时，要按方法进行，不能胡乱来，否则影响治疗效果。

骨折后遗症如遇弯曲、平伸、大幅度运动循环受限等情况，服本方药酒后症状能够缓解，但不能全部消除。腰肌劳损、肾功能损伤或其他肌肉损伤的后遗症，本方不能治疗（不能消除这种后遗症）。

在使用本方时，应注意方中有些药物有小毒，对于患高血压、心脏病、结核病及孕妇等虚弱病人用时应谨慎。

荐方人：湖南洞口县　杨晚生

祖传秘方神仙健骨丹

神仙健骨丹系我家祖传秘方，它源于少林诊本——《武术药方全书》，家父得知，乃为第五代传人。经20余年的临床应用，总有效率为96%，其中新鲜骨折为96.5%，陈旧性骨折为96.6%，骨质增生为90.3%，软组织损伤为98.8%，痹证为97.7%。

配方及用法：虎骨30克，龙骨王50克，公丁20克，土鳖50克，续断50克，青皮40克，川乌30克，油朴30克，台乌50克，苏木40克，大黄100克，没药30克，自然铜30克，红花30克，赤芍40克，猴骨50克，血竭20克，香附30克，乳香30克，姜黄100克，山药30克。虎骨、猴骨沙炒，血竭另碾加入，乳香、没药去油，自然铜醋煅，诸药碾细成末，和匀瓶装备用。本方外敷、内服均可。内服成人每次5克，每日3次，小儿酌减。

新鲜骨折瘀肿者，宜开水调，温敷伤处；陈旧性骨折以活血酒调敷伤处。

痹证属风湿者，以药酒、开水各半调敷患处；痹证属寒湿者，以开水调敷患处。软组织损伤，初期宜用开水调敷伤处，中后期宜用药酒调敷伤处。骨质增生、肩周炎，内服外敷，并配合按摩效果更佳。敷药后，局部有痒感者，忌用手抓。孕妇禁服。

荐方人：四川三台县中医骨科医院　吴绍静　王兴荣

祖传特效接骨丹

主治：一切骨折，局部肿起。

配方及用法：天灵盖3克（男的），公鸡腿骨棒1对（去爪尖），好广锡少许（要炼过9次的），土鳖5个（小的用7个）。将天灵盖、公鸡腿用微火焙黄，与广锡、土鳖放在一起，研成细面。如再加好广锡0.9克，为加量接骨丹。最重者不过2剂即愈。

内服：骨折后3～4日服之最佳。上肢食后服，下肢空腹服，每次1剂，用黄酒送下，服后每日要不断地喝酒。间隔4～10天用第二剂。

外敷：先将骨折整复，用净水洗净皮肤后，将药面撒在患处，纱布盖好固定，不要乱动乱看，至愈时去布。

禁忌：生冷、辣椒、热浆豆腐等物。

百姓验证：某男，30岁。将膝关节下部胫骨砸断，在当地治疗无效。送医院骨科治疗一个半月稍愈，因回家行路震荡，又复发，化脓流血水，疼痛更为严重，丝毫不能动转。经服药3剂，完全接上，没有残废。

周某，55岁。2月11日被车轧断股骨，在当地治疗无效。3月7日开始治疗，经服此药2剂，将骨接上，又休养2个月治愈，能参加劳动，没有残废。

引自：四川成都科技出版社《蔬果治百病》

家传秘方治手指脚趾折断有特效

主治：手指脚趾折断。

配方及用法：蚂蟥多条，烧灰存性和桐油外敷。对正骨折处，整复皮肉，然后外敷。

疗效：24岁以下者7天痊愈，功能恢复；24岁以上者，时间必长1倍。

禁忌：忌行动，应休息7天。

荐方人：广西　廖炳文

引自：广西医学情报研究所《医学文选》

祖传秘方专治骨折愈后僵硬

主治：骨伤愈后僵硬。

配方：

方一：白蔻3克，独活10.5克，北芪、川芎、木瓜各12克，桂枝4.5克，桑寄生、当归各24克，羌活、炙甘草各6克。

方二：桂枝12克，干姜15克，吴萸18克，熟附24克。

方三：宽筋藤12克。

用法：

方一：用水两碗煎成一碗服下；方二：共研末，用酒蒸温敷伤处；方三：煲水温洗。

百姓验证：雷某，跌断右手尺桡骨。治愈后，手掌及五指和关节僵硬、麻痹、无知觉、不能摇动，多方医治无效。用此法内服、外敷、温洗20天后痊愈。

荐方人：广西　陈端才

引自：广西医学情报研究所《医学文选》

接骨续筋秘方

主治：筋被划断。

配方及用法：旋覆花15克，白糖31克（按伤部大小加减）。将旋覆花为末，和白糖放入锅内，加适量水熬成浓膏，涂于筋断处，10日后解开，视筋断处两头各生一小疙瘩，再敷20日即完好如初。

荐方人：湖北　张松岩

引自：广西医学情报研究所《医学文选》

祖传三世接筋秘方有奇效

第一次配方及用法：清净白水62克，象皮4.5克（炒黄为末），红花6克（炒黄为末），活人筋（即多年的线裤腰带，炒黑为末）0.6克，半两钱（古代铜钱的一种，为末）0.09克，白糖24克，麝香0.06克（研，春冬两季不用）。先将白水煮二沸，下象皮末煎二沸，然后下红花末煎二沸，接着下活人筋末煎二沸，下半两钱末煎二沸，再下白糖，用小火煎至百花起百花落，成为药膏，倾在瓷碗内，入麝香和冰片末，搅匀备用。上药时先用祁艾31克水煎，洗净伤口，将药膏抹在伤口内，再用火纸封好伤处。过3日，换药一次，18日内将第一料药用完。

禁忌：羊油。

第二次配方及用法：照第一次方减象皮1.5克，不用麝香（配法同第一次），不用艾汤洗，其余如第一次。

第三次配方及用法：照第一次方加象皮1.5克，减红花1.5克，配制方法及用法同上。用完三料后，即完全治愈。

荐方人：河北　寇玉森

引自：广西医学情报研究所《医学文选》

关节积液

当关节产生病变或出现某些全身性疾病时，关节液增多即形成关节积液，造成关节疼痛、不适。膝关节内正常存有少量关节液，以营养关节软骨，润滑关节，减少关节活动时的磨擦。关节液由滑膜分泌，在关节活动时关节液不断循环更新。关节液超过10ml时，浮髌试验阳性。

主要表现关节充血肿胀、疼痛，活动下蹲困难，功能受限。

祖传秘方治关节囊积液 20 天可痊愈

外敷方：制马钱子、麻黄、没药、乳香各6克，陈小米60克（置瓦上文火焙黑），共为细面，净水调匀，搅拌成膏。敷于积液部位，注意固定，不可随便揭掀。

内服方：当归、白芍、川芎、桔梗、黄芪、枳壳、乌药、陈皮、半夏、茯苓、防风、狗脊各6克，大毛榔片、枳实、木香、甘草各3克，姜6片，枣4枚。水煎服，下部加牛膝，血瘀加红花。

疗效：10~20天即愈。

荐方人：赵景春

引自：广西医学情报研究所《医学文选》

骨髓炎

骨髓炎是指化脓性细菌感染骨髓、骨皮质和骨膜而引起的炎症性疾病，多数由血源性引起，或由外伤或手术感染引起，或由疖痈或其他病灶的化脓菌毒进入血液而达骨组织，四肢骨两端最易受侵，尤以髋关节为最常见。

骨髓炎患者其症状差异很大，在儿童，发病快，骨痛，行走困难，发热或发冷，局部红肿等。在成人，发病相对缓慢，发热、寒战、局部肿痛等。

祖传秘方"黑药膏"治骨髓炎功效独特

黑药膏系我家祖传秘方，为外敷用药，对疔疮、痈疽、发背、瘰疬等外症疾病均有显著疗效，对骨髓炎更具特殊效用。医界同行及求医病家也往往视黑药膏为治疗骨髓炎之特效药。

黑药膏以其色黑而命名，状黏稠光亮，若贴敷患处，顿有清凉舒服之感。黑药膏由南瓜藤（煅炭存性）150克，土楝子（煅炭存性）30克，地脚粉500克，饴糖1000克，芒硝120克等五味清凉解毒之中草药组成，并附加甘油150克，共熬制成膏。其中无一贵重用料，成本低廉，各地皆有，取用不竭，因而易于推广与应用。黑药膏具下列功效特点：

（1）具有综合性能。无论是发病初期，还是化脓溃破的中期，疮口收敛的后期，皆可应用。疮疡初起时用之可退肿止痛，活血散瘀，软坚消结；外症成脓时用之可吸脓拔毒，收缩疮口；疮口收敛时用之可祛腐润肌，还能生新。总之，于整个病变过程中，黑药膏集消炎、止痛、退肿、拔毒、生肌之大成。对骨髓炎，其药力尤可渗透入骨，促使受破坏之骨质得以修复。

（2）具有引流与排泄脓水的优良性能。排脓泄毒，对某些化脓病灶进行处理，这常需切开疮口。切开后，中医传统之法是插入降药纸捻，西医惯用之法是填塞消毒纱布。这些方法均因阻塞影响脓液畅流，不但换药时病员有疼痛，且易使胬肉丛生。而黑药膏具吸脓拔毒功效，直接使用之即可引流排泄脓水，避免纸捻及纱条之弊端，如再加提毒丹之类药粉协助，其排脓泄毒作用便更为显著。

（3）黑药膏色泽虽为墨黑，但极易洗涤，不会污染衣服被褥，不会留有污迹。

历万千患者之临床验证，经长期之实践鉴定，黑药膏确为祖国医药宝库中一朵奇葩。至于黑药膏的渊源与流传，尚有着一段曲奇轶事。80余年前，离盐城40余里的西乡，有个叫做石桥头的地方，常有一位衣衫简朴，挑担补锅的老者，他走村串镇，除替人补锅外，还运用自制药膏替人医疮治疾，花钱不多，效果又好。这补锅老者每日回家之时，歇脚于宋家楼药铺门前，有时还为其配方撮药，遂与开药铺的中医结识。因两人意趣相投，常备薄酒菲肴小饮铺间，且论医说药。久之，交谊日深，当这位无儿无女的补锅老人行将辞世之际，终于将他视为珍宝的秘方荐教于开药铺的中医，并谆谆嘱咐：此秘方本由一位古寺高僧所传，功效奇特，万不可轻易传于他人。这秘方非别物，即是黑药膏。这位药铺中医非别人，乃是我之伯父陈步阶先生。我20岁时，便随伯父从医，跻身于医林。我年轻时勤于手脑，颇受伯父钟爱。当伯父年事已高，病卧之际，除将临床笔录交于我外，还将黑药膏配制方法亲自传授给我，并按补锅老人的遗言对我作了同样告诫。路途漫漫，岁月悠悠，60年来我祖辈与我，视黑药膏为珍宝，并于长期实践中对其配制加以改进，对其应用加以总结。

黑药膏之药效机理何在，尚需深入探寻求索。现只从其成分中作一初析。南瓜藤性甘苦，微寒解毒；《本草再新》叙述其能“平肝和胃，通经络，利血脉，滋肾水”；《福建中草药》介绍其有“养阴清热，生肌止痛”的作用。土楝子性苦寒，能理气、止痛杀虫、清热解毒。芒硝性味辛苦大寒，软坚能散恶血，用于感染性疮口可加快淋巴生成，消肿止痛。饴糖和地脚粉之功效，国内古今书刊中至今尚未见详细记载，但国外曾有糖类物质直接用于疮口消炎解毒的报道。黑药膏各种成分的性能，正与黑药膏之功效及特点相符，而将这些成分复合并形成黑药膏以后，便可使各种成

分的功效得以扩大与综合。然上述仅为初析，倘能以现代方法深入研究，此乃我所期望之事。尚需说明，黑药膏之药性特点，符合我治疗外症之指导思想，即大凡外症均为热证，总应以“热者寒之”为则，而黑药膏正是清热解毒之品，非温热辛燥之物。

黑药膏及其他外用药方的应用方法

(1)黑药膏的应用：陈氏黑药膏为祖传秘方，是骨髓炎外治之主要用方。其功效独特，清凉解毒可消肿，通经活血能止痛，吸脓祛腐润肌肤，补肾益髓长筋骨，故对骨髓炎早期（急性期）、中期（慢性期）、后期（恢复期）均可使用。早期未溃可消肿止痛，中期已溃能拔毒排脓，后期恢复能祛腐生新，不论有无疮面都可使用。对无疮口之急性骨髓炎，外敷黑药膏后，可短期使局部肿痛消退，从而控制症情发展，防止从急性转为慢性。

使用方法：敷药范围应较发病部位略大，以利于控制热毒扩展。毒腐重者，须每日更换；毒腐轻者，可隔日更换。

(2)品条的应用：应用“品条”，化瘘管、脱死骨。“品条”为三品一条枪及五品一条枪。三品一条枪出自陈实氏《外科正宗》，原方由明矾、白砒、雄黄、乳香等4味药组成。现方已经由我作了改进，舍去原方中乳香，加入焙蜣螂虫。该药咸寒，具解毒消肿之功，不但能加强祛腐化瘘之效，且可有助于止痛与祛除死骨，故现在使用之三品一条枪具有提腐力强、离析力佳而毒性低的特点。五品一条枪之功效基本与三品一条枪相同，但因其配方不同，由乌梅肉、黄升、守宫尾、石膏等味组成，作用较弱。因其药性缓和，比之三品一条枪，临床应用较多，对初诊有瘘管者，一般先用五品一条枪作试探性应用。若作用良好，可免去用三品一条枪；若作用不显并有过敏现象，则宜改用三品一条枪。须注意面部及其他血管丰富部位，仅能用五品一条枪而禁用三品一条枪。

使用方法：应将“品条”沿瘘管管壁徐徐插入，须注意进药方向，切忌误入正常组织。首次填插宜短宜细，若无过敏反应或不适反应，再酌情加量，直插至瘘管底部。应用三品一条枪数量宜少，每次1~2根，7日后再更换，使药性发挥最大效用。插放初日，患处可能轻微疼痛，但以后即会自行消失。2~3次后患处周边裂缝，管壁随脓溢出。应用五品一条枪可隔日更换，无疼痛感，用后管道即会由深转浅，当管壁脱落，新肌生长时，应缩短长度，免伤新生肌肉，以利疮口痊愈。

运用品条能腐蚀胬肉，使瘘管孔道扩大、光滑，便于死骨泄脱；还促使朽骨与软组织、朽骨与正常组织之间分离，便于死骨自行泄脱或以手钳取出。应用品条，尚能使疮面腐肉蚀清，维持正常血液供应，利于疮口愈合，骨科手术所造成的手术创伤大为减小，复发率大为降低。临床证明，凡骨髓炎死骨，几乎均可应用中药使其自选泄脱，对骨科不宜手术摘取之死骨碎片，尤具一般手术难以替代之良效。

（3）提毒丹的应用：提毒丹主要功效是提毒排脓。因存功效差异，临床分大、中、小三种提毒丹。①小提毒丹功用：提毒拔脓，袪腐生肌。该丹药性平和，宜用于下列症情：虽无窦道，但疮面长久不能愈合；或疮面脓腐未净，但已渐生肉芽或疮面色泽略暗，呈半腐肉状。此品含升降丹不到10%，毒性较小，应用较多。②中提毒丹功用：蚀胬化腐，拔毒排脓。适用于疮面偏小而腐肉较多，即因胬肉突出或腐肉堵塞致使排脓不畅之时。病变部位多在头顶、指尖等处。因含升降丹药19%，具中等腐蚀力，不宜用于新肉已多者。一般撒于疮面后，再以玉红膏纱布覆盖，以防丹药伤及近周正常肌肤。③大提毒丹功用：含升降丹32%，腐蚀力强，效在平胬去腐拔毒，溶解窦壁，使死骨易于泄脱，主要用于胬肉堵塞，脓出不畅，疮色紫暗，疮口长久不敛之症状；或脓多腥臭，疮面存大片不脱腐肌之症状；或疮面结痂较厚，呈假性愈合之症状。因其腐蚀力较强，故不宜用于已露新肉者。应用时，为免于损害正常肌肤，宜薄薄地撒于胬肉上，一般用1~2次，胬肉即可脱落。

（4）梅石散和玉红膏的应用：①梅石散：功于敛口、生肌、止血、定痛。但毒腐未净者不宜早用，当脓毒腐肉尽除时，始可应用。用前须除尽残留脓腐组织，然后均匀撒洒；撒洒层须薄如轻纱，不可厚盖，以防结块闭塞余毒外泄，有碍生肌。②玉红膏：本膏方出自于《外科正宗》，我对此古方加以改进，除增加老紫草的分量，且加用冬丹，加强膏方凉血解毒生肌作用。临床可先制成油纱布备用，匀撒梅石散于疮面后，覆敷玉红膏纱布保护疮面，再敷用黑药膏，以加速生肌消肿。

（5）大枫子膏的应用：大枫子膏为辅助药物，功在祛风止痒，燥湿敛疮，辅助黑药膏治疗作用颇佳。如骨髓炎疮口脓出较多，以至周围皮肤出

现水疱、红疹、瘙痒、糜烂出水等症情，即可以少许大枫子膏止痒除湿，保护皮肤，然后再敷贴黑药膏。

上述外用药，在我临床实践中行之有效。

(6) 外治中须注意的几个问题：①辨假性愈合：管口闭合但疮面高突，或腐肉脱而未净，且色泽暗红，均示瘘管管壁未除，将会假性愈合。此时应继续提毒拔管，以消除内蓄之脓腐死肌，蚀平管内之胬肉，拓清障碍。若假性愈合已成疮面结痂，务使管口开畅，管壁应蚀溶呈近似"V"形，以使死骨脱尽，防止逼毒内攻。②辨瘘管愈合佳象：脓腐畅泄，渐趋稀少，管道新肉渐趋红活，疮口内凹无痂，方真为愈合佳象。③掌握生肌时机：若脓毒未净而使过早生肌，易成假性愈合，有闭毒隐患。因此，选用生肌法须掌握生肌时机：低热、盗汗、纳差等全身症状已基本消除或大有改善；X线摄片示病灶好转，未见死管；疮口已呈凹陷状，脓腐渐少而稀薄，肉芽红润。

(7) 外治同时加内服药，其效果极佳。

黑药膏方及其他外用方具体配方如下

(1) 黑药膏：南瓜藤炭150克，土楝子炭30克，芒硝120克，地脚粉500克，饴糖1000克，甘油150克，熬制成膏。

(2) 玉红膏：当归120克，白芷30克，紫草120克，甘草60克，血竭120克，麻油1000克。熬煎去渣，加凡士林1000克，白蜡120克，待冷后加轻粉42克，冬丹16克，搅匀。

(3) 三品一条枪：白砒45克，明矾9克，雄黄9.5克，焙蜣螂6克。先将前两药用泥罐封煅为末，再加后两药共研细末，加面粉和水搓成细条。

(4) 五品一条枪：乌梅肉20克，守宫尾20克，黄升丹50克，石膏40克。焙干后共研细末，加面粉和水搓成细条。

(5) 大提毒丹：白降丹15克，红升18克，朱砂6克，梅片6克，焙蜣螂3克，煅石膏45克，共研细末。

(6) 中提毒丹：白降丹6克，红升9克，煅石膏45克，青黛6克，共研细末。

(7) 小提毒丹：黄升3克，轻粉3克，煅石膏27克，共研细末。

(8) 梅石散：煅炉甘石30克，赤石脂30克，琥珀6克，钟乳石3克，轻粉

6克，冰片6克，共研细末。

（9）大枫子膏：大枫子500克，土槿皮250克，苦参250克，麻油1000克。上药铁锅煎制，滤净药渣，加入凡士林1000克，搅匀冷却成熬油。再用无味硫黄500克，枯矾250克，轻粉60克，冬丹10克，共研成药粉。取熬油50克与药粉125克趁热调匀即可。

注：此方来源于《中医治疗骨髓炎经验》一书，本书作者是陈兴之，他的伯父就是本方中谈到的陈步阶先生。

黑药膏治左额骨血源性慢性骨髓炎验例一

腾某，男，30岁。1971年3月，患者突发高烧，伴头部剧痛，左额尤甚，遂往某院急诊。经治热退痛止。但此后经常感冒，头晕目眩，左鼻腔时有脓水夹血流出。1974年4月，左额前出现肿块，左鼻腔出现鼻衄。某五官科医院作病灶切片探查，诊断为副鼻窦炎及上额窦增生。治疗数年未愈，且症情日重。1980年5月到华山医院会诊。摄片检查，上额窦密度增高，左额骨质破坏，边缘增生，诊断为“慢性额骨骨髓炎”。为防恶变，院方建议行开颅手术。患者及家属均未同意，至我部就诊。

初诊检查：左前额肿块隆起，左颈部倾斜至肩，难以回顾，疼痛拒按。体质虚弱，面黄肌瘦，脉象细数，苔白尖红，胃纳呆滞，鼻衄，间有潮热。自诉幼有血尿病史，现偶有发作。

辨证施治：证因禀赋素亏，易侵热毒，上扰清空，殃及于脑。毒滞髓海，腐筋蚀骨而成疽。拟凉血解毒，养阴扶正。

内服：全当归9克，蒸黄精、肥玉竹、细生地、旱莲草、蒲公英、地丁草各15克，白茅根、制首乌各20克，生甘草6克，银花炭12克。

吹吸：春花蕊、香白芷、飞青黛各6克，共研细末合成辛芷青黛散，吹入鼻腔，每日2次。

外用：黑药膏外敷，按肿势范围敷贴，隔日更换。

内外合治7天，疼痛减轻，鼻衄渐少，肿势稍减，但硬块依然。1个月后胃纳已佳，鼻衄甚少，颈项四顾如常。3个月后鼻衄消失，摄片见破坏区缩小。4个月后因感冒高热，左额肿块再度隆起，肿块质软，遂去华山医院急诊，该院做排脓手术，脓少血多，并用抗菌素。后又复至我部，述及前情。

检查疮口，有胬肉堵塞，高热虽退，但仍有低热，常夜热早凉。此乃大热之后热伏阴分所致。据症情变化，再拟方内服外治如下：

（1）内服：当归、川断、杜仲、桑寄生各12克，黄精、玉竹、首乌、牛膝、旱莲草、连翘、银花各15克，甘草6克。

（2）三品一条枪填塞疮口。

（3）黑药膏外敷。

7日后死肌脱落，1个月后脓尽生肌，无夜热早凉。摄片检查，骨髓炎破坏区再度缩小，趋近痊愈，症情稳定。继以黑药膏巩固性治疗，1年后痊愈。随访8年，未再复发。

黑药膏治右胫骨血源性慢性骨髓炎验例二

张某，男，14岁。1979年10月初，患者突发高烧，达40℃，某院以抗菌素治疗无效。发热持续半月余，并出现右小腿漫肿疼痛。摄片检查，右胫骨骨膜增生，骨质轻度模糊。继投多种抗菌素，肿势仍不消退，且疼痛加剧，脓液形成。该院即行切开排脓，量达70毫升。又做骨钻孔，达12处之多。因术后未见好转且有发展，患者曾服中药2个多月，效不显，又复回某院。摄片检查，片示“右胫骨骨质增生，大量破坏，死骨形成。骨干增粗，骨质呈葱皮状改变，透亮区形成”。仍以抗菌素治疗3个月，再次摄片，片示“骨质破坏较前发展”。院方建议截肢，患者没有同意，转我部就诊。

初诊检查：右小腿肿势甚厉，不能履步。右胫骨上端疮口面积1厘米×2.5厘米，胬肉堵塞，脓流不畅。午后潮热，夜间盗汗，汗水淋漓，内衣浸淫，胃纳欠佳，面色无华，舌质红，脉细数。

证因肾阳偏亢，肾阴亏损，久则化火，骨骼受灼。治拟养阴清热，敛汗止汗，吸脓拔毒，兼化死骨。

内服：青蒿9克，银柴胡10克，甘草6克，乌梅5枚，秦艽、鳖甲、地骨皮、当归、知母、石斛、杜仲、川断各12克，蒲公英、连翘各15克。

外用：黑药膏、玉红膏、小提毒散、三品一条枪等配合使用。

数诊后，潮热退尽，盗汗敛止。半年后，疮口愈合，骨髓炎消失，面色转华，形体转壮，活动如常，增10千克体重。诊治期间，曾以三品一条枪及五品一条枪填插窦道，先后泄出四块死骨。其后脓液减少，胬肉除尽，新肌始生之时，以梅石散收口。一年半后随访未见复发，还参加了游泳队活动。

黑药膏治右胫骨外伤性慢性骨髓炎验例三

孙某，女，23岁。患者为东北某省工人，工伤致右胫骨开放性骨折，下段两处断裂，侧面肌肉撕脱。经当地医院治疗，因骨折处尚存错位，继发感染，引起慢性骨髓炎。久治无效，赴沪求医。

初诊检查：石膏托固，担架就诊。右小腿肿胀剧痛，疤痕杂陈。疮口深陷达骨，形成窦道，有脓水渗出。形体消瘦，面色无华，舌红苔黄，胃纳呆滞。

因经络受伤，骨质破坏，气血凝滞，而外邪乘隙侵袭，使骨蚀肉腐。又因病情较久，虚火内陷，营阴渐伤，使体质虚弱。治拟清热养阴，化瘀益血。

内服：当归、川断、牛膝、杜仲各10克，黄精、玉竹、蒲公英、地丁草、银花各15克，红花9克，知母12克，甘草6克。

外用：五品一条枪填插，黑药膏外敷。五品一条枪填插3次，疮口扩大，窦道壁部分脱药，腐肉随液溢出。遂改用小提毒散，以拔脓消肿。内治仍按前方加减。2个月后疮口愈合。3个月后摄片见骨髓炎好转。1年后可拄杖走路。于原籍摄片，骨髓炎全部消失，安好如初。

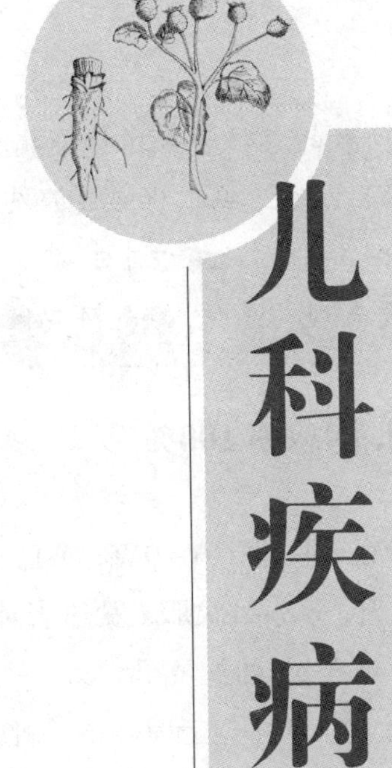

儿科疾病

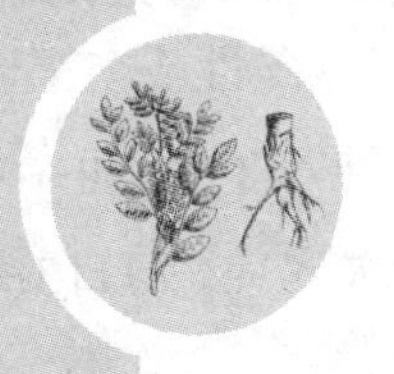

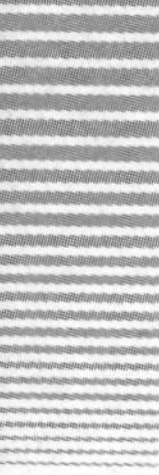

百日咳

百日咳是由百日咳杆菌所致的急性呼吸道传染病。

临床特点为阵发性痉挛性咳嗽、鸡鸣样吸气声及外周血液中淋巴细胞增多，未经治疗可迁延2～3个月，故有“百日咳”之称。但近年来有不少报道成人患百日咳，主要表现为干咳，缺乏阵发性痉挛性咳嗽。

三子汤治百日咳196例，治愈率100%

主治： 小儿百日咳。

配方及用法： 葶苈子3～9克，牛蒡子6～9克，莱菔子6～9克。上药煎20～25分钟取汁约100～200毫升，分3～4次服。发热者加黄芩、桑白皮、地骨皮、甘草，鼻衄重者加黄连、黄芩、山栀、石膏。

疗效： 治疗196例，全部治愈。其中，疗程4～5天者94例，6～8天者64例，9～10天者38例

荐方人： 湖北省武汉市蔡甸区人民医院儿科主任　从雨生

引自：《当代中医师灵验奇方真传》

祖传秘方香油白糖冲剂治百日咳有奇效

主治： 百日咳、急慢性支气管炎。

配方及用法： 纯小磨香油一小勺，白糖四小勺，放入中碗内，白开水冲满一碗，待温一次喝完，每日3次，饭前冲服。夜间咳嗽时可随时冲服。3岁以下小儿减半。

疗效： 100例百日咳全部治愈；急慢性支气管炎总有效率100%，治愈率98%。服后5～10分钟止咳，气管炎7～10天治愈，百日咳7～15天治愈。有高热者可口服抗生素（肺炎）。

按语： 此方为祖传秘方，具有香甜可口、清肺止咳等优点，无毒副

作用。

荐方人：黑龙江省穆棱县第一人民医院　张玉晶

引自：《当代中医师灵验奇方真传》

家传方治百日咳100余例均显效

配方及用法：蚱蜢干50个，水煎分5天服。每天1次，5天为1疗程。如减轻，再服1疗程，大约3个疗程可痊愈。

疗效：治疗百余例均显效。本药既可用做治疗，又可用做预防，效果均佳。

荐方人：福建长乐县　陈阴益

引自：广西医学情报研究所《医学文选》

小儿疳积

疳积是小儿时期，尤其是1～5岁儿童的一种常见病证。是指由于喂养不当，或由多种疾病的影响，使脾胃受损而导致全身虚弱、消瘦面黄、发枯等慢性病证。

疳积散治小儿疳积500例，有效率100%

主治：小儿面黄无华，肌肉消瘦，食欲不振，肚大青筋，毛发无华，精神萎靡，大便溏，舌质淡、苔白，脉濡，指纹淡白。

配方及用法：党参、白术、玉米、扁豆、香附、三棱、文术、青皮、川羌、广木香、大白、鸡内金、麦芽、神曲各30克，羊肝粉60克。将上药共为细末，贮藏备用。1~2岁每次3克，3~5岁每次6克，每日2次。

疗效：治疗患儿500例，治愈（用药10天，临床症状消失）498例，好转（诸症消失，因未坚持治疗，半年后复发）2例，有效率100%。

荐方人：河南省博爱县磨头乡卫生院小庄分院中医师　呼延法珩

引自：《当代中医师灵验奇方真传》

民间秘方黑桐油治小儿疳症效果好

主治：小儿疳症。

配方及用法：黑桐油（桐油经火煎熬至沸，久置后其色黑，故名）适量，可佐以红砂糖调味。口服，每日3次，6个月至1岁每次3克，1~3岁每次5克，3~6岁每次7克，6~12岁每次9克。症见虚多实少者，加服辨证方药。

疗效：曾治223例，仅服黑桐油治愈者212例，余者加服辨证方药亦获愈。

按语：本方为先父王少达所采集民间秘方，临床证明，疗效确切。用药后1~2日即见腹泻，日二三行，大便臭如败卵，尚见有排蛔虫者。见泻不宜立即停药，4日后可渐减其量至停，停后切勿骤进温补之剂，宜进清淡易化之饮食调养。

荐方人：湖北省枝城市医院主治医师　王介中

引自：《当代中医师灵验奇方真传》

小儿腹泻

在未明确病因前，大便性状改变与大便次数比平时增多，统称为腹泻病。腹泻病是多病因、多因素引起的一组疾病，是儿童时期发病率最高的疾病之一。

根据病程腹泻病分为急性腹泻病：病程在2周以内；迁延性腹泻病：病程在2周~2个月；慢性腹泻病：病程在2个月以上。按病情分为：轻型：无脱水，无中毒症状；中型：轻度至中度脱水或有中毒症状；重型：重度脱水或有明显中毒症状(烦躁、精神萎靡、嗜睡、面色苍白、高热或体温不升、白细胞计数明显增高等)。

我应用本方治小儿腹泻48例均痊愈

配方及用法: 吴茱萸12克,云南白药10克。将吴茱萸研末,与云南白药混合备用。取总量的1/4与少量米醋搅拌成糊状置于小儿肚脐,外用伤湿止痛膏固定,再以热水袋热敷30分钟。轻者1次,重者4次可愈。

疗效: 用此方治疗小儿泄泻48例,均治愈。

百姓验证: 尹某,男,9个月。其母诉其感冒后开始腹泻,排黄色稀水样或糊状粪便,曾在某医院诊断为小儿急性肠炎。该小儿面容消瘦,哭声低微,大便每天1~3次,呈稀水样。指纹色淡红,隐约可见,舌淡苔白。用上药外敷肚脐3次获愈。

引自:《湖北中医杂志》(1992年第3期)、《单方偏方精选》

小儿疝气

小儿疝气是指小儿睾丸或脐部偏坠胀痛的疾病。俗称"小肠气"。

小儿疝气有可能会在出生后数天、数月或数年后发生。通常在小孩哭闹、剧烈运动、大便干结时,在腹股沟处会有一突起块状肿物,有时会延伸至阴囊或阴唇部位;在平躺或用手按压时会自行消失。一旦疝块发生嵌顿(疝气包块无法回纳)则会出现腹痛、恶心、呕吐、发烧,厌食或哭闹、烦躁不安。

本方治愈小儿疝气40余例

四川宜宾县双龙镇双龙医院退休老中医罗光荣,治疗小儿疝气病有丰富的经验,他的验方已治愈小儿疝气40余例,均未复发。

配方及用法: 潞参、茯苓、当归、升麻、柴胡、小茴各10克,白术、香元果、枝核、橘核各12克,肉桂、甘草各3克,丁香6克,水煎服。一般连服6剂痊愈。

荐方人: 四川宜宾　陶佩钦

贾氏家传秘方外治小儿疝气疗效确切

山东省乐陵县郭家乡南辛大队贾氏家传外治小儿疝气法，方法简便，可免手术痛苦。

方法：取白布做成6~7厘米见方布袋，装入干蓖麻籽叶适量后，用线缝合封口，压于患处；另取6~7厘米宽的绑带（或白布条）约5米，松紧适度，包扎于药袋外周，围腰数周（如无潮湿或污染不必换药袋及布条）。一般经4~6个月包扎后，疝气可以获愈。

荐方人：山东中医学会　贾连贵

小儿遗尿

小儿遗尿是指年满 5周岁具有正常排尿功能的儿童在睡眠时不能自行控制而排尿者。属中医学“遗尿”范畴。

发病年龄在3周岁以上；睡眠较深，不易唤醒，每夜或隔天发生尿床，甚则每夜遗尿 1~2次以上者。

秘方万能膏可治小儿遗尿

配方及用法：五倍子粉108克，正宗老陈醋500毫升，红糖200克。先将醋烧开，再放五倍子粉熬至微黑，加入红糖后搅拌均匀，然后，将药膏入器皿待用。将药膏涂抹在医用纱布上（不用太厚）贴在患处，用胶布条固定即可，隔天换药1次。遗尿小孩贴在肚脐。

此膏有杀菌、消炎、止痛、收敛、生肌之功效，对刀砍、斧削、疮疥、乳腺炎等一切外伤外疾均有显著疗效，而且还能治疗小孩遗尿症。

此膏是原六安地区中医院史松庭院长（已故）之秘方，他传授于我，临床试用效果极佳。

荐方人：安徽六安汽车齿轮厂　席之

用硫黄淮山蛋治小儿遗尿8例均痊愈

配方及用法：硫黄3克，淮山6克，鸡蛋1个。先将硫黄及淮山研末过筛，把鸡蛋打一小孔，将硫黄和淮山粉放入鸡蛋内拌匀，用厚湿纸或黄泥包好放入火堆里煨熟后去壳，一次服完，每日1次。（药量可根据年龄大小加减）

疗效：治疗8例，均愈。

百姓验证：李某，女，7岁。患遗尿症2年余，经中西药多次治疗无效，连服本方3天痊愈。

引自：1981年广西中医学院《广西中医药》增刊

用龙骨煮鸡蛋治尿床症很有效

配方及用法：取生龙骨30克水煎，用此药汁煮荷包鸡蛋2个；第二次亦用龙骨30克，同前一次煮后之龙骨同煎，仍用此药汁煮2个鸡蛋；第三次煎如上法，其余类推。约有200克龙骨煮12个鸡蛋为1疗程剂量。8岁以下幼儿每日吃1个龙骨煮鸡蛋，8岁以上幼儿每日吃2个龙骨煮鸡蛋。

百姓验证：王某，女，20岁，吉县百货公司职工。自述小时候尿床，每晚3~4次，用麻黄素、激素及中药治疗，效果不明显。后来服龙骨煮鸡蛋，第八天晚上不再尿床。唯恐再犯，坚持服了20天，终未复发。

引自：《偏方治大病》

小儿痄腮

小儿痄腮即小儿腮腺炎，是由腮腺炎病毒引起的急性呼吸道传染病，呈世界性分布，在我国归属于法定丙类传染病，全年均可发病，以冬春季为高峰。多发于儿童，呈散发或流行，在集体儿童机构中可形成暴发流行。临床以唾液腺急性非化脓性肿胀为特征，常伴发脑膜炎、胰腺炎及睾丸炎等。

表现为发热、腮腺局部红、肿、热、痛等。

祖传三世秘方治小儿腮腺炎有良效

配方及用法： 川芦贝、天花粉各等份，膏药1张。2药共为细面，上膏药贴之。

疗效： 患腮腺炎轻者1张即愈，重者2张愈；患有良性瘤轻者2张即愈，重者5张愈；患有慢性结核者贴5张后结核逐渐消失。

荐方人： 河南南阳　刘福增

引自： 广西医学情报研究所《医学文选》

此祖传验方治痄腮有特效

我随父行医，得祖传治疗痄腮验方一则，每用必验。此方不但对痄腮有特效，对化脓性腮腺炎、颈及耳后淋巴结炎、甲状腺肿大等颈部疾患亦有很好的疗效。

配方及用法： 昆布10克，赤芍15克，夏枯头12克，山慈姑10克。每日1剂，水煎温服。

百姓验证： 翟某，男，5岁。双侧腮腺肿大而硬2日，以耳垂为中心，局部皮肤发亮紧张，不红，边缘不清，胀痛拒按，张口、咀嚼、吞咽时疼痛加剧，腮腺管口红肿呈脐形。患者倦怠、头痛、身热（体温39.5℃），咽喉红肿，口渴烦躁，尿少，舌红苔黄，脉滑数。发病2天来，服用板蓝根冲剂等中西成药罔效。给予上方2剂后，患者热退身凉，精神转佳，腮肿胀痛完全消失。

荐方人： 山西昔阳县李家乡　吴春林

祖传秘方鹿角汤治腮腺炎60例全部治愈

主治： 腮腺炎。

配方及用法： 鹿角末0.6克，水煎服，日服2~3次。或鹿角末加入红皮鸡蛋内搅匀，香油煎之后服用，每日1~2次。

疗效： 治疗60例，治愈率100%，用后2~3天痊愈。

按语： 此乃祖传秘方。鹿角性味咸温，补肾阳，强筋骨，对于虚寒性的疮疡阴疽有消炎作用。此方服法简便，患儿易于接受。

荐方人： 黑龙江棱县第一医院　张玉晶

引自：《当代中医师灵验奇方真传》

小儿麻疹

小儿麻疹是由小儿麻疹病毒感染所引起，主要是影响到皮肤及呼吸道的一种高度传染性疾病。这种疾病的潜伏期是7～14天，小儿麻疹发生并发症的几率很高，可并发肺炎。小儿麻疹是冬末春初易发的一种传染病，也是儿童时期发病率较高且又易传染的一种急性传染病。它由小儿麻疹病毒引起，其症状特征是上呼吸道炎症病变，口腔黏膜上出现小儿麻疹黏膜斑，发热，还有一个典型症状就是出疹。

用祖传秘方预防麻疹68人均未发病

配方及用法：将贯众制成粉剂，6个月至3岁小儿，每日2次（0.5克分2次服用）。连服3日为一期，每隔1个月使用一期。

疗效：在麻疹流行期共有68人服用此药，均未发病。

荐方人：河北张家口市　李天雄

引自：广西医学情报研究所《医学文选》

小儿淋巴结核

小儿淋巴结核是小儿常见的一种结核病，以婴幼儿及学龄前儿童最为多见。全身各组淋巴结皆可发生结核，最多见的是支气管淋巴结核，它是原发性肺结核的主要类型。

家传秘方治颈淋巴结核疗效极佳

配方及用法： 猫爪草30克，盘肠草（老南瓜种子果实内萌发的幼苗）、夏枯草、玄参、牡蛎各25克，桔梗、苏梗、郁金、香附各9克，麦冬、生地、丹参、丹皮各15克。共研为细末，炼蜜为丸（如梧桐子大小）。3～6岁日服9～18克，7～9岁日服27～36克，10～14岁日服45～55克，15 岁以上日服60克，分作3次用淡黄酒送服。1个月为1疗程。

引自： 1997年第5期《农村百事通》

小儿软骨症

小儿软骨病是一种营养缺乏性疾病，发病原因是先天禀赋不足，乳食失调，复感疾病，调护失宜，日光不足，以致脾肾虚损，骨质柔弱或畸形。

多表现在2岁以下的婴幼儿，软骨病主要影响骨骼生长，早期可有烦躁、夜间哭闹、多汗、易惊及头发稀疏，多数枕后可见秃发圈，小儿软骨病典型症状为骨骼改变为主，主要有囟门1岁仍不闭合，出牙延迟，肋骨可见“串珠”、鸡胸、漏斗胸，甚至“X”形腿或“O”形腿，严重者致骨骼畸形，影响小儿正常生长发育，并使机体抵抗力降低，免疫球蛋白减少，易并发各种感染，且使其病情加重，病程延长，应积极防治。

此祖传六代秘方治愈多例小儿软骨病

主治： 小儿软骨病（小儿3～4岁不能行走，肢软无力）。

配方及用法： 菖蒲、北五味、制附子、肉桂、熟地各6克，萸肉、巴戟、远志肉、茯蓉、麦冬、续断、碎补、牛膝、归身、大枣各9克，北芪12克，牛骨髓124克。上药研末，牛骨髓蒸熟和药末炼蜜为丸如指头大。每次服2丸，日服3次，淡盐汤送下。

禁忌： 忌食水果及寒凉食物。

疗效: 连服药丸四料生效，治愈多人。

荐方人: 湖南　方德星

引自: 广西医学情报研究所《医学文选》

妇科疾病

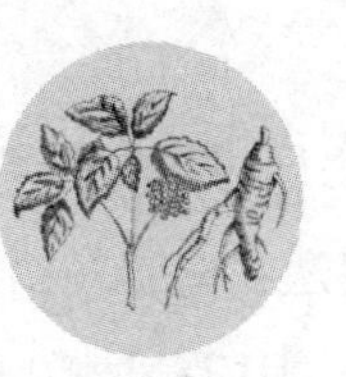

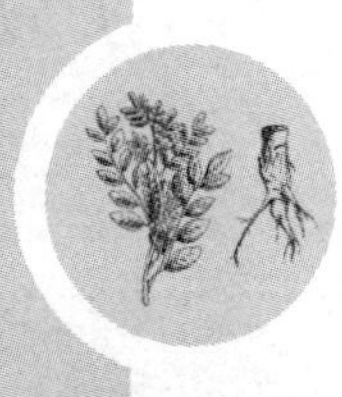

滴虫性阴道炎

滴虫阴道炎是常见的阴道炎，由阴道毛滴虫所引起。

主要症状为白带增多、外阴瘙痒或灼痛。有些妇女阴道内虽有滴虫存在，但无任何症状，检查时阴道黏膜亦可无异常，称带虫者。阴道毛滴虫能吞噬精子，阻碍乳酸生成，影响精子在阴道内存活，故可引起不孕。

我用祖传秘方鸦胆子治滴虫性阴道炎有特效

配方及用法：鸦胆子20个（去皮），水一茶杯半，用砂壶煎至半茶杯，倒入消毒碗内。用消过毒的大注射器将药注入阴道，每次注20～40毫升。

疗效：治百余人，均获痊愈。本方治寸白虫也有奇效。

百姓验证：辽宁清原县湾甸子镇二道湾村王安才，男，53岁，农民。他来信说："我妻子的妹妹是医院妇科医生，她按此方治愈13人的妇科病。"

荐方人：河北　李蓬春

产后发热

产褥期内，以发热为主症，出现发热持续不退，或突然高热寒战，并伴有其他症状者，称为"产后发热"。

此祖传八代秘方治产后热几百人无不灵验

主治：产后热。

配方及用法：当归15克，川芎12克，桃仁12克，炮姜3克，柴胡12克，黄芩9克，生石膏18克，知母6克，薄荷6克，木通6克，杭菊花6克。如说胡话加茯神9克，熟枣仁9克，菖蒲6克，血珀6克；身发闷加盔沉香6克。引用不满12岁的童子尿（去头去尾用中间），开水煎服。一次用完，每日1剂。

疗效：治疗几百人，轻者1剂，重者2剂即愈，无不灵验。

荐方人：河北柏乡县　吕增礼

引自：广西医学情报研究所《医学文选》

祖传六代秘方治产后风用后立即见效

配方及用法：鱼鳔31克（蛤粉炒焦），黑芥穗31克。以上2味共为细面，病轻者，每日服1次；病重者可日服2次，每次服6克。因风所致者，加防风、钩藤各3克，煎汤送下；因寒所致者，用黄酒送下；因失血多所致者，加当归9克，煎汤送下。

疗效：治愈患者不计其数，用后立效。

荐方人：河北保定市　贾舜卿

引自：广西医学情报研究所《医学文选》

子宫出血（崩漏）

功能失调性子宫出血是由于卵巢功能失调而引起的子宫出血，简称“功血”。属于中医“崩漏”范畴。

临床表现为不规则的子宫出血，月经周期紊乱，出血时间延长，经血量多，甚至大量出血或淋漓不止。

五代祖传方三仙花治重症崩漏服药3次即愈

我家为五代祖传中医，擅长内科，精于妇科。现将疗效极佳的治疗崩漏（妇女不在行经期阴道大量流血）的秘方介绍如下。

配方及用法： 取三仙花适量，慢火炒微黄，研末冲服。每日1次，每次10克。轻症患者服药1次，重症患者服药3次即愈。

荐方人： 河南省许昌县五女店乡　陈志安

引自： 广西科技情报研究所《老病号治病绝招》

祖传十代秘方治血崩治愈率100%

主治： 产后出血或老年血崩。

配方及用法： 狗头骨1个（用炭火烧成炭存性），煅龙骨18克，棉花籽18克（炒），百草霜18克。将上药共为细末，混合即成。每次24克，用黄酒送下，微见汗。根据病情轻重，每日可服1次，重者可服2次。

疗效： 每年治疗几百人，均见神效，治愈率100%

荐方人： 高阳县　于桂荣

引自： 广西医学情报研究所《医学文选》

用世代祖传克崩方治疗妇人崩漏疗效确切

主治： 妇人非月经期阴道出血者。

配方及用法： 醋炒元胡炭10克，炒黑五灵脂10克，贯众炭10克，姜炭5克，炒白术10克，炒黑藕节6克，炙甘草5克，炒桃仁、红花各1克为引。上药水煎2次，每次约30分钟，取汁约500毫升，分2次温服，每日服1剂。

疗效： 如无器质性病变，3天即愈，治愈率95%以上。

按语： 本方妙在以"黑"治"红"，且运用桃仁、红花为引，使之止血而不留瘀。此系世代祖传之秘方，专治妇人出血（即崩漏出血）。经临床验证，疗效确切。

荐方人： 山西省保德县人民医院中医科主治医师　朱巨才

引自：《当代中医师灵验奇方真传》

祖传四代秘方治产后不禁房事造成血崩3剂可愈

配方及用法： 白术、云苓、当归、芥穗炭、棕炭各9克，升麻3克，槐花炭6克，杜仲炭15克，水煎服。根据病情轻重，每日可服1次，也可2次。

疗效： 一般2~3剂即愈。

荐方人：河北保定市　李鹤亭

引自：广西医学情报研究所《医学文选》

月经淋漓不净

月经淋漓不净是妇产科常见病，其特点是月经的周期、经量发生严重紊乱，它属于月经不调的一种。月经不调是妇科常见病，表现为月经周期或出血量的异常，或是月经前、经期时的腹痛及全身症状，病因可能是器质性病变或是功能失常。引起女性经期延长的原因有很多，有全身疾病的因素，也有许多妇科疾病的原因。

祖传四代秘方治月经不调有特效

配方及用法：当归、白芍、三棱、莪术、红花各9克，川芎、肉桂、熟地、元胡、生地、麻黄各6克，斑蝥2个（去壳头足），榔片12克，红娘2个（去壳头足），粉草、山甲、血竭（烧）、血余各3克。用香油250毫升，先炸斑蝥、红娘，后入余药，炸透后再用火点着烧之。烧时把血竭同烧一处，烧至烟尽为度。将烧剩之灰，一次服下，黄酒为引。1次不愈，再服即愈。

禁忌：忌食豆面、杂面、荞麦面、小米饭3天；最忌驴马肉，食之复发，必不能治。

疗效：此方治愈很多人，1~2剂即愈。

荐方人：河北保定市　刘仲暄

引自：广西医学情报研究所《医学文选》

胎位不正

胎位不正是妊娠30周，胎儿在子宫内先露部分不是头部而是其他部位(臀部、横位、复合先露位等胎头异常)者。祖国医学称为“逆产”、“横产”，或“逆生”、“横生”。

本方治胎位不正80例转正75例

配方及用法：当归、白芍各12克，白术、茯苓各15克，川芎6克。每晚1剂，水煎服。

疗效：此方治疗胎位不正80例，其中，横位8例，斜位2例，均转正；臀位70例，转正65例。

引自：《山东中医杂志》(1988年第1期)、《单方偏方精选》

产后尿潴留

产后或由于外阴创伤，惧怕疼痛而不敢用力排尿，导致尿潴留发生。

祖传秘方治产后尿闭3小时后见效

配方及用法：芒硝3克，研末，贴水分穴。

疗效：3小时后即通小便。

引自：广西医学情报研究所《医学文选》

乳腺炎（乳痈）

乳腺炎是乳房的急性化脓性感染，中医学称本病为“乳痈”。

初起乳房有肿胀、疼痛、局部皮肤发红，有硬结，触痛明显。继之有发热、硬块、红晕增大，肿胀疼痛为甚，化脓时体温可高达39℃左右。多有恶寒发热，头痛，周身不适等症，患侧腋下淋巴结可肿大。血白细胞总数及中性粒细胞增高。

此祖传秘方治急性乳腺炎75例全部治愈

主治：急性乳腺炎。

配方及用法：白矾（研末）6克，大葱白7节（根底部2厘米为一节），葱根（带须）7个。将大葱白切碎捣成泥糊，与白矾末合在一起，分成7小堆，然后将7个葱根洗净放在碗内，用滚开水冲泡，待温后用葱根水送服药，分7日连续服下，服药后见汗即愈，一次成功。

疗效：治疗75人，治愈率100%。

荐方人：北京市大兴县市政园林管理局益康门诊部中医师　王金海

引自：《当代中医师灵验奇方真传》

此祖传秘方治乳腺炎疗效佳

配方及用法：瓜蒌24克，蒲公英18克，银花9克，白芷6克，归尾、乳香、没药各4.5克，甘草2.4克。上药水煎服，每日可服2次。另用酒水各半热敷患部。

疗效：消炎散肿优于抗菌素，不管患部未溃已溃用之疗效均佳，80%以上在2~3天治愈。局部已切开者用之，伤口亦很快愈合。

荐方人：福建晋江　叶永云

引自：广西医学情报研究所《医学文选》

我运用祖传结乳秘方治乳腺炎多例均痊愈

主治：乳腺炎、结乳。

配方及用法：①乳香30克，没药30克，血竭30克，儿茶30克，大麻子30克，芒硝1 5克。上药共捣如泥，贴涂红肿疼痛之处。如药干燥可加少许香油调用，盖油纸，加纱布包扎。48小时换药1次，3次即愈。②大青叶30克，双花30克，鹿角霜（研细末）30克，米酒或白酒30毫升。水煎大青叶、双花约300毫升，去渣冲服研成细末的鹿角霜，饮米酒或白酒30毫升，盖被出微汗即愈。每日1剂，3剂1疗程。

疗效：凡结乳者用此方，治愈率100%。不论寒热，早期或晚期，有脓者溃，无脓者消，无一例用手术治疗。

按语：祖传结乳秘方经过长期临床应用加减组合成现在的内外结合组方。凡初产妇或经产妇，自感乳汁郁结不通，临床表现畏寒、发热、乳房局部红肿热痛者，均适用。此方将内服、外用组合使用，结乳轻者单用一方便可治愈。外用方义，软坚散结，活血化瘀，解毒通乳；内服方义，清热解毒，散郁通乳，组方巧妙，切中病机，使用方便经济，疗效甚佳。

百姓验证：陕西渭南市财政局蔺恒健，男，62岁，干部。他来信说："地税局女干部朱某患乳腺炎，给孩子喂奶很困难，到医院治疗多次不见效果。后不定期按本条方用药2剂，3天后便治愈了。"

荐方人：山东省滕州市中心医院　郭庆连

引自：《当代中医师灵验奇方真传》

男性科疾病

睾丸炎

睾丸炎是由各种致病因素引起的睾丸炎性病变，可分为非特异性、病毒性、霉菌性、螺旋体性、寄生虫性、损伤性、化学性等类型。

急性期高热、寒战，睾丸痛向腹股沟放射，伴恶心呕吐；急性腮腺炎性睾丸炎，多在腮腺炎发生后3~4日出现，高烧可达40℃，常伴虚脱，阴囊红肿，睾丸肿大，鞘膜积液，明显压痛。

我用此祖传秘方治睾丸炎百例均一贴即愈

主治： 睾丸炎。

配方及用法： 黑胡椒7个，白面一把。将胡椒捣烂，用白面调成糊状。将药糊摊于青布上，贴在会阴部，外垫棉花，用胶布固定。

疗效： 治疗百例均一贴即愈。

百姓验证： 辽宁清原县湾甸子镇二道湾村王安才，男，53岁。他来信说："得胜村沈某患睾丸炎，我用本条方为他治疗，只贴1次就好了，现已4年未见复发。"

荐方人： 河北任县　刘志中

引自： 广西医学情报研究所《医学文选》

遗 精

遗精是指不因性交而精液自行泄出的病症，有生理性与病理性的不同。中医将精液自遗现象称遗精或失精。有梦而遗者名为“梦遗”，无梦而遗，甚至清醒时精液自行滑出者为“滑精”。多由肾虚精关不固，或心肾不交，或湿热下注所致。

此祖传方治遗精效果显著

配方及用法：采鲜铁线藤（又名蔓蔓藤）连叶46～62克，煅存性研末，冲开水服。每天临睡服用1次。

疗效：曾治疗86例，服药1次症状消失者占98%以上，服药2次症状消失者仅占2%，且无副作用。

荐方人：福建　夏东僧

引自：广西医学情报研究所《医学文选》

早 泄

早泄是指阴茎插入阴道后，在女性尚未达到性高潮，而男性的性交时间短于2分钟，提早射精而出现的性交不和谐障碍。

用祖传方韭菜地龙治早泄灵验简便

早泄是指同房时过早射精，随后阴茎萎软，无法交合。治疗方法极多，但我祖传的“韭菜蒸地龙”方既简便又灵验，患者不妨一试。

用法: 韭菜全株适量洗净切段，大地龙（即蚯蚓，以韭菜田里掘出者最佳）2条，剖腹洗净切段，2味药物与油盐适量拌匀，隔水蒸熟，即可食用，无腥味，可常年服用。

荐方人: 上海岳阳医院　松松

阳　痿

阳痿是指阴茎不能勃起或举而不坚，以致影响正常性生活的病证，临床除少数患者有器质性病变，古代又称“阴萎”“筋痿”“阴器不用”等。

青壮年男性，在性生活时阴茎不能勃起，或勃而不坚，不能进行正常性生活；多有房事太过，或青少年期多犯手淫史；常伴有神倦乏力，腰膝酸软，畏寒肢冷，或小便不畅，淋漓不尽等症；排除性器官发育不全，或药物引起的阳痿。

此祖传秘方性灵胶丸治性功能障碍88例全部有效

主治: 性冷淡，阳痿，早泄及各种性功能障碍。

配方及用法: 鹿茸、僵蚕、制附子、柏仁各60克。共研细末后，装入一号空心胶囊内，紫外线常规消毒备用。每日3次，每次5粒，黄酒或温开水送下。

疗效: 笔者用本方对88例性功能障碍患者进行治疗。其中男性66例，女性22例。30岁以下15例，30~50岁者45例，50岁以上者28例。全部有效。

按语: 鹿柏胶丸系先父祖传秘方，原用蜂蜜为丸，近几年笔者改用胶丸。本方中鹿茸温而不烈，益气填髓，由下元上达玉精；僵蚕能化痰散结，并能促进血脉或输精管畅通；附子温阳益肾，有强心作用，并能兴奋垂体—肾上腺皮质系统；柏子仁平肝宁心，协调心肾功能。4味药组成能醒豁神经，钻透血脉，唤起一身机能，对性功能障碍有显著疗效。

荐方人：湖南省郧阳工区妇幼保健院门诊部　王俊侠

引自：《当代中医师灵验奇方真传》

此祖传秘方中药冲剂治老年性阳痿用之则灵

主治：老年性阳痿。

配方及用法：白糖500克，熟猪油150克，炒黑糯米1000克，黄精100克，臭牡丹根50克。将3味药烘干研极细末，再用罗筛筛过，把白糖和熟猪油熔化加入药内拌匀、备用。空腹内服，日服3次，每次约50克，用温开水冲服。

疗效：此方属彝族祖传秘方验方，用之则灵。经临床实用，服用1剂见效，3剂痊愈。

荐方人：贵州省仁怀县政协　王荣辉

引自：《当代中医师灵验奇方真传》

五代秘方治愈阳痿完全不起者甚多

主治：阳痿多年，完全不起等症。

配方及用法：老虎须草248克，香花草62克，过江龙、木贼各46克。将上药分别研为细末，混合。即研即用，不宜久置。每次用31克，调酒服。服前先使患者饮酒至微醉后，临卧前再服药。

疗效：治愈患者甚多。

荐方人：广西　韦炳莲

引自：广西医学情报研究所《医学文选》

祖传五代秘方治阳痿早泄效果极佳

配方及用法：蜈蚣1条，鸽卵1个。先将蜈蚣研细末，再将鸽蛋打开，放在碗内同蜈蚣面搅匀，然后放油内煎服。每日3次，早、午、晚饭前食用，15天为1疗程。

按语：世医多将蜈蚣用于治疗蛇咬伤，偏瘫中风以及瘰疬等症。古本草多不载其有治阳痿早泄之功。张锡纯《医学衷中参西录》言“蜈蚣节节有心脏，此乃物之特异者，急善调理脑之神经，用其所司，大有兴奋性神经之功能。蜈蚣味辛温，亦纯阳之品，能兴阳事疗阳痿，用之有实验，余重为上品。”鸽卵即雀卵同类，《本草纲目》著：此卵善治阳痿早泄，有兴阳固精之功能，又有明目健脑充神之作用。2味药同用可阴阳双补，大有相助之功。

引自：国际文化出版公司《首批国家级名老中医效验秘方精选》